权威·前沿·原创

皮书系列为

“十二五”“十三五”国家重点图书出版规划项目

U0259643

BLUE BOOK

智库成果出版与传播平台

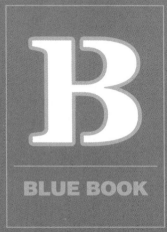

健康管理蓝皮书

BLUE BOOK OF
HEALTH MANAGEMENT

中国健康管理与健康产业发展报告 No.3（2020）

ANNUAL REPORT ON DEVELOPMENT OF HEALTH MANAGEMENT AND HEALTH INDUSTRY IN CHINA No.3 (2020)

疫情大考下健康产业走向

主　编／武留信
副主编／朱　玲　陈志恒　曹　霞

社会科学文献出版社
SOCIAL SCIENCES ACADEMIC PRESS (CHINA)

图书在版编目（CIP）数据

中国健康管理与健康产业发展报告. No. 3：2020：疫情大考下健康产业走向／武留信主编. -- 北京：社会科学文献出版社，2020. 7

（健康管理蓝皮书）

ISBN 978 - 7 - 5201 - 6783 - 3

Ⅰ. ①中… Ⅱ. ①武… Ⅲ. ①医疗保健事业 - 医药卫生管理 - 研究报告 - 中国②医疗保健事业 - 产业发展 - 研究报告 - 中国 Ⅳ. ①R199. 2

中国版本图书馆 CIP 数据核字（2020）第 103283 号

健康管理蓝皮书

中国健康管理与健康产业发展报告 No. 3（2020）

——疫情大考下健康产业走向

主　　编／武留信

副 主 编／朱　玲　陈志恒　曹　霞

出 版 人／谢寿光

组稿编辑／邓泳红

责任编辑／桂　芳

文稿编辑／陈　颖　陈晴钰

出　　版／社会科学文献出版社·皮书出版分社（010）59367127

地址：北京市北三环中路甲 29 号院华龙大厦　邮编：100029

网址：www. ssap. com. cn

发　　行／市场营销中心（010）59367081　59367083

印　　装／天津千鹤文化传播有限公司

规　　格／开　本：787mm × 1092mm　1/16

印　张：26. 5　字　数：438 千字

版　　次／2020 年 7 月第 1 版　2020 年 7 月第 1 次印刷

书　　号／ISBN 978 - 7 - 5201 - 6783 - 3

定　　价／198. 00 元

健康管理蓝皮书专家委员会

《中国健康管理与健康产业发展报告 No. 3（2020）》编委会

主编简介

武留信 现任中关村新智源健康管理研究院院长。中南大学、武汉大学、杭州师范大学等高校特聘兼职教授和博士研究生导师。国家“长期护理保险制度试点评估”专家组成员。曾任中华医学会健康管理学分会主任委员、空军航空医学研究所研究员，飞行员健康鉴定与亚健康评估中心主任。担任《中华健康管理学杂志》常务副总编（2007～2016年）和顾问（2016年至今）。曾担任“中国健康产业论坛暨中华医学会全国健康管理学术会议”学术委员会主任委员兼秘书长（2007～2013）、“中国健康服务业大会暨中华医学会全国健康管理学术会议”大会主席兼学术委员会主任委员（2014～2016）及大会主席（2018）。承担和参与完成国家及军队科研课题20余项，获军队科技进步二等奖3项，发表论文150余篇，主编《中华健康管理学》和《中国健康管理与健康产业发展报告（健康管理蓝皮书）》。主持完成了“十一五”“十二五”国家支撑计划重点项目和国家首批健康管理卫生信息团体标准。担任“中国慢病健康管理与大健康产业峰会”（五湖健康大会）大会主席（2016～2019）。2019年荣获“中华医学会健康管理卓越贡献奖”。先后在人民大会堂和全国政协礼堂等做健康科普报告100余场，编写出版科普专著6部。

朱　玲 北京医院主任医师，从事内科临床和健康管理工作近40年。现任中关村新智源健康管理研究院副院长，中华医学会健康管理学分会副主任委员兼慢病管理学组组长，中国非公医疗机构学会健康体检分会副会长，《中华健康管理学杂志》等杂志编委，“中国慢病健康管理与大健康产业峰会”（五湖健康大会）主要发起人和大会执行主席。作为主要成员参与和组织完成了《中华健康管理学》、国家健康管理师社区方向和体检方向系列教材（担任副主编）；参与中华医学会健康管理学分会发布的一系列共识、指南与规范的编写工作。共发表学术论文50余篇，在全国及省市级健康管理学术会议做报告百余场，是我国健康管理与慢病健康管理学术领衔专家之一，是中华医学会首批健康专家会员，曾获中国健康促进基金会和中华医学会健康管理学分会联合颁发的“全国健康管理杰出贡献奖”。

陈志恒　中南大学湘雅三医院健康管理科主任，健康管理学教研室常务副主任，中南大学健康管理研究中心执行主任。国家健康体检与管理质控中心专家委员、国家健康管理标准化建设与论证委员会委员、中华医学会健康管理学分会委员兼慢病管理学组副组长、中关村新智源健康管理研究院副院长、《中华健康管理学杂志》编委、中国健康管理协会常务理事、湖南省健康管理质量控制中心主任、湖南省医学会健康管理学专业委员会副主任委员、湖南省健康管理学会功能医学专业委员会主任委员、“中国慢病健康管理与大健康产业峰会”（五湖健康大会）主要发起人和分论坛负责人。从事临床医疗、健康体检、健康管理以及健康产业政策与行业发展等方面的研究及实践近40年。研究方向为慢病健康管理、功能医学抗衰老等。作为主要成员参与编写了《中华健康管理学》、牵头起草国家健康管理医学服务领域的多个共识、指南与规范；主编参编国家首批健康管理卫生信息团体标准4项、主持参与国家级和省级科研项目20项，主编参编论著10余部，发表科研论文100余篇（其中SCI 30篇），在国家级和省市级健康管理学术会议做报告百余场，是我国健康管理与慢病健康管理学术领衔专家之一，是著名健康管理与健康产业智库专家。

曹　霞　中南大学湘雅三医院健康管理科副主任，副研究员。中国健康管理协会理事，湖南省健康管理质量控制中心委员兼秘书，湖南省医学会健康管理学专业委员会委员。从事健康管理以及健康产业政策与行业发展等方面的研究及实践近15年。主要研究方向为慢病健康管理、健康管理服务评价等。主持及参与国家级和省级科研课题6项，副主编著作3部，参编著作3部，发表专业论文近40篇（其中SCI 10篇）。

摘 要

2020 年对于中国健康管理与健康产业而言，注定是前所未有的一次大考。突如其来的新冠肺炎疫情，不但演变为全球百年一遇的重大公共卫生危机，也是新中国成立以来发生的传播速度最快、感染范围最广、防控难度最大的一次重大突发公共卫生事件。原本 2020 年是《中国防治慢性病中长期规划（2017～2025 年）》实施中期评估和健康服务业实现 8 万亿元产值目标的收官之年，突发重大疫情的影响与冲击，使得我国健康管理和健康产业面临罕见的严峻挑战与发展机遇。因此，《中国健康管理与健康产业发展报告 No. 3（2020）》（简称本蓝皮书）以新冠肺炎疫情之下我国健康管理与健康产业面临的"危"与"机"为开篇，围绕全产业领域和区域健康管理与健康产业发展状况、健康产品创新发展等主要内容展开，并调研和评估规划中期实施情况，预测健康产业的发展态势，剖析存在的困难和问题，提炼对策建议，助力健康中国行动规划与健康产业发展目标的实现。本书共设置了特别报告、总报告、专题报告、调查报告和产业报告共 5 个部分。

"特别报告"梳理了新冠肺炎疫情发生发展及复杂的动态，结合亲历抗疫实践和行业观察，重点分析提炼出这次重大疫情对我国卫生健康事业与健康产业的全面冲击和影响，据此提出如何转"危"为"机"的建议。

"总报告"对 2019 年我国健康管理与健康产业发展进行了全面系统的总结和梳理：首先对健康产业和健康产品进行了概念界定和详细分类，介绍了中国相关健康产业发展历程；其次对党的十八大以来，尤其是在"健康中国"被纳入"十三五"规划、上升至国家战略后，中国健康产业的新举措与新发展、健康服务新准入、健康产品新供给、区域健康产业新动向等进行了详细阐述；最后指出新冠肺炎疫情下的健康产业面临的新变化与新挑战，并提出了相应的对策建议。

"专题报告"涉及健康管理服务认证、卫生健康信息标准与健康医疗大数据发展、中医药健康服务国际化标准化职业化发展、肿瘤早期筛查的现状与新技术进展、心理健康服务的新趋势新挑战、我国健康智库发展现状与展望等内容，均属于当前健康管理研究的热点和前沿，内容新颖、创新性强，对国内健康管理与健康产业的发展具有重要的指导和“风向标”作用。该篇的健康管理/慢病健康管理典型案例报告，直击疫情防控下慢病疫病一起抓的新模式，互联网 + 健康管理、健康管理工具、健康管理教育培训以及检后干预等内容，对于落实和指导健康管理与慢病健康管理的实施具有重要示范作用。“专题报告”各分报告还就新冠肺炎疫情大考背景下，相关领域面临的挑战和机遇进行了重点阐述。

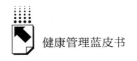

“调查报告”通过对全国公立三级医院健康管理（体检）机构、县域医院健康管理（体检）机构、社会办健康管理（体检）机构服务质量和竞争力的客观调查与评价，数据化呈现了我国各类健康管理（体检）机构与行业的发展现状、存在的问题，发布竞争力评价排行百强榜等。通过对河南省健康管理（体检）机构现状的调研分析，进一步呈现了不同属性、不同地区的健康管理（体检）机构的发展现状，指出了区域与机构间发展不均衡及质量差异化明显、检后服务成为“短板”、专业人才短缺等普遍存在的问题。调查报告还通过对全国 31 个省（区市）2019 年健康管理和健康产业会议会展举办情况、会议组织和参会情况的调研分析，全面展示了我国健康管理与健康产业会议会展的发展现状、发展趋势以及新冠肺炎疫情对会议会展的影响和冲击，为我国健康管理与健康产业发展提供数据支持。

“产业报告”详细介绍了健身休闲产业、老年护理服务业、老龄健康服务业、健康养老产业、儿童健康服务与儿童健康产业、中医健康管理学科和产业等健康产业的细分领域在疫情中所受的冲击和影响以及后疫情时期的发展趋势与机遇，为健康产业政策的决策者和从业者提供重要参考。

总之，2020 年必是中华民族乃至全人类的世纪大考之年，是全球经济衰退风险加剧和我国经济高质量发展面临世所罕见挑战之年，也是我国健康管理与健康产业遇到前所未有的“危”与“机”之年。我国健康管理如何赢得大考？我国健康产业如何转“危”为“机”？不一样之年需要有不一样的思维与思考，需要有不一样的应对策略与举措。我们蓝皮书研创团队有理由和信心相信，2020 年的健康管理蓝皮书将在 21 世纪不一样之年呈现给广大读者不一样的“阅读盛宴”。

关键词： 健康管理　健康产业　健康产品　新冠肺炎疫情

前　言

《中国健康管理与健康产业发展报告》（健康管理蓝皮书）是社会科学文献出版社“蓝皮书家族”的新成员。该蓝皮书自2018年首发以来，不但得到国内外健康管理与健康产业学界及业界的广泛关注与好评，而且在蓝皮书年度发行量中排名前列。这对我们研创团队而言是肯定更是鼓励与鞭策。

2020年庚子鼠年，当第三部健康管理蓝皮书研创时，新冠肺炎疫情突如其来，严重威胁危害人民的身体健康与生命安全。由世界卫生组织命名为“COVID－19”的新型冠状病毒，对全人类的生命健康形成了空前的侵害及威胁，并精确打击了现代经济社会赖以运转的高流动性与人群高集聚性。研究总结我国抗击疫情并取得胜利成果的经验，可概括为“抗疫四大法宝”，即“中国共产党的坚强领导、全民参与齐心抗疫、专业医护力量救治以及广泛的国际交流合作”。

新冠肺炎疫情的突然暴发，短期内不可避免会给各行各业带来“强动荡”和威胁，让我国全民防疫健康管理面临大考，给健康产业包括健康服务业带来前所未有的“危”与“机”，无论是在抗击疫情进入常态化的当下还是进入后疫情时代，如能从逆境中寻求突破和先行一步，就有可能化危为机。疫情当下，要找到防控疫情与发展产业经济之间的平衡点与突破口；长远考虑，则要处理好卫生健康与国民经济及社会安全稳定之间的关系。

一直以来，从健康管理角度分析预判我国健康产业的发展趋势及变化特点是本蓝皮书研创团队的初衷和使命。同样，从健康管理角度分析此次疫情给中国健康产业带来的“危”与“机”，并以本蓝皮书“特别报告”的形式发布研究成果是我们研创团队的一项特殊任务。因此，本蓝皮书以新冠肺炎疫情之下我国健康管理与健康产业面临“危”与“机”的“特别报告”为开篇，以全产业领域和区域健康管理与健康产业发展状况、健康产品创新发展研究的“总报告”为主篇，以“专题报告”、“调查报告”和“产业报告”

为细分领域篇，全面集中地呈现了2019～2020年我国健康管理、健康产业的“新变化与新趋势、新热点与新影响、新挑战与新机遇”，并据此提出针对性的对策及建议。相信在世纪大考之年发布的这部中国“健康管理蓝皮书”将产生不一样的影响与效果！在这里也真诚希望广大读者提出你们不一样的评价及改进建议。

目 录

Ⅰ 特别报告

Ⅱ 总报告

Ⅲ　专题报告

Ⅳ　调查报告

Ⅴ 产业报告

皮书数据库阅读使用指南

特别报告

Special Report

B.1
新冠肺炎疫情对健康管理与健康产业的“危”与“机”

武留信　曹　霞*

摘　要： 正在全球蔓延的新冠肺炎疫情和我国“外防输入内防反弹”压力持续增加的严峻形势，对全球和我国社会经济及人民生活均造成了空前的冲击与影响，导致全球经济衰退风险加大和我国经济发展节奏与产业发展结构发生复杂变化。在此背景下，我国大健康产业遭受的“危”与“机”值得高度关注和把握。本报告在全面系统研究梳理这次疫情对我国健康管理与健康产业的不利冲击影响之“危”和同时带来健康产业新的发展机遇之“机”的基础上，就如何降低疫情对健康产业的不利影响和转“危”为“机”提出了系列对策建议。

* 武留信，中关村新智源健康管理研究院院长，长期从事心血管病临床、军事飞行人员医学选拔与健康鉴定、健康管理与健康产业研究工作；曹霞，博士，副研究员，中南大学湘雅三医院健康管理中心副主任，主要研究方向为慢病风险筛查与管理、健康管理服务评价。

关键词： 新冠肺炎疫情 健康产业 危机

2020年庚子鼠年，注定是全中国极不寻常和前所未有的世纪大考之年。突如其来的新冠肺炎疫情，不但严重威胁危害着人民的身体健康与生命安全，而且对经济造成了巨大的冲击与影响。由世界卫生组织命名为“COVID－19”的新型冠状病毒，对全人类的生命健康形成了空前的侵害及威胁，并精确打击了现代经济社会赖以运转的高流动性与人群高集聚性，人员越密集、人员流动越频繁，交通越发达，新型冠状病毒的传播就越快，危害也就越大。截至2020年6月27日，全国31个省（自治区、直辖市）和新疆生产建设兵团累计报告确诊病例83500例，累计死亡病例4634例。但在国内疫情防控取得关键胜利的同时，境外蔓延之势日烈，已有超过200个国家和地区先后“沦陷”，境外累计确诊新冠肺炎病例超过1000万例。由于此次疫情在全球流行蔓延趋势的不确定性、全球防控疫情形势的复杂性、对世界经济与产业影响结局的难以预料性，我国疫情防控进入“外防输入内防反弹”压力不断增加和疫情防控进入常态化的关键期，如何通过实施全域全民防疫健康管理，打赢战“疫”下半场，如何加快发展生物经济和健康产业，最大限度地减少这次疫情对我国社会经济造成的损失和消极影响，如何在有效防控疫情和高质量发展经济与保持社会安全稳定之间找到平衡点及突破口，是当前值得深入研究的重大课题。

随着湖北武汉抗击新冠肺炎疫情阻击战取得重要阶段性胜利和武汉正式解除离汉通道管控以及全国各地复工复产安全有序推进，我国经济社会生活逐渐步入常态。我国抗击此次疫情取得重要阶段性胜利的经验可以概括为“四大法宝”，即“党的领导、全民战疫、武装救治、国际合作”。中国共产党的坚强领导是取得抗击新冠肺炎疫情总体战、阻击战重要阶段性胜利的根本保障（法宝一）；全民动员参与抗疫和主动防疫健康管理是取得抗击新冠肺炎疫情重要阶段性胜利的力量源泉（法宝二）；数万名“全副武装”的高素质专业医护及公卫人员是取得“武汉抗疫阻击战”“湖北抗疫阻击战”胜利的中坚力量（法宝三）；我国与世界卫生组织及多个国家或地区保持防控疫情信息畅通和密切合作，构建起全球防控疫情命运共同体是我国新冠肺炎疫情阻击战取得重要阶段性胜利的值得推广和借鉴的宝贵经验（法宝四）。

可以预见，疫情过后健康中国建设必将迈入崭新阶段，人民生命安全与身体健康空前受到重视、百姓健康意识与健康需求空前高涨、防控突发重大疫情相关产业空前发展、生物科技与生物安全领域空前受关注、平战结合防控疫情和预防管理慢病认识空前统一、高质量发展经济与高水平健康治理形势空前紧迫、健康经济与健康产业发展前景空前看好、健康管理与健康服务业高质量发展势头空前强劲。在此背景下，我们研创团队仍然从健康管理视角分析梳理这次疫情给我国卫生健康事业与健康产业带来的“危”与“机”，并提出相应的对策建议。

一　新冠肺炎疫情对我国卫生健康事业与健康产业的影响

（一）对卫生健康事业的影响

这场突如其来的疫情，给卫生健康事业同时也给社会经济、国家安全、政府治理等众多领域带来了巨大挑战。尽管目前国内抗击新冠肺炎疫情取得了重要阶段性胜利，但此次黑天鹅事件仍暴露出我国在健康治理方面的一些短板、弱项、漏洞及匮乏。一是从弱项看，长期形成的“重医轻卫”“重治轻防”“重大轻小”“重西轻中”，导致防控突发重大疫情时，公共卫生弱、疾病预防弱、基层小医院弱、社区或乡镇卫生服务机构弱、中医比西医弱或被看弱；二是从短板看，平时防疫抗疫物资储备不足、早期新冠肺炎患者救治医疗挤兑明显、救治病床明显不够、医护防护用具和居家社区防控物资短缺等；三是从漏洞看，早期在新冠肺炎患者早发现、早报告、早隔离、早治疗和医务人员防护，无症状和轻症患者及密切接触者排查与“应收尽收”，疫情信息及相关舆情发布监管，依法依规防控疫情等方面存在一些漏洞；四是从匮乏看，早期局部地区缺乏畅通的疫情信息渠道和缺少快速有效的病原及抗体检测技术手段，中期及全程缺少有效药物和疫苗。痛定思痛，目前学界和业界已就如何完善国家公共卫生应急管理体系、疾病预防控制体系、野生动物保护以及倡导健康饮食方式等进行了广泛讨论，提出了一些具有一定高度、深度及长远性的意见建议。

1. 防控新冠肺炎疫情进一步凸显卫生健康在国家治理中的战略价值

无论是每年的各级政府工作报告，还是各类行业统计公报，几乎是惯例性地将卫生健康事业进展放在民生事业中予以阐述。但随着新发不明原因重大传染性疾病的频发，基因技术的快速发展，卫生健康问题已不再是单纯的民生问题，已成为关乎国家安全的战略问题，本次新冠肺炎疫情防控进一步凸显了以上重大转变。因此，有必要跳出民生思维框架看卫生健康问题，在“健康中国”已上升为国家发展战略的基础上，切实强化其作为国家安全壁垒的战略价值。

2. 有必要进行疾病预防控制体系的信任重塑

在此次新冠肺炎疫情的“显影剂”作用下，自 2003 年 SARS 后的短暂风光无限，到 2020 年遭遇“网络群殴”，我国疾病预防控制体系在这场对国家治理体系和治理能力的“大考”中处境不可谓不尴尬，尤其是花巨资构建的突发性疫情早期预警中传染病直报系统的部分失灵颇受诟病。如果将疾病预防控制体系视为突发性疫情管控中的“守门员”，则就目前赛程而言，“守门员”的失球较多。重建中国疾控体系以及在更广范围内重视公共卫生体系建设的呼声不绝于耳，但其实这已是多年来的老生常谈。正如 SARS 后政府强化了疾病预防控制体系职能和资金投入一样，此次举国抗疫的经验总结有望催生公共卫生制度体系与能力建设的又一次指数级跨越。而关于如何完善和加强我国疾病预防控制体系建设，如何提高其作用地位和能力水平，其中最受关注和最根本的问题是国家与各级疾控中心能否获得法律赋予的行政职责或部分行政化职能。亟须加强国家疾病预防控制体系的公共治理制度和组织建设成为专家最重要共识。

3. 保障“专业发声”的独立性和自主性

在卫生健康治理中，行政机制固然重要，而以专业主义体现出的社群机制同样必不可少。有目共睹，被誉为“国士”的钟南山、“硬核主任”张文宏、首席专家吴尊友等多位医学科学家、临床医生以及流行病学专家在某一个关键时刻或某一个特定情形下做出的专业判断对疫情防控的推进起到了关键作用。如何通过行业组织自律管理，使专业机构和专业人士积极发挥作用，同时通过相应的制度建设，尊重专业机构和专业人士的意见，保障其独立性和自主性，也将成为未来国家卫生健康治理的重要命题。

4. 筑牢国家生物安全防线迫在眉睫

引发这次疫情的病毒，以及引发此前的“非典”、高致病性禽流感等疫情的病原体多数来自野生动物或与之有关。同时，近年来涉及生物安全的动植物和微生物遗传资源流失、外来物种入侵、转基因风险等问题在我国日益凸显，此外生物安全还涉及包括基因武器和微生物武器等在内的生物武器。各类由生物因素引发的安全威胁更是呈现复杂性、多样化的特点，对我国生态环境、经济发展和人民群众健康造成严重影响，对我国国家安全构成重大威胁。因此，必须从保护人民健康、保障国家安全、维护国家长治久安的高度，将生物安全纳入国家战略安全体系。坚持从总体国家安全观的高度充分认识生物安全立法的必要性和紧迫性，通过立法确立生物安全领域的基础性制度原则，突出风险防范，用法律武器保卫国家生物安全，保障人民生命健康。

5. 公众参与和社会组织的作用发挥是关键

卫生健康治理关系所有人的生命安全和身体健康，所有人都是重大疫情防控的客体，也是疫情防控的主体。没有广大人民群众的参与，没有广大社会组织积极参与和奉献，将难以打赢疫情阻击战。当然，广泛民众动员和社会组织的积极参与也与治理理念和原则高度契合，也是健康治理的题中应有之义。

6. 互联网、大数据、人工智能技术的应用不可或缺

互联网、大数据和人工智能等先进信息技术作为推动第四次工业革命的核心技术，对整个社会发展产生重大影响，也是健康治理的重要维度。在本次新冠肺炎疫情防控中，互联网医疗、健康医疗大数据、医学人工智能、远程医疗健康服务等技术手段也发挥了重要的作用。通过互联网医疗手段缓解医疗机构就诊压力，在避免不必要的交叉感染等方面发挥了积极作用。大数据技术、人工智能技术在本次疫情防控中发挥了疫情发展态势预测、疑似病人行程追踪、辅助医师 CT 读片、提供快速诊断参考等作用。完善的健康治理体系，除了管理体制机制、多方参与之外，先进生物与信息技术手段的充分应用也不可或缺。保障能将上述技术及时、准确、全面地应用到卫生健康管理的方方面面，也是健康治理的重要内容。

（二）新冠肺炎疫情对我国健康产业的影响

这次疫情对全球和我国社会经济的方方面面均产生了前所未有的影响。健

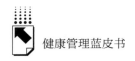

康产业因其特殊定位发挥了不可替代的作用，全力助推国家渡过疫情难关，部分健康产业领域逆势而上无疑成为此次疫情防控中的亮点。2003 年 SARS 无形中为互联网“电商时代”拉开了序幕，可见疫情对社会经济和产业发展的部分冲击是短期的，此次疫情再次刷新了民众对健康产业的认知，悄然发生的健康理念升级、线上生活方式普及、非接触性消费模式体验，在国家实施健康中国战略和志在将健康产业建设成国家支柱性产业的背景下，让更生态化和更可持续化的健康产业发展趋势变得可期。因此，有理由相信此次疫情对健康产业部分领域有短期影响，但健康产业整体将迎来大发展。

1. 产业结构短期异动，长期趋势不变

自 2009 年新医改以来，我国健康产业已逐步形成以医疗服务机构为主体的医疗产业，以药品、医疗器械以及其他医疗耗材产销为主体的医药产业，以保健食品、健康产品产销为主体的保健品产业，以个性化健康检测评估、咨询服务、调理康复、保障促进等为主体的健康管理服务产业等四大基本产业群。健康产业短期受需求影响出现分化，但中长期产业结构调整优化趋势不改。其中，此次疫情对医疗服务机构的线下业务构成一定冲击，但线上问诊等互联网医疗产业逆势而上或将迎来爆发，人工智能、5G、机器人等信息技术在医疗行业应用的空间巨大。而作为产业群中占比超过 45% 的医药制造业，短期受需求影响出现分化，防疫抗疫健康产业及相关产品（防护用品、医疗耗材等）产能“井喷”，抗疫高端医疗设备生产（如体外膜肺氧合 Extracorporeal Membrane Oxygenation，ECMO）需求增加，中医药产业表现亮眼，疫情过后创新药相关产业链、基因检测及疫苗研发相关产业链、医药电商和医药物流行业有长期利好。医疗保健产业中各类膳食补充剂和保健品行业在疫情后也将从底部回暖。相较于前三类产业群，健康管理服务产业因其接触性、高聚集特点，短期受疫情影响较大，如健康体检服务、康养旅游等进入冰封期，但中长期因健康服务需求补偿性反弹将持续乐观。

2. 健康产业布局多点并进，蓄势待发

此次疫情之后，无论是慢性病还是传染病的预防，相关细分领域（比如预防性筛查、检测试剂和疫苗研发等）都将受到大力推进；与医疗健康行为相关的健康消费领域（比如健康防护用品、保健产品、电子可穿戴设备、健康监测 App 等），将迎来持续性的良性发展；而此前一直推进的分级诊疗体系，将充分吸取疫情防控中的经验教训，区域健康信息化、家庭医生、社区首诊等的建设得到比较充分、快速的落实；医疗物资的战略储备体系将得到较大的优化和改进；与公共卫生相关的社区健康管理技术和产品将紧密配合医疗服务大数据、行业信息化、政务管理数字化等领域升级换代。

3. 疫情过后健康产业工程按下“快进键”，前景无限

2019 年 8 月 28 日，国家发改委联合 20 个部门发布《促进健康产业高质量发展行动纲要（2019～2022 年）》，提出到 2022 年，我国将围绕健康产业重点领域和关键环节实施包括优质医疗健康资源扩容工程、“互联网 + 医疗健康”提升工程、中医药健康服务提质工程等在内的 10 项重大工程。尽管新冠肺炎疫情对于整体国民经济的阶段性影响难以避免，但有学者预言这次疫情可能会让中国健康产业和事业提前推进 5～10 年。底气从何而来？很大程度上与此次疫情暴露出的我国医疗健康体系长期存在的部分痼疾和短板，以及同时收获的宝贵防控经验密切相关，另外还叠加了健康中国战略的有力支持。此次疫情初期，武汉曾出现单日超过万人涌入全市各发热门诊、重症患者占比高达 38%、医疗资源严重挤兑的现象。应急灾难面前，作为配置了中上医疗资源的大武汉尚且如此，而其他薄弱地区的“战时”抗压能力更难以想象。因此，可以预见政府将坚定不移地大力实施上述 10 项重点工程，力促健康产业成为重要的国民经济支柱性产业。

4. 新兴产业蓬勃发展，柳暗花明

在疫情对社会经济发展的冲击已成为确凿事实之时，挖掘其中隐藏的新变化，可能找到新机遇新出路。疫情加速了普通民众对于在线问诊、互联网医院、网上药房等的认知，相关产品和业态的客户信任度和依赖度将较原有水平整体上行。分级诊疗的切实推行和有限医疗资源的合理分配，有望迎来突破契机。疫情期间阿里健康、丁香医生、腾讯健康、平安好医生、微医等平台均开通了在线义诊，让更多病患体验互联网医疗。预计后期实体医院将更主动地同互联网企业合作，开发线上医疗平台以分流医院患者数量，同时医药电商、互联网医药企业也将进一步改善用户体验。

（三）对实施健康中国行动计划及慢病中长期防治规划的影响

此次疫情发生在 2019 年国家连发三个健康中国行动有关文件之后，而这

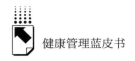

次举国抗击新冠肺炎疫情行动是一次可以载入史册的全民健康促进行动，并将加快激活国家、社会及公众各类主体健康行动的潜能，形成政府投入、社会供给和民生需求相统筹的社会经济提振新动能。公共卫生安全的出发点和归宿都是人的生命安全和身体健康，其能否得到保障，与公共卫生体系、城乡居民的应急行动及心理素质密切相关。以人民健康至上为最大原则，改革完善应对公共卫生危机的体制机制，是今后实施健康中国行动计划的重要命题。而在疫情发展和抗疫工作中，慢性病患者感染新型冠状病毒以后，病情进展相对更快，重型病例占比和病死率更高，是需要关注的重点人群。与此同时，全国 3 亿确诊的慢性病患者，特别是糖尿病、艾滋病、肿瘤等对医学监测与用药依赖程度更高的患者，在非常时期如何解决日常医疗和用药难题，则是迫在眉睫、亟待解决的问题。通过梳理实施健康中国行动计划以及慢病中长期防治规划等有关政策文件，我们发现其中关于疾病预防体系以及将慢病防控与重大传染性疾病防控有机结合的篇幅并不多，整体缺乏对于传染性疾病重大疫情防控的系统性设计和缺少疫病慢病齐防共管的体制机制及相关法规。

二　新冠肺炎疫情对我国健康产业的不利影响之“危”

正在全球持续蔓延的新冠肺炎疫情，在考验国家治理体系和能力的同时，也给多个行业与产业领域造成严重冲击，房地产、汽车、餐饮、旅游、文化产业等行业几乎停摆。而此次疫情在对我国卫生健康事业造成许多严重不利影响的同时，也对我国健康产业造成巨大冲击。总体来看，疫情不但影响了我国健康产业与健康经济发展的节奏，而且冲击了大健康产业的结构；不但导致健康制造业产业链受阻，而且使得健康产业供给链断裂风险增加；不但影响健康服务业，而且使得部分业态短时“冰封”；不但短期严重影响健康产业复工复产，而且随着疫情在全球蔓延及各个国家抗击疫情的不确定性，大健康产业长远发展状况难以预料。

从健康大数据看疫情对大健康产业的严重冲击。首先，从《2019 年我国健康事业发展统计公报》中的健康大数据看，2019 年全国医疗机构总诊疗人次 87.2 亿人次，比上年年增加 4.1 亿人次（增长 4.9%）；全国医疗卫生机构入院人数 26596 万人，比上年增加 1143 万人（增长 4.5%）。而受新冠肺炎疫情影响，2020年一季度全国医疗服务人次同比出现明显下滑，加上互联网医疗和“云”医院的乘机发展，导致传统线下诊疗人次和出院人次进一步下降，短期内很难恢复到疫前水平。其次，2020年原本是我国健康服务业或大健康产业实现8万亿元的收官之年，但由于突如其来的疫情冲击与影响，其实现的节奏会明显放缓。最后，截至2019年末，我国60岁以上老年人口达到2.5亿人，慢病患者近3亿人，需求牵引慢病健康管理服务和健康养老产业加快发展，但由于这次大疫情的巨大冲击，慢病防治及健康管理服务和老年健康产业发展节奏受阻，发展步伐短期内明显放缓。

依据2019年国家统计局发布的《健康产业统计分类（2019）》，所谓健康产业是指以医疗卫生和生物技术、生命科学为基础，以维护、改善和促进人民群众健康为目的，为社会公众提供与健康直接或密切相关的产品（货物和服务）的生产活动集合，包括五大类健康制造或货物类健康产业、八大类服务类健康产业或健康服务业。而所谓大健康产业迄今为止还没有统一的国家层面的界定。这次新冠肺炎疫情不但影响或阻碍了健康产业的发展节奏与步伐，而且深刻影响了其产业结构与整个链条，包括产业链、供应链与服务链。其中生物经济产业与防疫抗疫产业（所谓抗疫健康产业）对健康产业结构的影响和冲击最大、最明显和最长远。无论在国家健康产业的结构构成与分类目录中，还是在健康产业结构内涵与边界界定中，防疫抗疫健康产业均应占据突出位置，是重点发展领域。

疫情发展进程对大健康产业细分领域的差异化冲击和影响：一是疫情严重冲击和影响了医药产业，包括医疗器械或药品，原料药、进出口订单等以及相关流通和线下健康服务等都受到了很大的影响；二是疫情对医院与医疗服务短期影响十分明显，2020年第一季度全国各级各类医疗机构的诊疗人次和医院住院人次同比明显下降，特别是三级甲等医院既往人满为患的门诊突然冷却了，住院病人也明显减少，空床增加；三是疫情对社保和商业健康保险均产生了一定的冲击和影响；四是疫情对健康体检行业的短期影响最为明显，2020年第一季度体检人次断崖式地下滑；五是疫情对的冲击巨大，短期全面停摆，中期冷清，长期难以预测；六是疫情对我国营养保健行业的影响是“雪上加霜”，少数营养保健企业产品质量问题被媒体曝光和查处关停，使得整个营养保健行业遭遇寒冬，这次疫情下其短期较难走出严重困境；七是疫情对康养和健康养老产业的影响和冲击不可低估，该产业短期内难以复苏，中长期不确定风险增加；八是疫情对健康地产和健康园区或健康小镇的影响或冲击严重，短期内停工停产，中长期由于需求量明显下降，资金链断裂、供给链缺失风险加大。

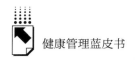

三　新冠肺炎疫情对我国健康产业的有利影响之“机”

新冠肺炎疫情下大健康产业发展之机预判：近期看，宅家或居家健康、相关云会议与线上会议会展和线上教育培训等都得到很好的发展；中期看，健康体检、体育健身、健康管理、健康保险等在疫情过后，会得到补偿性和升级性的健康需求牵动而高速发展；远期看，健康产业高端智能制造、健康地产、健康园区、健康贸易、健康投资以及新兴战略健康产业会得到跨越式发展。

疫情下大健康产业的细分领域发展趋势与机遇可概括为以下十点。一是医药行业，短期防疫物资、装备、设备器材及耗材生产链与供给链火爆，中长期智能药品、疫苗、诊断试剂、医疗器械、健康监测等生产、供给及服务发展前景看好；二是医疗服务行业，随着传统医疗服务向预防前移和基层下移及线上转移发展，相关产品及服务迎来新机遇，特别是智能、智慧与互联网医疗服务将迎来大发展机遇；三是医保健保行业，随着国家医疗卫生保障制度的改革或支付方式的改变，医保健保与医疗服务、健康管理服务的深度融合协同发展将迎来难得的机遇；四是健康体检行业，随着无症状新冠肺炎患者排查与高风险人群的筛查，健康体检将迎来慢病疫病一起早筛早查的机会或发展机遇，智能定制化线上线下协同服务将是未来健康体检的新业态；五是健康文旅或医疗健康旅游行业，作为大疫过后补偿性消费的主要方面和健康产业新业态，可能迎来大发展；六是营养保健品行业，随着全球疫情对膳食营养补充剂产业链与供给链的冲击影响，国内营养保健食品行业将迎来难得的发展机遇，互联网营养保健新兴消费与疫后补偿性保健品消费将成为拉动该产业振兴发展的重要引擎；七是体育健身行业，短期线上体育健身教育训练和互联网宅家运动健身备受青睐，中期疫情过后补偿性体育健身健康消费将井喷式迸发，健身场馆和旅游休闲健身及相关产业将迎来大发展，长期随着国家健康产业工程的推进，体育基础设施与体育健身园区建设及相关产业将大发展；八是健康地产与健康园区，短期健康地产和健康园区已转型和改变做线上数字健康服务或互联网数字社区服务，中期疫情过后将迎来加快建设与营销，远期康养消费与健康养老地产和智能智慧健康园区产业将迎来大发展；九是健康产业会议会展，短期迎来线上或云会议会展的新业态与新发展模式迸发，中期疫情过后将迎来线上线下融合发展模式与机遇，远期随着医学科学的快速发展、卫生健康领域的进步与健康产业的大发展，医学与健康相关会议会展将迎来空前发展机遇；十是养生康养与健康养老产业，短期互联网主动养生康养和宅家健康养老成为新模式、新趋势，中期疫情过后文旅康养与休闲养生及营养健身康养和健康园区、健康数字社区养老等将成为补偿性养生康养养老的主要模式，远期基于互联网大数据的智能智慧养生康养与健康养老将迎来空前大发展。

四　消降不利影响和转“危”为“机”的对策建议

一要科学研判疫情变化与走向，要进一步调查研究新冠肺炎疫情流行蔓延特点和规律，科学分析预判疫情变化走向，通过推动全球联防联控机制的建立和加强国际合作，坚定人类终将战胜疫情的信心与信念。

二要坚定跟中国共产党走，学习、吃透和运用好党和政府出台的一系列支持大健康产业的政策及规划，要把疫情防控与慢病防治和发展大健康产业结合起来，协同推进大健康产业规范可持续发展。

三要找准抗击疫情与发展经济之间的平衡点和突破口。现代服务业包括健康服务业以人的聚集和流动为特征，这恰恰是新型冠状病毒迅速传播的一个条件，如何找到一个既能阻断疫情又能发展经济的平衡点和突破口，是统筹做好防疫与发展经济的关键。

四要调整好大健康产业的产业结构与健康经济布局。目前国家公布的健康产业结构分类中，防疫抗疫健康产业短缺，生物经济和生物安全产业没有突出，应该对此进行重新布局和调整。

五要重新界定好大健康产业的丰富内涵与宽阔边界。将防疫抗疫产业和互联网、智能健康与新兴生物经济产业放在更加突出的位置优先发展。

六是近期要以扩大健康消费和互联网健康服务为龙头，激发健康消费需求，扩大健康消费，同时要发展以互联网健康服务为龙头的健康消费服务产业。

七是中期要以补偿性健康消费和提升优化健康产业链与供给链为契机。疫情过后要以补偿性的健康消费和健康消费升级为牵引，进一步完善健康消费产业链、供给链与服务链。

八是远期要以战略新兴健康产业和智能智慧健康服务为机遇，特别是以生物技术、生命安全和智能制造等新兴战略健康产业为龙头，推动智慧智能健康服务业发展。

九要平衡好卫生健康与经济发展和社会稳定之间的关系。要把发展卫生健康事业和大健康产业提高到更加突出的战略地位，要将发展经济同保障人民健康与生命安全齐抓共管，决不能以牺牲人民生命与身体健康换取 GDP 增长。

十要全面提升国民健康科学素养和实施全民全域健康管理。要积极倡导主动健康管理或“自己是自身健康的第一责任人”的理念，通过学习教育及训练，提高人们的健康科学素养和自我健康管理技能；每个人把自己的健康管理好，把自身的健康风险因素控制好就是最终战胜疫情的法宝。健康科学素养是最好的“疫苗”，全域全民健康管理是最终战胜疫情的关键举措。

五　防控疫情进入常态下健康管理如何赢得大考

健康管理强调以人的全面健康为中心，通过集成或融合运用现代医学、管理学、生物信息学及现代信息技术，为个体或群体提供全面全生命周期健康风险检测/监测、评估、干预与跟踪，以最小的投入获取最大的健康效益。健康管理的核心是发现健康风险、评估健康风险、消除健康风险和预防健康风险。所谓防疫健康管理就是将健康管理理念、技术、方法和手段在防控疫情实践中加以运用，以提高全域全民防控疫情的主动性、有效性及综合成效。

当前随着湖北武汉抗击新冠肺炎疫情取得重要阶段性胜利、武汉正式解除离汉通道管控以及全国各地复工复产安全有序推进，经济社会生活逐渐恢复常态。在全国疫情进入“外防输入内防反弹”压力不断增加和防控疫情进入常态化关键期，通过实施全域全民健康管理打赢战“疫”下半场，这不但是大考，也是取得战“疫”全胜的关键之举。

（一）要广泛宣传全域防疫健康管理理念，提高全民健康素养和科学素养

一要公众充分了解新型冠状病毒的流行传染特点（具有可通过空气传播、潜伏期长、无症状感染者也可传播等特点）；二要公众知道这次突发新冠肺炎疫情精确打击了现代经济社会赖以运转的高流动性与人群高集聚性，人员越密集、人员流动越频繁，交通越发达，新型冠状病毒的传播就越快；三要教育公众，想要全面有效阻止新型冠状病毒传播，必须严格遵照经典流行病学的基本要求做好“控制传染源、切断传播途径、保护易感人群”，就必须在很大程度上限制人员聚集，减缓人员流动，避免人员接触，这恰恰就是疫情下全民全域健康管理的重点和难点，也是全面健康管理大考的第一关；四要教会公众自我或居家主动防疫健康管理的方法与技能，包括获取科学正确的疫情防控信息及渠道，通过学习运用科学实用的防疫健康管理知识与技能做好自身或居家防护，及时识别和远离疫情风险，提高预防管控健康风险的能力，让自身健康科学素养成为自己主动获得“免疫力”的最好“疫苗”。

（二）依靠现代生物技术与信息手段，提高防疫健康管理水平与成效

构建全域全民健康管理体系和提升防疫健康管理能力与水平，离不开科学技术的支撑与推动。充分利用现代生物技术前沿成果及产品，结合运用生物信息学与先进信息技术手段，优化设计和大力推行防疫健康管理码、风险监测网、数据管理平台等全民全域覆盖。最大限度地提升防疫健康管理能力和水平，提高防疫健康管理的可及性、实效性和综合成效。

（三）突出关注重点人群、场所、关口，聚焦疫病慢病齐抓共管

要按照中央应对新冠肺炎疫情领导小组及国家卫健委的统一要求，一要突出做好新冠肺炎疫情防控重点人群，包括老年人、妇女、儿童和慢病患者等以及高风险人群，包括有新冠肺炎患者接触史者、疫区旅行史者、疫情社区居住史者、境外输入者、无症状感染者接触史者等的风险排查、筛查与健康管理；二要突出做好重点场所防疫健康监测与健康管理，包括高风险社区、工作场

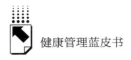

所、医疗机构、卫生防疫机构、养老机构、学校及幼儿园等；三要突出做好重点关口和关卡的卫生检疫与健康管理，包括机场、海关、码头、车站、口岸、交通检查关卡等。

（四）确立“平战结合”防疫防病方针，建立健全防疫健康管理法规

一要认真吸取这次疫情防控中由对突发重大疫情平时重视不够导致的技术准备不足、物质储备匮乏、早期医疗挤兑现象的深刻教训，重新审视和牢固确立“平战结合”防疫防病的卫生健康工作方针，使之成为国家健康治理体系和防疫健康管理能力建设的重要指导方针；二要针对这次抗疫中暴露出的相关法律法规不健全、法规意识淡化、执行不到位等突出短板问题，加快建立健全防疫健康管理法律法规，使之成为全民全域防疫健康管理的重要保障；三要及时总结武汉及全国抗击新冠肺炎疫情和救治新冠肺炎患者的宝贵经验、成功方案、有效措施及成果，形成具有鲜明中国特色和国际借鉴价值的“中国方案”、“中国规范”和“中国智慧”，提升我国在全球健康治理与突发重大疫情防控中的国际话语权与影响力。

总 报 告

General Report

B.2
中国健康管理与健康产业的新产业、新产品

武留信　曹 霞　陈志恒*

摘 要： 尽管我国健康产业尚处于起步阶段，但是需求旺盛，发展空间巨大。在政策红利不断释放下，健康产业引领新一轮经济发展浪潮，各方资本积极涌入，市场潜力巨大。随着技术进步以及消费升级，一些行业加快演变升级，新产品、新业态、新模式不断涌现。但在当前“健康中国”建设的背景下，发展健康产业仍面临诸多挑战：“一老一小”问题突出、产业供给相对不足、产业发展要素短缺、产业融合集聚效应有待提升等问题仍然严峻。未来，进一步推动健康产业高质量发展，

* 武留信，中关村新智源健康管理研究院院长，长期从事心血管病临床、军事飞行人员医学选拔与健康鉴定、健康管理与健康产业研究工作；曹霞，中南大学湘雅三医院健康管理科副主任，博士，副研究员，主要研究方向为慢病风险筛查与管理、健康管理服务评价；陈志恒，中南大学湘雅三医院健康管理科主任，主要研究方向为慢性病风险预警预测评估和早期综合管理，以及延缓衰老、功能医学等。

要抓住完善健康产业体系、夯实产业基础、推进产业深度融合和推进健康产业国际化等四个关键点。

关键词： 健康产业　新产业　新产品

2020年，是实现国家“十三五”规划发展目标、健康服务业产值实现8万亿元的总结收官之年，也是《中国防治慢性病中长期规划（2017～2025年）》中期验收之年，更是实施健康中国行动计划、实现2030年健康服务业产值16万亿元战略目标开篇谋局之年。改革开放特别是新医改推进以来，我国健康产业发展取得了显著成就，健康服务体系不断完善，居民身体素质和健康水平持续提高。根据《2018年我国卫生健康事业发展统计公报》，我国居民人均预期寿命达77.0岁，居民主要健康指标总体上优于中高收入国家平均水平。国际权威医学期刊《柳叶刀》对全球195个国家和地区医疗质量和可及性进行排名，2016年中国位列第48名，是全球进步幅度最大的国家之一。同时，截至2018年底，我国执业医师人数超过360万，年诊疗人次超过83亿人次，支撑起了全球最大医疗卫生服务体系。以上均为我国在更高水平上全面建成小康社会奠定了良好的健康基础。

健康是促进人的全面发展的必然要求，是中华民族昌盛和国家富强的重要标志，也是人民群众对美好生活的共同追求。党中央和国务院致力于将医疗卫生体制改革成果切实转化为人民群众的健康福祉和获得感。伴随着社会发展、人口结构、生活水平和疾病谱的变化，人们不再局限于疾病防治，而是更加关注健康和追求生命质量。健康产业是全球最具前景的产业之一，被誉为继IT产业之后的“财富第五波”。在建设“健康中国”的战略背景下，大力发展健康产业已融入各级政府的执政理念之中。尽管我国健康产业处于起步阶段，但是需求旺盛，发展空间巨大。在政策红利的不断释放下，健康产业引领新一轮经济发展浪潮，各方资本积极涌入，市场潜力巨大。随着技术的进步以及消费升级，一些行业加快演变升级，新产品、新业态、新模式不断涌现。

一　产业和产品界定与分类

（一）健康产业、健康产品新界定

为进一步促进健康产业发展，合理界定健康产业统计口径，准确反映健康产业发展状况，依据《“健康中国 2030”规划纲要》等有关健康产业发展要求，以《国民经济行业分类》（GB/T 4754－2017）为基础，国家统计局于 2019 年 4 月 1 日正式发布《健康产业统计分类（2019）》。

1. 概念界定

《健康产业统计分类（2019）》首次明确了健康产业的定义：“以医疗卫生和生物技术、生命科学为基础，以维护、改善和促进人民群众健康为目的，为社会公众提供与健康直接或密切相关的产品（货物和服务）的生产活动集合。”由此引申出健康产品是与健康直接或密切相关的产品，包括有关货物和服务，其目的是维护、改善、促进人的健康状况。医疗卫生作为健康产业中的重要构成要素，其自身保障居民健康的基本功能及其驱动和互动的产业，几乎涵盖整个健康产业，具有不可或缺的特殊地位；生物技术的发展为新阶段健康产业发展提供新手段、新途径；生命科学是健康产业的灵魂和核心，相关产学研结合领域是国家明确重点支持的战略性新兴产业。

2. 分类范围

将健康产业范围划分为医疗卫生服务，健康人才教育与健康知识普及，健康事务、健康环境管理与科研技术服务，健康促进服务，智慧健康技术服务，健康保障与金融服务，药品及其他健康产品流通服务，其他与健康相关服务，医药制造，医疗仪器设备及器械制造，健康用品、器材与智能设备制造，医疗卫生机构设施建设，中药材种植、养殖和采集等 13 个大类 58 个中类 92 个小类①。根据以上原则，健康产业涵盖第一、二、三产业，包括以中药材种植养殖为主体的健康农业、林业、牧业和渔业，以医药和医疗器械等生产制造为主

① 国家统计局：《健康产业统计分类（2019）》（国家统计局令第 27 号），http：//www. stats. gov. cn/tjgz/tzgb/201904/t20190409_ 1658560. html，最后检索时间：2019 年 4 月 9 日。

体的健康相关产品制造业，以医疗卫生、健康保障、健康人才教育及健康促进服务为主体的健康服务业。

3. 分类依据

该分类基于《国民经济行业分类》（GB/T 4754－2017），是对其中符合健康产业特征相关活动的再分类，同时保留了《健康服务业分类（试行）》的主体内容。

4. 本书定位的健康管理相关健康产业范畴

健康管理是整合运用医学、管理学、信息学的相关理论、技术、方法，对个体或群体的健康状况及其影响因素进行检测、评估、干预和连续跟踪的医学行为和过程[①]。本书所阐述和研究的与健康管理相关的健康产业是指从业人员在综合运用健康管理理论、技术和资源的基础上，为健康人群和慢病早期以及疾病康复期人群提供旨在维护和增进其健康的一系列服务活动的部分健康服务业及其附属产业。其中，相关健康服务包括健康教育与咨询、健康体检与评估、慢病风险筛查与干预、慢病康复与管理、中医养生保健、心理咨询、健康监测与医学物联网等健康管理医学服务，以及养生保健、运动健身、生活美容与按摩、营养指导、健康旅游、养老与健康照护等健康管理非医学服务。相关附属产业主要涉及医疗器械、保健用品、保健食品、健身产品等。

5. 健康经济

所谓健康经济是在信息经济、创新经济、循环经济、绿色经济基础上的一种新型经济发展模式，它以人为本、以维护和促进生命健康为导向进行资源配置，是以健康知识和技术为基础，健康相关产业起主导作用的一种经济形态[②]。

（二）健康管理与健康产业关系

健康产业是全社会为维护健康和促进健康而从事产品生产经营、服务提供和信息传播等活动的经济领域。广义的健康产业是一个与健康直接或间接相关的产业链和产业体系，主要包括：以预防疾病、维持健康为目标的保健品、健康教育、健康管理、健康食品、安全饮用水、生态环境保护等行业；以治疗疾

① 武留信、曾强主编《中华健康管理学》，人民卫生出版社，2016，第6页。

② 胡琳琳、兰宗敏：《发展健康经济：中国的战略选择》，《卫生经济研究》2014年第10期，第55页。

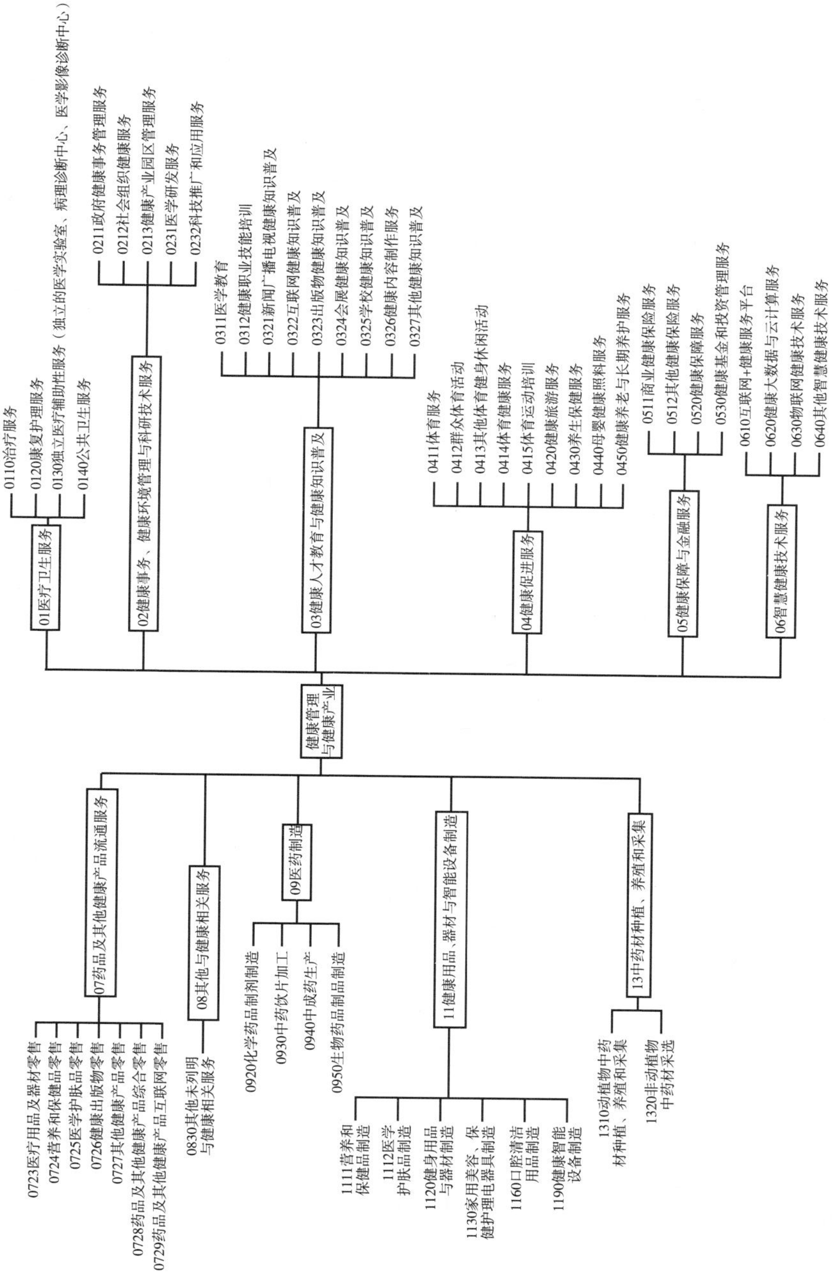

图1　健康管理与健康产业的关系

资料来源：根据公开资料整理。

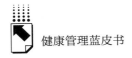

病、恢复健康为目标的医疗服务业和药品药械行业；以实现更高层次的健康促进为目标的体育健身、养生、美容业等；以促进健康的公平性和可及性为目标的健康保险业；以促进健康产业发展为目标的健康信息业、健康文化业、健康金融业等。

从健康产业结构看，可将健康产业分为健康服务业、健康制造业和健康相关支撑产业等三大产业集群。健康管理服务是健康服务业中惠及民生面最广、吸纳就业量最大、稳增长、效益最持久的支柱体系，是健康服务业增量的主体和新兴的服务业态。鉴于健康服务业的属性为现代服务业，范畴属于健康产业，故健康管理服务作为新兴的健康服务业态，其范畴仍属健康产业。

（三）中国相关健康产业发展历程

受社会和历史发展等因素的影响，我国的健康产业伴随健康食品和保健服务业的兴起于20世纪80年代中期开始萌芽。2003年SARS风暴唤醒了全民健康意识，推动了以健康体检为核心的健康管理相关产业蓬勃发展。2009年，中共中央、国务院发布了《关于深化医药卫生体制改革的意见》（中发〔2009〕6号），新医改立体化、系统化、全方位推进的“三医联动”供给侧改革，使我国健康产业格局进入全面重构的崭新发展阶段。

而伴随我国经济发展的内外部环境发生的深刻变化，加快调整产业结构、推进产业结构优化升级成为促进国民经济健康可持续发展的必然要求，2011年国家发改委修订发布了《产业结构调整指导目录》，培育新兴产业和服务业成为我国产业结构调整的重点，而其中健康产业被纳入我国战略性新兴产业。2013年，国务院出台《关于促进健康服务业发展的若干意见》（国发〔2013〕40号），作为标志性文件，它站在协调大健康产业发展的高度，以市场化为导向，在市场准入、规划布局、投融资引导、财税价格政策、法规标准和监管等相关配套政策上都做了明确引导，并明确提出到2020年健康服务业总规模达到8万亿元以上。

2016年8月19日，习近平总书记在全国卫生与健康大会上指出：“将健康融入所有政策”，践行健康优先战略无疑为包括药品与医疗器械、医疗服务、健康保险、健康养老、互联网医疗等在内的健康产业相关领域注入了一剂强心剂。紧随其后的一系列利好扶持政策刺激了社会资本投资热潮，健康旅游、医养结合等示范项目也在各地纷纷上马。《“健康中国2030”规划纲要》明确提出到2020年健康服务业总体规模要达到8万亿元以上，2030年达到16万亿元。我国已经形成一个包含医疗、医药、医保、保健品、健康食品、健康管理、美容养生、健康信息、健康文化等各个基本方面的、相对完整的健康产业体系。

根据国家发展和改革委员会于2019年9月印发的《促进健康产业高质量发展行动纲要（2019～2022年）》，预计到2022年将基本形成内涵丰富、结构合理的健康产业体系，健康产业将成为重要的国民经济支柱性产业。该文件是继2013年国务院发布《关于促进健康服务业发展的若干意见》之后关于健康产业发展的又一重要纲领性文件，为未来的健康中国建设进一步指明了相关产业发展路径和方向。

简而言之，我国20年的健康产业发展经历了以下四个阶段：首先，是人口结构和疾病谱变化带动的以健康体检为核心的健康服务业萌芽（2000～2008年）；其次，是新医改带动的医改、商业、技术“三箭齐发”的健康服务业兴起（2009～2015年）；再次，是全国卫生与健康大会提出的健康中国战略引导下的中国特色健康产业体系基本形成（2016～2018年），截至2018年底，我国健康产业市场规模已超过5.4万亿元，健康产业进入了一个快速发展的新阶段；最后，即将步入“十三五”规划收官之年，政策、技术、资本等多重因素共同驱动我国健康产业领域产品创新、技术创新和模式创新成果不断涌现，为我国健康经济的发展提供了新动力（2019～2020年）。

1. 健康体检服务

历年的《中国卫生健康统计年鉴》中，统计了各类医疗卫生机构门诊服务情况，通过分析其中各机构的健康检查人数，可以洞悉中国健康体检人数变化趋势。从横向比较2008～2018年的健康体检总人次来看，我国医疗机构健康体检人次总体呈平稳上升趋势，由2008年的1.96亿人次上升至2018年的4.35亿人次，年复合增长率达到7.52%。这经历了两个阶段：2009～2011年的快速增长、2012～2018年的区间波动。从人次结构来看，基层医疗机构占比50%左右，10年间总体呈上升趋势；医院体系占比45%左右，10年间总体呈下降趋势，揭示了体检机构发展逐步下沉的趋势。我国健康体检行业供方主体中，就机构年均服务人次而言，医院占绝对优势。2017年在医院总体检人次中，公立医院人次占比83%，民营医院占比17%。相较2010年公立医院占比90%，民营医院占比10%，民营医院体检人次提升较快，反映了公立医院体检市场被民营体检机构逐年部分替代。

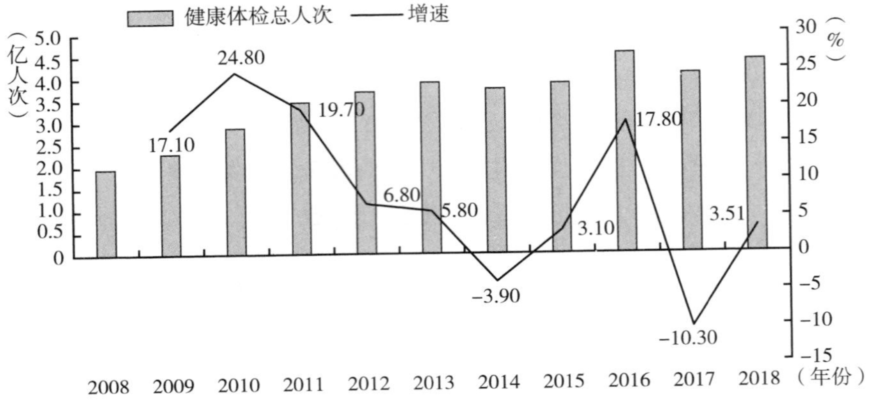

图2　2008～2018年我国医疗机构健康体检人次与增速

资料来源：根据公开资料整理。

我国基于健康体检的健康管理医学服务产业容量足够大，尤其是基层属于绝对蓝海市场，目前国内体检渗透率与欧美发达国家相比存在差距，在国家对慢病防治的大力支持下，各类健康体检服务提供方，特别是非公体检机构将获得国家更大力度、更多元化的扶持和引导。与此同时，为规范健康管理服务，医疗卫生监管部门和相关行业学术组织出台了系列管理规定、行业共识和信息标准，包括分别于2014年、2016年、2018年发表的《健康体检基本项目专家共识》《健康体检质量控制指南》和首批四项健康管理卫生信息团体标准。为顺应健康体检行业的健康有序发展需求，国家卫健委在积极组建国家健康体检管理质控中心的同时，积极推进各省－市－县三级健康体检质控网络建设，截至2018年底，已有21个省份成立了省级健康体检质控中心。另外，针对独立设置的健康体检中心，还于2018年6月颁布了《健康体检中心基本标准（试行）》和《健康体检中心管理规范（试行）》。

2. 健康养老与长期养护服务

截至2016年底，我国60岁以上人口数量突破2.3亿，占总人口的16.7%；

65 岁以上人口数量突破 1.5 亿，占总人口的 10.8%。预计到 2020 年，高龄老年人将接近 3000 万人，独居和空巢老年人将突破 1.1 亿人，老年抚养比将提高到 28% 左右。随着人民生活水平显著提升，健康养老服务需求快速释放。

近些年来，我国积极推进养老服务体系的发展，养老服务的相关政策体系不断得到完善（据不完全统计，相关政策文件已超过 80 个）。特别是自党的十八大以来养老服务体系建设步伐明显加快，密集出台了多达 50 余项养老服务政策。与此同时，养老体系建设也取得积极进展，基本形成了“以居家为基础、社区为依托、机构为补充、医养相结合”的养老服务体系。“十二五”期间，全国养老床位数量接近 700 万张，老年宜居环境建设持续推进。

然而，健康养老与长期照护事业经过多年发展，虽然具有一定基础，但总量普遍不足、布局与结构不合理，总体发展明显滞后。因为各类养老机构的定位不明确，相关资源配置不合理，兜底性、普适化服务提供不足，导致服务供求错位，床位总量不足与局部空置并存。根据《中国民政统计年鉴（2017）》的数据，2016 年各类养老机构总床位数为 378.8 万张，但平均入住率仅为 58%。同时根据该年鉴，养老机构人员数量不足，专业素质参差不齐，全国经职业技能机构鉴定的养老护理员仅 32614 人，平均每个养老机构不足 1.5 人。

3. 心理咨询服务

心理咨询是由专业人员即心理咨询师运用心理学以及相关知识，遵循心理学原则，通过各种技术和方法，帮助求助者解决心理问题。心理咨询最一般、最主要的对象，是健康人群或者是存在心理问题的亚健康人群，而不是“病态人群”，病态人群例如精神分裂症、躁狂症患者是精神科医生的工作对象。我国心理咨询行业起步较晚，直至 2001 年，劳动和社会保障部才开始启动心理咨询师的国家职业资格鉴定制度，心理咨询师才成为一种职业。自 2002 年国家正式启动“心理咨询师”职业资格考试至 2017 年 15 年间共有约 150 万人通过了考试。

与国民性格、文化传统、价格－医疗体制和心理咨询需求－供给矛盾等有关，心理咨询行业一度发展步伐缓慢。公共事件是催熟心理咨询市场的一大因素，2008 年汶川地震后，民众对心理咨询的关注度逐渐上升。从百度搜索指数看，关键词“心理咨询”自 2011 年以来一直较稳定地波动于 1000～2000，提示民众对主动寻求心理咨询服务的意愿近 10 年来并未出现明显增长，但同期对比关键词“抑郁症”的搜索情况，其百度搜索指数则在2016年9月出现陡增（可能与同期国内某著名歌手、演员因抑郁症自杀的媒体报道有关），并在指数回落之后呈逐步升高趋势。而从地域看，搜索热度排名前五的依次为广东、北京、山东、江苏和浙江等经济较发达地区。2016年12月，原国家卫生计生委、中宣部等22部委联合下发的《关于加强心理健康服务的指导意见》，是我国第一个关于加强心理健康服务的宏观政策性文件，对于提升全社会对心理健康问题的重视具有重要意义。

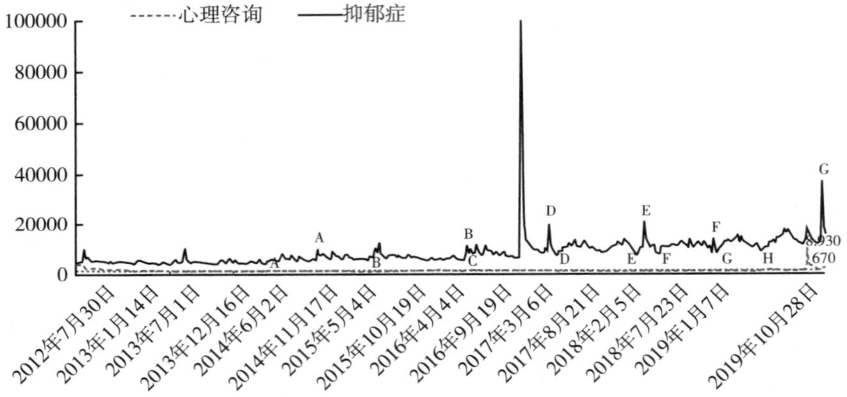

图3　百度指数关键词“心理咨询/抑郁症”搜索趋势

资料来源：根据公开资料整理。

《健康中国行动（2019～2030年）》报告中，我国抑郁症患病率达到2.1%，焦虑障碍患病率达4.98%。实际上，因为公众对常见精神障碍和心理行为问题的认知率比较低，缺乏主动就医的意识，可能患病人数大于统计数值。相关群体对心理健康咨询和救助服务的需求十分迫切。但是，政府考虑到简政放权，让行业自主制订心理咨询能力评定标准，不同层级不同机构颁发的证书出现在市场上，人们一时间无法确定这些证书的“含金量”，行业一度出现乱象。2017年9月12日，人力资源和社会保障部发布《关于公布国家职业资格目录的通知》，公布了140项职业资格，“心理咨询师”不在其列，与其相关的职业资格考试也被取消。2018年11月，国家卫健委等10部委联合发布《关于印发全国社会心理服务体系建设试点工作方案的通知》，推动社会心理服务体系建设。

4. 健身休闲产业

2016 年 10 月，国务院办公厅印发《关于加快发展健身休闲产业的指导意见》，提出到 2025 年基本形成布局合理、功能完善、门类齐全的健身休闲产业发展格局，健身休闲产业总规模达到 3 万亿元。在政策与消费升级的驱动下，我国健身休闲产业发展迅速。我国健身休闲产业总产值在 2017 年达到 1500 亿元，近六年年均复合增长率达 7.7%。

从发展历程来看，在大众运动健身习惯逐渐形成、大型国际赛事带动以及国家政策支持下，我国健身休闲产业发展始终保持稳健步伐，整体格局稳定。近年来，随着“互联网 +”时代的到来，科技的应用为行业的升级起了助推作用。具体而言：①2000 年以前，大众健身尚未普及，多为自发行为。在北上广等一线城市，国内健康行业开始萌芽，威尔士、浩沙等第一批健身俱乐部品牌陆续出现。②2001 年中国申奥成功激发全社会对体育运动的强烈关注，带动大众健身习惯的养成。2007 年前，健身房仍以一线城市为主，但此后逐渐开始向二线城市扩张。③2008 ~ 2016 年，北京奥运会的成功举办带动民众健身热潮，《国务院印发关于加快发展体育产业促进体育消费的若干意见》（国发〔2014〕46 号）的颁布带动中国体育产业发展，运动健身从自发休闲模式开始向专业指导模式倾斜，大众对运动健身服务的需求日益增加。④2017 年以来，互联网健身服务兴起，诸如 Keep 等互联网企业带动大众运动健身生活方式的转变升级，智能科技的应用开始创造更多元化的服务。

5. 健康旅游产业

随着我国对外开放以及出境旅游人员的增加，去瑞士打羊胎素、去韩国整形美容、去日本做高端体检、去泰国做辅助生殖、去美国治肿瘤等成为部分高净值人群的关注热点，“医疗旅游”开始成为人们关注的概念。而真正引爆我国“医疗旅游”产业的，是海南 2013 年成立了海南博鳌乐城国际医疗旅游先行区，并获得国家特批的 9 项优先政策，引起社会广泛关注。

原国家旅游局和国家中医药管理局于 2015 年 11 月联合下发了《关于促进中医药健康旅游发展的指导意见》，第一次正式提出了“中医药健康旅游”的概念，也明确了阶段发展目标：到 2020 年，中医药健康旅游人数占旅游总人数的 3%，相关收入达 3000 亿元；到 2025 年，中医药健康旅游人数占旅游总人数的5%，相关收入达5000亿元。与此同时，原国家旅游局与国家中医药管理局建立合作协调机制，出台扶持政策，不断加大资金投入，并引导企业、社会资本等投资中医药健康旅游，促进中医药健康旅游产业又好又快发展。在国家政策的大力推动下，“中医药健康旅游”的概念慢慢被人们广泛接受。在推广“中医药健康旅游”概念时，相关行业为拓展其外延，基本将其统一到“健康旅游”的概念中来。广义“健康旅游”中包括“医疗旅游”与狭义的“健康旅游”。“医疗旅游”（Medical tourism）——服务内容侧重于医疗诊疗、侵入性手术等当地的特色医疗服务项目，“健康旅游”（Wellness tourism）——关注人身体、心理和精神三个层面整体健康程度的提升，疾病的预防以及健康的连续性。在社会主要矛盾发生变化和全域旅游的时代背景下，旅游和健康是五大幸福产业的重要组成部分，其融合发展形成的健康旅游成为新兴业态和关注热点。2017年5月，原国家卫计委、国家发改委、财政部、原国家旅游局、国家中医药管理局五部门联合发布《关于促进健康旅游发展的指导意见》，在国家层面第一次定义“健康旅游”，认为其是健康服务和旅游融合发展的新业态，健康旅游服务产品可分为高端医疗服务、中医药特色服务、康复疗养服务、休闲养生服务等四类。2017年6月，原国家卫计委、国家发改委、财政部、原国家旅游局、国家中医药管理局联合公布了首批健康旅游示范基地名单，包括天津健康产业园、河北秦皇岛市北戴河、上海新虹桥国际医学中心、山东青岛崂山湾国际生态健康城、海南博鳌乐城国际医疗旅游先行区等。全球健康研究所发布的一份报告显示，亚太地区的健康旅游在2015～2017年的两年中增长33%，是增长最快的市场。其中，中国和印度的表现最为强劲，2015年至2017年分别增加了约2200万和1700万健康旅游人次。从2017年到2022年，亚太地区健康旅游业预计将增长13%，总收入将达到2520亿美元。

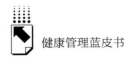

（四）健康产业在防疫抗疫中发挥独特作用和价值

1. 防疫物资产能提速提量，展现“中国速度”

“疫情就是命令，防控就是责任”，全力筑牢防疫物资保障线，是我国取得疫情防控阻击战阶段性胜利的坚强后盾。截至2020年4月2日，国务院联防联控机制累计为湖北等一线地区调拨了800余万件医用防护服、165万个医用隔离面罩（眼罩）、357 吨免洗手消毒液、66 万台手持式红外测温仪、7 万余台（套）呼吸机等医疗救治设备。

疫情发生后，防护物资需求呈现爆发式增长，又恰逢春节期间，部分企业停工停产，给医疗保障工作带来了很大困难。在党中央的统一指挥和部署下，通过多项协调、支持举措，相关企业复工复产，口罩、防护服、隔离眼罩/面罩、测温仪等医疗防护物资产能产量实现了数量级增长，让全国人民和全世界见证了“中国速度”。日产能方面，截至 2020 年 4 月 5 日，我国一次性医用防护服从 1 月 28 日的 0.87 万件快速增长至每天 150 万件以上，2 个月产量翻了 172 倍；医用 N95 口罩从 2 月 1 日的日产不足 23 万只增加到超过 340 万只，2 个月产量翻了近 15 倍；核酸检测试剂产能从 1 月 17 日全国日均 300 人份到 3 月 31 日的 306 万人份，仅用 74 天时间我国核酸检测试剂产能提高了 100 万倍以上。此外，重点跟踪企业医用隔离眼罩/面罩日产能达到 29 万个，全自动红外测温仪日产能 1 万台，手持式红外测温仪日产能 40 万台。

在国内疫情趋于平稳以后，我国在力所能及的情况下助力全球战“疫”。截至 2020 年 3 月底，共有 100 多个国家和地区以及国际组织向我国提出相关物资需求。根据国家海关总署数据，从 3 月 1 日到 4 月 4 日，全国共验放出口主要疫情防控物资价值 102 亿元，主要包括口罩 38.6 亿只、防护服 3752 万件、红外测温仪 241 万件、呼吸机 1.6 万台、检测试剂 284 万盒、护目镜 841 万副。

2. 中西医结合被纳入“中国方案”，中医药成为独特力量

在此次疫情防控中，中医药主要开展了以下几方面的工作：第一，调集精锐力量。从全国调来 4900 余名中医药人员驰援湖北，约占援鄂医护人员总数的 13%，其中有院士 3 人、专家数百名。这次中医药援助队伍规模之大、力量之强，是前所未有的。第二，分类开展救治。中医药早期介入轻症治疗和恢复期治疗，对重症、危重症实行中西医结合，制定了相应的治疗规范和技术方案。在武汉疫情暴发早期，许多疑似病人在隔离点等待确诊时，及时获得中药汤剂或中成药，这有效缓解了病情发展和医疗资源紧张的压力。第三，筛选有效方药。推动科技攻关，筛选出金花清感颗粒、连花清瘟胶囊、血必净注射液和清肺排毒汤、化湿败毒方、宣肺败毒方等有明显疗效的“三药三方”，深度参与病例救治工作。

国家中医药管理局 2020 年 3 月 23 日有关数据显示，全国新冠肺炎确诊病

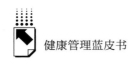

例中，有74187人使用了中医药，占91.5%；临床疗效观察显示，中医药总有效率达到了90%以上。中医药能够有效缓解症状，减少轻型、普通型向重型发展，提高治愈率、降低病亡率，促进恢复期人群机体康复。在2003年“非典”（SARS）的治疗中，中医药同样发挥了非常重要的作用。随着全球疫情加重，许多国家开始寻求中国援助，连花清瘟胶囊和金花清感颗粒这两种中药也被专家组率先带到了意大利和伊拉克等国家，传统中医药在异域绽放光彩。

3. 疫情重塑新兴产业格局，“智慧医疗”显身手

在新冠肺炎疫情防控中，集大数据、互联网、人工智能、云计算技术于一体的“智慧医疗”在疫病智能诊治、物资调配、药物研发等方面涌现出了一批服务于疫情防控的典型服务场景，为提高管控工作效率发挥了重要作用，具体表现在以下几个方面。

一是在线问诊，将筛查关口前移，避免了交叉感染。据不完全统计，疫情期间至少有10余家互联网医疗平台推出在线问诊专页，调动医生10万余名，超过400万人次在线咨询。仅京东健康，在线问诊平台日均问诊量就达10万人次左右，高峰时期一小时服务上万名用户。二是5G通信助力远程会诊。此次疫情阻击战中，疫情重灾区湖北武汉火神山医院、雷神山医院等重症患者收治定点医院均建立了5G远程会诊平台，通过专家远程会诊，大大提升了病例诊断、救治的效率与效果。同时，5G云端机器人，包括服务机器人、消毒机器人分担了医护人员的工作压力，减少了交叉感染，提升了病区隔离管控水平。三是“大数据+健康产业”打通了信息孤岛。与17年前的SARS疫情相比，我国在此次疫情防控工作中展现出了更高的医疗救治水平、更快的防疫反应速度、更透明的信息披露机制、更高效的数据报送体系，同时将大数据等新一代创新科技广泛应用于疫情追踪溯源、路径传播分析、发展模型预测、资源调配等领域。如各地对本区域掌握的健康大数据进行筛查后向广大民众发放“健康码”，为早日复工复产提供依据。又如中国移动、中国联通、中国电信三大运营商基于手机信令能够有效定位用户的手机位置，为调查疫情传播途径、防控疫情扩散发挥了重要作用。

（五）健康产业在保障民生和发展经济中的地位和作用

健康产业是关系到国计民生的特殊朝阳产业，其覆盖范围广、产业链长，

直接影响到国民经济多个行业的发展；发展健康产业，无疑是推进经济结构调整和供给侧结构性改革的重要方向。同时，健康产业属于知识密集型、技术密集型、劳动密集型三者都具备的综合性产业，在保障民生和发展经济中的地位和作用非常独特。而疫情之下，我们不仅看到健康产业的脆弱与坚强，看到产业集群发展的闭环优势，同样也看到国内生物医药产业的重大发展机遇。

1. 健康产业正逐步成为我国国民经济的重要支柱

国家卫健委卫生发展研究中心核算的数据显示，2018 年全国健康服务业总规模（健康产业增加值）6.4 万亿元，同比增长约 12.4%，占 GDP 的比重为 7.08%。而在发达国家，健康产业增加值占 GDP 的比重超过 15%，我国尚有很大发展空间。此外，有关报告显示，2016 年由大健康产业拉动就业 12124.2 万人，占全国就业总量的 15.6%。而《“健康中国 2030”规划纲要》明确提出，2020 年我国健康服务业总规模要超过 8 万亿元，成为推动经济社会可持续发展的重要力量。

2. 发展健康产业成为我国经济结构转型调整的新动力

我国正处于经济社会转型的关键阶段，人们健康需求日益增长，既是自身发展需求的提升，也是经济社会转型的客观趋势。发展健康产业不仅是消费结构升级的重大任务，也是经济社会转型发展的崭新动力。发展中国家的经济结构转变大体上可分为三个阶段：第一阶段是初级产品生产，这时农业占主导地位；第二阶段经济结构重心转向制造业，制造业对经济增长的贡献率提高；而发展到第三阶段后，服务业将成为经济增长的主要贡献者。2018 年，中国服务业占 GDP 的比重已经达到 52.2%，高于第二产业 11.5 个百分点，服务业已成为我国名副其实的第一大行业部门和经济增长的主要驱动力。当前中国进入新常态的发展阶段，实体经济优先发展的关键在于促进制造业发展，以及先进制造业和新兴服务业融合发展，健康产业作为以上二者深度融合的新型产业无疑是新常态下打造中国经济升级版的重要引擎。

3. 发展健康产业是带动就业和拉动内需的重要途径

国家统计局有关报告显示①，2018 年底服务业就业人员达到 35938 万人，

① 国家统计局：《服务业风雨砥砺七十载 新时代踏浪潮头领航行——新中国成立 70 周年经济社会发展成就系列报告之六》，http://www.stats.gov.cn/tjsj/zxfb/201907/t20190722_1679700.html，最后检索时间：2019 年 7 月 22 日。

比重达到46.3%，成为我国吸纳就业最多的产业。党的十八大以后，服务业保持平均4.4%的年增长速度，平均每年增加就业约1375万人。特别是新医改以来，我国健康产业的快速发展创造了大量就业机会，根据我国健康、社会保障部门从业人员占全部城镇就业人员的比重约为4.7%估算，从2009年到2018年，我国健康、社会保障部门从业人员增加了470余万人，已达2040万人。而从国际比较来看，我国健康产业仍有较大就业潜力。据美国劳工部统计，健康产业大大增加了就业机会，以健康管理为核心的健康产业链成为美国增长最快的行业之一，2002年至2012年，美国的健康产业链总就业人数增加了77%。因此，大力发展健康产业将是解决我国就业问题的一条重要途径。

与此同时，养老、教育、医疗健康等领域的刚性需求呈爆发式增长，已成为我国拉动内需的“三驾马车”。按照社会再生产的理论来说，健康消费是最终需求，既是生产的最终目的和动力，也是人们健康生活需要的直接体现。早在2015年11月，国务院就在《关于积极发挥新消费引领作用加快培育形成新供给新动力的指导意见》中对健康消费升级有所指向，健康管理、体育健身、高端医疗、生物医药等健康消费细分领域，被定为消费升级的重点方向。根据历年的中国卫生健康统计年鉴，我国城乡居民年人均医疗保健支出从2000年的171元增长为2018年的1685元，年均复合增长率为12.8%，人均医疗保健支出占人均消费支出的比重为8.5%。

4. 发展健康产业是启动健康经济新模式的原动力

健康经济的基本理念，是倡导资源节约、生态友好、人民健康、社会和谐。它摒弃传统追求物质产出最大化的发展模式，颠覆GDP崇拜的考核体系，符合科学发展观的内在要求。健康经济作为新型发展模式，符合党的十八大提出的经济持续健康发展、人民生活水平全面提高、资源节约和环境友好型社会建设取得重大进展的基本要求。健康产业横跨了从健康产品生产到健康服务供给的完整服务链，也涉及第一、第二、第三产业，涵盖面非常大，也高度契合了“创新、协调、绿色、开放、共享”的五大发展理念。健康产业的发展能够在保护生态安全的基础上促进健康需求的释放，进而扩大居民在其他方面的消费需求，更为有效地拉动社会总需求扩容。

5. 发展健康产业是平衡疫情防控与恢复经济发展的突破口

在全球疫情形势趋于缓和的背景下，各国都希望早日走出疫情阴霾，在保证疫情防控的情况下复工复产。我国的疫情拐点在2020年3月中旬已显现，较部分西方发达国家提前两个月控制疫情，这为率先恢复经济创造了重要窗口期，如果能抓住机遇，做好有效复工复产，有望最早冲出困境，为全球经济恢复注入强劲动能。疫情防控和恢复产业经济看似矛盾的两面，但并非不可调和。后疫情时代，以健康产业为基础的健康经济有望成为中国发展新动能，这不仅是疫情本身推动的，更是国情使然。首先，在人口老龄化加速、慢病发病率高企的14亿人口大国，此次大疫愈发激活了民众对多层次、多样化的大健康服务消费需求，将推动健康管理、膳食营养、健康保健、康养旅游、健康地产等新业态发展，推动医药金融、养老保险、教育健身等产能释放。为此，国家势必通过系列扶持政策提高民众在健康服务领域的创业就业能力和消费能力，加快优化健康服务消费的软环境。其次，本次疫情有力地推进了我国健康产业的结构调整和产业升级，数字化智能化健康产业和生物医药等产业发展明显提速。特别是快速检测工具、大数据和人工智能、远程医疗和智慧医疗在疫情防控诸多典型场景的有效推广，将支撑健康产业2.0时代崛起，为复工复产按下“快进键”。同时，此次疫情暴露出的我国公共卫生安全、医药卫生领域的短板，也将力促国家加大在生命科学、生物技术、医药卫生、医疗设备等领域的研发投入，加强生物医药基础学科研究以及综合工业化能力建设，以实现包括疫苗、高端医疗装备在内的生物医药行业向自主可控、高品质的方向迈进。

二　健康产业新举措

健康产业与其他经济部门具有很强的交叉性和融合性，涉及国家卫健委、财政部、中央宣传部、中央网信办、科技部、国家市场监管总局、国家新闻出版广电总局、国家中医药管理局等诸多职能部门。党的十八大以来，随着我国整体经济实力迅速增强、居民收入水平不断提高，尤其是在“健康中国”被纳入“十三五”规划、上升至国家战略后，我国健康产业迎来了加快发展的黄金期。近年来，国家卫健委会同国家发改委、财政部、科技部等部门抢抓这百年难得的机遇，出台了一系列举措，推动健康产业发展取得显著成效，我国健康产业基础逐步强大，规模稳步增长，结构更趋优化，市场主体培育壮大，新业态和新产品更加丰富，人民群众健康消费结构不断优化升级。有关部门推动健康产业发展的主要举措如下。

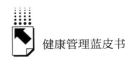

（一）以人民健康为中心

健康产业具有事业和产业双重属性，一头连着民生福祉，一头连着社会经济发展，前者具有公共属性，后者则属于市场范畴。国家卫健委在推进医疗卫生体制改革中，坚持基本医疗卫生事业的公益性质，一方面通过出台系列医改惠民政策，协同国家医疗保障局织就全球最大规模的基本医疗保障网，以维护人民群众获得基本医疗卫生服务的权益；另一方面通过放宽市场准入以满足人民群众多元化健康服务需求，并通过完善制度、资格认定、加强监管等方式，引导社会资本自觉承担提高人民健康水平的社会责任。国务院制定实施了《关于促进健康服务业发展的若干意见》，“非禁即入”的提法进一步明确了市场和政府的边界。

（二）规划引领，理念先行

2016 年 10 月，国务院印发的《“健康中国 2030”规划纲要》是新中国成立以来首次在国家层面提出的健康领域中长期战略规划，明确健康产业要成为国民经济支柱性产业。《“十三五”卫生与健康规划》强调把人民健康放在优先发展的战略地位，实现发展方式由以治病为中心向以健康为中心转变。2017 年 5 月，科技部等六部委联合印发的《“十三五”健康产业科技创新专项规划》提出重点发展创新药物、医疗器械、健康产品等三类产品，引领发展以“精准化、数字化、智能化、一体化”为方向的新型医疗健康服务模式。每年各级政府工作报告都对发展健康产业作出系列要求和部署。全国绝大多数省（区、市）都相继出台了专项规划，大力推动健康产业发展。

（三）持续释放政策红利

由国务院牵头，多个政府部门通力配合，制定了多项优惠政策，从财政、税收、金融、土地、科技、人才、立项审批、消费引领等多方面持续为健康产业发展释放政策红利。中央和部分地方（福建、云南、湖北、吉林、广东、上海等）相继设立了健康产业发展专项资金，其中深圳市生命健康产业发展专项资金扶持计划单项高达3000万元。在人口老龄化日益加剧的背景下，各部门出台了大量有关税费减免的政策以扶持健康养老产业的发展（见表1）。此外，相关部门还推动出台了健康养老、康养旅游、互联网+健康、健康体育休闲等方面的专项配套政策。

表1　近年来健康养老产业税费减免政策梳理

部门	政策	文号	相关内容
国务院	《关于加快发展养老服务业的若干意见》	（国发〔2013〕35号）	对养老机构提供的养护服务免征营业税，对非营利性养老机构自用房产、土地免征房产税、城镇土地使用税，对符合条件的非营利性养老机构按规定免征企业所得税
国土资源部	《养老服务设施用地指导意见》	（国土资厅发〔2014〕11号）	对民办福利性、非营利性养老机构自用的房产、土地免征房产税、城镇土地使用税。对经批准设立的民办养老院内专门为老年人提供生活照顾服务场所免征耕地占用税
民政部、国土资源部等部门	《关于推进城镇养老服务设施建设工作的通知》	（民发〔2014〕116号）	城镇养老服务设施建设过程中发生的规费按有关政策给予减免。城镇养老服务设施用电、用水、用气、用热按居民生活类价格执行
国家发改委、民政部等部门	《关于加快推进健康与养老服务工程建设的通知》	（发改投资〔2014〕2091号）	对非营利性医疗、养老机构建设要免予征收有关行政事业性收费，对营利性医疗、养老机构建设要减半征收有关行政事业性收费，对养老机构提供养老服务要适当减免行政事业性收费
民政部、国家发改委、教育部等部门	《关于鼓励民间资本参与养老服务业发展的实施意见》	（民发〔2015〕33号）	对民办养老机构提供的育养服务免征营业税。对养老机构在资产重组过程中涉及的不动产、土地使用权转让，不征收增值税和营业税。对符合条件的小型微利养老服务企业，按照相关规定给予增值税、营业税、所得税优惠
民政部、发展改革委、教育部、财政部等十一部门	《关于支持整合改造闲置社会资源发展养老服务的通知》	（民发〔2016〕179号）	凡通过整合改造闲置社会资源建成的养老服务设施，符合相关政策条件的，均可依照有关规定享受养老服务建设补贴、运营补贴等资金支持和税费减免、水电气热费用优惠等政策扶持

续表

部门	政策	文号	相关内容
国务院办公厅	《国务院办公厅关于全面放开养老服务市场提升养老服务质量的若干意见》	（国办发〔2016〕91号）	各级政府要加大投入，支持养老服务设施建设，切实落实养老机构相关税费优惠政策，落实彩票公益金支持养老服务体系建设政策要求。鼓励各地向符合条件的各类养老机构购买服务
财政部、国家税务总局	《关于明确养老机构免征增值税等政策的通知》	（财税〔2019〕20号）	《营业税改征增值税试点过渡政策的规定》（财税〔2018〕106号印发）第一条第（二）项中的养老机构，包括依照《中华人民共和国老年人权益保障法》办理登记，并向民政部门备案的为老年人提供集中居住和照料服务的各类养老机构
国务院办公厅	《国务院办公厅关于推进养老服务发展的意见》	（国办发〔2019〕5号）	聚焦减税降费，养老服务机构符合现行政策规定条件的，可享受小微企业等财税优惠政策。对在社区提供日间照料、康复护理、助餐助行等服务的养老服务机构给予税费减免扶持政策

资料来源：根据公开资料整理。

（四）扩大健康消费

近年来，有关部门通过深入推进健康医疗领域“放管服”改革，全面实施“非禁即入”，市场准入条件不断放宽，审批许可事项大幅减少，逐步优化营商环境。积极推进公立医院综合改革，逐步建立起维护公益性、调动积极性的公立医院运行新机制。降低市场准入门槛，鼓励社会力量提供多层次多样化医疗服务。做大民生工程核心骨干企业，推动以资本为纽带的健康产业升级，自2012年开始，医疗健康领域并购数量呈持续增长态势，约80%集中在医疗服务、药品、药品流通及医疗器械领域，不仅有利于完善产业链，也促进了社会资本、金融工具和医疗健康资源有效对接。

（五）强化市场监管

加强公立医疗机构综合绩效考核，加大医疗卫生行业行风建设力度，控制医疗费用不合理增长。强化药品安全监管，深入开展医药卫生领域严重失信行为的专项治理。正式建立以执业准入注册、不良执业行为记录为基础的医疗卫生行业信用记录制度。自 2019 年 1 月 8 日起，国家市场监督管理总局等多部门在全国范围内集中开展联合整治保健市场乱象百日行动，截至 2019 年 3 月 10 日，共立案 6535 件，案值 77.9 亿元，罚没金额 2.68 亿元，移送司法机关案件 174 件。

（六）促进融合发展

积极推动健康产业与相关产业融合发展，促进“五大融合”，即医疗与养老、互联网与健康、医疗与旅游、食品与健康和体育与健康生活方式。比如，推动健康旅游蓬勃发展，打造了一批具有中国特色、国际水准的集健康医疗、文化休闲、观光度假于一体的示范基地，形成了健康小镇、温泉养生、森林康养、健康博物馆等多种形态。积极推动健康与科技深度融合，制定和实施《“十三五”健康产业科技创新专项规划》，生物前沿技术快速发展、“互联网+”健康服务新业态初具雏形、健康相关的科学研究不断深入、可穿戴设备等新型健康产品和服务迅速发展。制定进一步支持商业长期护理保险和照护服务发展的政策。大力支持医养结合养老模式，支持有关养老机构按照规定开办康复医院、医务室、护理院、临终关怀机构等。

（七）规范健康产业统计

2014 年，国家统计局发布的《健康服务业分类（试行）》，对健康服务业的范围进行了科学界定，在核算健康服务业增加值的规模和结构等方面发挥了重要作用。为满足新形势下对健康产业发展的需求，国家统计局会同国家发改委、国家卫健委共同发布了《健康产业统计分类（2019）》，不断推动有关统计标准更加符合我国国情和健康产业发展实际，对健康产业发展状况的统计监测和分析研判水平不断提高，为制定产业规划和产业政策提供了决策依据。

（八）加强人力资源建设

统筹考虑社会对健康服务的人力资源需求，优化调整医学教育专业结构，加快紧缺人才培养。深入推进产教融合，加强以健康需求和市场应用为导向的人才培训。2017 年 7 月,《国务院办公厅印发〈关于深化医教协同进一步推进医学教育改革与发展的意见〉》围绕全面提升人才培养质量、全面优化人才培养结构、加强医教协同宏观管理、促进人才培养与使用紧密结合等四方面明确了 14 项改革任务。

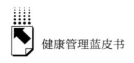

(九)促进国际合作与交流

随着"一带一路"合作的深入推进,健康产业作为助力贸易畅通和民心相通的领域,受到越来越多的关注。从过去几年我国健康产业的国际化发展情况看,主要集中于医药产品贸易和逐渐兴起的医疗旅游服务等第三产业,以及少数医药制造企业的海外投资及其他形式的合作。与此同时,面对着作为全球第二大经济体、第二大进口国和消费国的中国市场,全球多个健康产业巨头密切关注《"健康中国 2030"规划纲要》,围绕着中国当下的疾病谱和社会需求,不断推出本土化和定制化的产品和解决方案,深耕广阔的中国市场。2019 年 11 月,在第二届中国国际进口博览会召开期间,全球 60 余家医疗器械与制药企业悉数登场,约有 100 多种全球顶尖的新产品和新技术将自己在中国、亚洲甚至是世界范围内的"首秀"安排在了该次进博会上。

三　健康产业新发展

自新医改以来,十年磨一剑,走过探索、起步、培育的初级阶段后,健康产业进入快速发展的新时期,并迎来加快发展的黄金期,呈现朝气蓬勃的新局面,已成为调整优化产业结构、推动新旧动能转换的一支重要力量。我们不妨从以下一组数据一窥中国健康产业近年来的"成长轨迹"。

(一)从总量上看

因健康产业口径宽泛,以往一直未统一界定健康产业的统计范围。2019 年国家统计局正式公布《健康产业统计分类(2019)》,经国家卫健委卫生发展研究中心初步核算,2018 年全国健康服务业总规模(健康产业增加值)为 6.4 万亿元,同比增长约 12.4%,占 GDP 的比重为 7.08%,显示其正向支柱产业迈进。根据国务院发展研究中心产业经济研究部预测,2020 年中国健康产业规模将超过 10 万亿元，医药生产流通规模将超过 5 万亿元，成为全球第二大医药市场。

（二）从发展区域看

山东省和浙江省健康产业增加值有望在近几年过万亿元，其中山东省力争到 2022 年健康产业增加值达到 1.15 万亿元，占地区生产总值的 11.5%，浙江省计划到 2020 年健康产业增加值突破万亿元。目前，浙江省、上海市、山东省、贵州省、云南省等省市健康产业增加值占 GDP 的比重已迈过 5% 的门槛，提示健康产业已成为区域支柱性产业（从经济学角度看，国民经济支柱性产业的标志是该产业创造的增加值占 GDP 的比重达到 5% 以上）（见表 2）。

表 2　部分省市健康产业增加值发展现况及目标

单位：亿元，%

区域	健康产业增加值现况/在 GDP 中占比	健康产业增加值目标/在 GDP 中占比	相关发展规划
上海	1563/5.2(2017 年)	≥6(2022 年)	《健康上海行动(2019～2030 年)》
浙江	2597/5(2017 年)	>10000(2020 年)	《浙江省健康产业发展规划(2015～2020 年)》
山东	4711/6.5(2017 年)	11500/11.5(2022 年)	《山东省医养健康产业发展规划(2018～2022 年)》
湖南	1629(2016 年)	2200(2020 年)	《湖南省人民政府关于促进五大融合加快发展健康产业的意见》
海南	100(2018 年上半年)	5(2020 年)	《海南省健康产业发展规划(2019～2025 年)》
贵州	1143/8.4(2017 年)	1800(2020 年)	《贵州省大健康产业发展新一轮六项行动计划(2018～2020 年)》
云南	1001/6.1(2017 年)	3800(2020 年)	《云南省生物医药和大健康产业发展规划(2016～2020 年)》

资料来源：根据公开信息整理。

（三）从产业边界看

10 年来对健康产业的认识和理解也越来越清晰，健康产业是指以医疗卫生和生物技术、生命科学为基础，以维护、改善和促进人民群众健康为目的，为社会公众提供与健康直接或密切相关的产品（货物和服务）的生产活动集合①。涵盖一、二、三产业，包括以中药材种植养殖为主体的健康农业、林业、牧业和渔业，以医药和医疗器械等生产制造为主体的健康相关产品制造业，以医疗卫生、健康保障、健康人才教育及健康促进服务为主体的健康服务业。

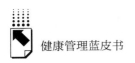

（四）从服务业态看

新技术引致健康新产业以及产业间的相互融合，催生众多健康产业新业态，主要有：生殖健康产业、亚健康产业、健身休闲运动产业、智慧健康养老产业、睡眠健康产业、数字健康产业、中医/民族医药健康产业、健康食品与营养、自然健康与抗衰老产业、健康旅游产业、健康会议会展及健康园区产业等。健康新业态有利于将新技术与传统医疗融合，有利于将传统产业与健康融合，其对健康的贡献日渐显现，成为健康产业发展新方向和新趋势。

（五）从头部企业看

10 年来涌现了一批骨干企业引领健康产业发展。通常医疗健康领域获得风险投资或私募投资、估值超过 10 亿美元，且成立时间不超过 10 年的创业企业被称为“独角兽”，它们具有稀缺珍贵、发展速度快、投资者竞相追求等属性。根据相关机构的统计分析结果，全国医疗健康产业现有“独角兽”企业 23 家，估值总和近 550 亿美元，分布于药物研发、互联网医疗、医疗服务、医学影像、体外诊断、医疗人工智能、医疗大数据等生物医药产业中的重点细分行业，50% 以上的医疗健康“独角兽”企业分布在互联网医疗和药品行业。成为“独角兽”企业经历的时间平均为 55 个月。

四　健康服务新准入

（一）社会办医新准入

社会办医是我国非常重要的一支医疗服务的提供力量，同时也是平衡医疗

① 国家统计局：《健康产业统计分类（2019）》（国家统计局令第 27 号），http：//www. stats. gov. cn/tjgz/tzgb/201904/t20190409_ 1658560. 最后检索时间：2019 年 4 月 9 日。

市场发展的一个重要基础。近年来，政府始终把简化优化准入作为支持社会办医的重要着力点。总体来看，社会办医政策主要分成五个阶段，（1）初步放开阶段（1980～1991 年）：标志着非公医疗机构成为医疗服务体系的组成部分，非公医疗初步发展。（2）鼓励发展阶段（1992～1999 年）：形成社会办医管理的制度框架，确定了非公医疗在医疗服务体系的地位。（3）分类管理阶段（2000～2008 年）：将医疗机构分为营利性和非营利性，并针对不同类型医疗机构实行不同的管理。（4）新医改阶段（2009～2012 年）：在新一轮医疗体制改革中，加快形成多元办医格局。（5）支持发展阶段（2013 年至今）：针对不同类型的非公医疗机构出台更具体的支持政策。2009 年新医改以来，国家各部门相继下发鼓励、支持社会办医的文件，值得关注研究的有且不止以下25 大核心文件（见表 3）。

表 3　2009 年以来国家有关社会办医主要政策梳理

发文时间	发文机构	文件	文件批号
2009 年 3 月 17 日	国务院	《中共中央国务院关于深化医药卫生体制改革的意见》	中发〔2009〕6 号
2009 年 9 月 11 日	原卫生部	《卫生部关于医师多点执业有关问题的通知》	卫医政发〔2009〕86 号
2010 年 11 月 26 日	国家发展改革委、原卫生部等部门	《国务院办公厅转发发展改革委卫生部等部门关于进一步鼓励和引导社会资本举办医疗机构意见的通知》	国办发〔2010〕58 号
2011 年 5 月 31 日	原卫生部	《关于进一步做好非公立医疗机构设置审批和管理工作的通知》	卫医政发〔2011〕54 号
2011 年 7 月 12 日	原卫生部	《卫生部办公厅关于扩大医师多点执业试点范围的通知》	卫办医政发〔2011〕95 号
2011 年 12 月 5 日	原卫生部	《卫生部关于专科医院设置审批管理有关规定的通知》	卫医政发〔2011〕87 号
2012 年 4 月 13 日	原卫生部	《卫生部关于社会资本举办医疗机构经营性质的通知》	卫医政发〔2012〕26 号
2012 年 6 月 29 日	原卫生部	《卫生部关于做好区域卫生规划和医疗机构设置规划促进非公立医疗机构发展的通知》	卫规财发〔2012〕47 号
2013 年 9 月 28 日	国务院	《国务院关于促进健康服务业发展的若干意见》	国发〔2013〕40 号

续表

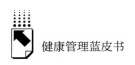

发文时间	发文机构	文件	文件批号
2013年12月30日	原国家卫生计生委、国家中医药管理局	《卫生计生委 中医药局关于加快发展社会办医的若干意见》	国卫体改发〔2013〕54号
2014年3月25日	国家发展改革委、原国家卫生计生委、人力资源社会保障部	《关于非公立医疗机构医疗服务实行市场调节价有关问题的通知》	发改价格〔2014〕503号
2014年11月5日	原国家卫生计生委、国家发展改革委、人力资源社会保障部、国家中医药管理局、中国保监会	《关于印发推进和规范医师多点执业的若干意见的通知》	国卫医发〔2014〕86号
2015年3月6日	国务院办公厅	《国务院办公厅关于印发全国医疗卫生服务体系规划纲要(2015－2020年)的通知》	国办发〔2015〕14号
2016年7月1日	国家发改委、原国家卫生计生委、人力资源社会保障部、财政部	《关于印发推进医疗服务价格改革意见的通知》	发改价格〔2016〕1431号
2016年7月21日	原国家卫生计生委	《国家卫生计生委关于印发医疗机构设置规划指导原则(2016－2020年)的通知》	国卫医发〔2016〕38号
2016年10月25日	国务院	《中共中央 国务院印发〈"健康中国2030"规划纲要〉》	中发〔2016〕23号
2016年12月19日	最高人民法院	《最高人民法院关于审理非法行医刑事案件具体应用法律若干问题的解释》(2016修正)	法释〔2016〕27号
2016年12月27日	国务院	《国务院关于印发"十三五"卫生与健康规划的通知》	国发〔2016〕77号
2017年2月28日	原国家卫生计生委	《医师执业注册管理办法》	国家卫生计生委第13号令
2017年4月23日	国务院办公厅	《关于推进医疗联合体建设和发展的指导意见》	国办发〔2017〕32号

续表

发文时间	发文机构	文件	文件批号
2017 年 12 月 1 日	原国家卫生计生委、国家中医药管理局	《关于印发中医诊所基本标准和中医（综合）诊所基本标准的通知》	国卫医发〔2017〕55 号
2018 年 6 月 15 日	国家卫生健康委员会　国家中医药管理局	《国家卫生健康委员会、国家中医药管理局关于进一步改革完善医疗机构、医师审批工作的通知》	国卫医发〔2018〕19 号
2018 年 11 月 9 日	国家卫生健康委办公厅、国家中医药管理局办公室	《关于优化医疗机构和医护人员准入服务的通知》	国卫办医发〔2018〕29 号
2019 年 4 月 28 日	卫生健康委　发展改革委　财政部　人力资源社会保障部医保局	《卫生健康委　发展改革委　财政部　人力资源社会保障部医保局关于印发开展促进诊所发展试点意见的通知》	国卫医发〔2019〕39 号
2019 年 6 月 10 日	国家卫生健康委员会、国家发改委等十部委	《关于印发促进社会办医持续健康规范发展意见的通知》	国卫医发〔2019〕42 号

资料来源：根据公开信息整理。

通过梳理以上文件的核心内容，我们可以较清晰地了解放宽社会办医相关政策的脉络：医师执业不受单一医疗卫生机构执业地点的限制；鼓励开办连锁诊所；专科医院的设置审批权将逐步下放至区县；非公医疗机构提供的医疗服务项目实行市场调节价；同等条件下优先考虑由社会资本举办医疗机构；社会办医疗机构可自主选择加入医联体；中医诊所率先实施备案管理为社会资本提供了方便；医疗机构、医师审批改革促使社会办医疗机构可以轻装上阵；营利性医疗机构床位数由投资主体自主决定；诊所改为备案制，支持诊所规模化集团化发展。

截至 2018 年底，社会办医疗机构数量已接近 46 万个，社会办医院数量突破 2 万家，社会办医床位、人员、诊疗量在各类医疗机构中的占比均持续增长。但是不可否认，社会办医服务能力总体水平尚待提高，医疗技术、学科水平、品牌声誉等方面存在短板，部分地区仍需进一步完善政策措施以加大对社会办医的鼓励扶持力度。

（二）互联网 + 新准入

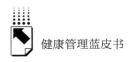

2018 年 4 月国务院办公厅发布的《关于促进“互联网 + 医疗健康”发展的意见》成为“互联网 +”发展新的突破口，释放出了两大信号：首先，允许医疗机构、符合条件的第三方平台通过互联网信息平台发展互联网医院，建设覆盖诊前、诊中、诊后的一体化线上线下连续性医疗服务模式。其次，在明确了互联网医院搭建需要建立在实体医疗机构的基础上，定义了互联网诊疗的范围，在确保医疗安全的前提下，允许在线开展部分常见病、慢性病在线复诊、远程会诊等服务，并且在线服务医师在掌握患者有关病历资料后，允许在线开具部分常见病、慢性病处方。7 月，针对以上“意见”的首批细则也相继出台，包括《互联网诊疗管理办法（试行）》《互联网医院管理办法（试行）》（附录中含《互联网医院基本标准（试行）》以及《远程医疗服务管理规范（试行）》。目前国家认可的三种互联网 + 医疗健康服务形式包括互联网诊疗活动、互联网医院和远程医疗。

（三）智慧康养新准入

在老年人口数量激增、劳动人员数量持续下降、人力成本持续上升的背景下，利用互联网技术整合养老服务资源，创新养老服务模式，对于弥补养老服务短板、改善养老服务供给、提升老年人口生活品质具有积极的现实意义。智慧康养（互联网 + 养老）是“将互联网、物联网、大数据、云计算等现代技术手段与传统养老模式创新性融合的信息化养老服务新模式，包括老年人大数据分析、健康指标监测、远程监控报警等多项服务内容①”。

自 2015 年开始，国家层面推出系列政策持续推动智慧健康养老产业发展，如制定智慧健康养老产品及服务推广目录，开展智慧健康养老应用试点示范等，其中建设“互联网 + 养老院”，推广物联网和远程智能安防监控技术，运用互联网和生物识别技术，推进养老服务与户籍、医疗、社会保险、社会救助等信息资源对接等是我国智慧康养未来重点发展方向。

---

① 全国老龄办：《乌镇“互联网 + 养老”成范本居家养老新模式》，http：//www. Cncaprc. gov. cn /contents /737 /155745，最后检索时间：2016 年 3 月 9 日。

（四）护理或照护服务新准入

随着护理服务的内涵、外延不断拓展，护理服务需求更为多元化，相关服务领域逐渐从医疗机构拓展到社区和家庭，服务内容也从临床诊治延伸至慢病管理、长期照护、康复促进、安宁疗护等。与此同时，医院多点执业、三级诊疗体系、长期护理险的推广为相关护理服务准入提供了制度、空间和支付三方面的保障。

2017 年 7 月，人力资源和社会保障部将上海、成都等 15 个城市纳入长期护理保险制度的试点城市，并确定吉林、山东两省为重点联系省份，探索建立长期护理保险制度。3 月 5 日，国务院总理李克强代表国务院向十三届全国人大二次会议作政府工作报告时说："扩大长期护理保险制度试点，让老年人拥有幸福的晚年。"2019 年 6 月 4 日，国务院办公厅印发的《深化医药卫生体制改革 2019 年重点工作任务》再次提出"扩大长期护理保险制度试点"。每年有 4000 万失能老人、1800 万新生儿和 600 万肿瘤晚期患者需要护理服务，护理服务市场已进入快速发展期。2017 年护理服务市场规模达 3750 亿元，呈现逐年递增趋势，5 年将突破万亿元规模。进入 2019 年，国家卫健委发文确定在京、津、沪、苏、浙、粤 6 省市进行"互联网 + 护理服务"试点，允许相关医疗机构以"线上申请、线下服务"的模式为主，利用在本机构注册的护士为出院患者或部分特殊人群提供护理服务。

（五）健康旅游新准入

健康旅游是健康服务和旅游融合发展的新业态，作为"五大幸福产业"的重要组成部分，正进入蓬勃发展的新阶段。2017 年 5 月，国家卫生计生委、国家发展改革委、财政部、国家旅游局、国家中医药局五个部门联合发布《关于促进健康旅游发展的指导意见》，其中明确提出要深入推进简政放权、放管结合、优化服务改革，进一步转变政府职能，减少审批事项，规范改进审批行为，放宽市场准入。

同时，针对健康旅游中的"明星产品"——健康小镇发展过程中的问题，2017 年以来管理层多次发声纠偏、规范调控，国家发改委相继印发了《国家发展改革委关于实施 2018 年推进新型城镇化建设重点任务的通知》和《特色小镇和特色小城镇高质量发展机制的通知》，引导特色小镇健康发展，标志着国家管理层在对健康旅游放宽准入的同时又坚持包容审慎原则。

（六）健康金融新准入

中央财经大学绿色金融国际研究院首次提出了“健康金融”（Healthcare Finance）的概念：“是在新时代健康中国战略下，为从事健康产业的经济活动所提供的金融服务，包括扶持和服务健康产业的投资活动、融资活动和风险防控。”① 而健康金融与人类健康具有最直接关系的主要有养老金融、医疗金融、体育金融和营养食品金融四个方面。

2016 年 8 月的全国卫生与健康大会以及《“健康中国 2030”规划纲要》均提出金融业要为实体经济服务，以金融手段扶持健康产业高质量快速发展。该概念的提出无疑有利于提高社会各界尤其是金融业对健康产业的认知，进而增强金融市场对健康产业实体经济的支持。

五　健康产品新供给

（一）健康产品新分类

2017 年，国家科技部、国家发展和改革委员会等部门联合印发了《“十三五”健康产业科技创新专项规划》。其中，3 首次提出“新型健康产品”，共六个大类，分别为健康营养食品、中医药健康产品、健康管理产品、智能康复辅具、环境健康产品和科学健身产品。另外，健康保健产品、健康传媒产品也是近年来不容忽视的健康产品新类别，已广泛应用于医疗、生物技术、信息技术、体育休闲、医疗零售、教育等领域。

（二）健康营养食品新产品

《保健食品注册与备案管理办法》自 2016 年 7 月 1 日正式施行，对于保健食品的定义是：“具有特定保健功能或者以补充维生素、矿物质为目的的食

① 任国征：《健康金融的内涵和创新路径》，《中国国情国力》2019 年第 7 期，第 53 页。

品，即适宜于特定人群食用，具有调节机体功能，不以治疗疾病为目的，并且对人体不产生任何急性、亚急性或者慢性危害的食品。”2016 年，国家食品药品监督管理总局会同原国家卫生计生委和国家中医药管理局进一步限定了依法批准注册的保健食品允许声称的保健功能，主要限于 27 类，依法备案的保健食品允许声称的保健功能为补充维生素、矿物质（见表 4）。2019 年 4 月国家市场监督管理总局再次发布有关公告，将对保健食品的部分保健功能声称表述进行调整或取消，拟取消的保健功能表述包括改善皮肤油分、促进生长发育、促进泌乳、抑制肿瘤、预防青少年近视等。“十三五”健康产业科技创新中重点推动抗衰老产品、膳食补充剂、营养强化食品、功能食品、特殊医学用途食品的研发。

表 4　部分健康营养食品一览

<table>
<tr><th>功能分类</th><th>代表产品</th><th>国内外部分知名品牌</th></tr>
<tr><td>辅助降血脂</td><td>月见草油、麦胚芽油、苦荞麦制品、山楂降脂饮料、银杏叶黄酮提取物茶、燕麦 β - 葡聚糖、功能性红曲、动物鱼油、大豆卵磷脂等</td><td rowspan="10">Swisse（斯维诗）
Blackmores（澳佳宝）
Enervite（澳乐维他）
GNC（健安喜）
Schiff（旭福）
Centrum（善存）
汤臣倍健
Nutrilite（纽崔莱）
天狮</td></tr>
<tr><td>辅助降血糖</td><td>桑叶总黄酮、山药多糖、人参皂苷、亚麻籽油、燕麦 β - 葡聚糖、矿物质类（铬、锌、镁、钙、钒）等</td></tr>
<tr><td>抗氧化</td><td>维生素 E 胶囊、大豆卵磷脂、葡萄籽油、褪黑素胶囊、大椴木灵芝饮片、冬虫夏草胶囊、灵芝胶囊、人参首乌胶囊等</td></tr>
<tr><td>改善睡眠</td><td>褪黑素维生素 B6 胶囊、安神补脑口服液</td></tr>
<tr><td>对辐射功能有辅助保护功能</td><td>大蒜油软胶囊、螺旋藻软胶囊、维生素 C + E 软胶囊、富硒酵母 β - 葡聚糖胶囊、β - 胡萝卜素软胶囊、红景天（抗辐射）软胶囊</td></tr>
<tr><td>减肥</td><td>左旋肉碱片、膳食纤维素软胶囊、酵素、百合葛根提取物软胶囊、芦荟胶囊等</td></tr>
<tr><td>增加骨密度</td><td>碳酸钙 - 维生素 D3 复合胶囊、氨糖软骨素胶囊、海蟹壳鲨鱼骨粉复合片、大豆异黄酮维 E 软胶囊</td></tr>
<tr><td>对化学性肝损伤有辅助保护功能</td><td>番茄红素胶囊、葛根提取物软胶囊、牛樟芝、大豆卵磷脂软胶囊、黄芪软胶囊等</td></tr>
<tr><td>调节肠道菌群</td><td>有益活菌制剂（双歧杆菌和各种乳杆菌）、有益菌增殖促进剂（低聚异麦芽糖、大豆低聚糖）、有益菌及其增殖因子的综合制剂</td></tr>
<tr><td>对胃黏膜损伤有辅助保护功能</td><td>猴头菇保健口服液、螺旋藻胶囊、山药粉等</td></tr>
</table>

资料来源：编者根据公开信息整理。

（三）中医药健康新产品

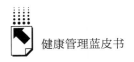

中医药在养生保健、防病治病及康复等方面具有独特优势。随着中医理论与现代医学、信息科学技术成果的结合日益紧密，中医药健康服务产品的种类和服务领域不断获得拓展。2018 年 8 月国家中医药管理局、科技部印发了《关于加强中医药健康服务科技创新的指导意见》，列出了重点研发产品系列：智能脉诊仪、舌诊仪等诊断设备；适于家庭或个人使用的可穿戴式中医健康检测、监测数据采集设备；数字化、小型化、集成化和智能化的中医治疗设备；中医推拿和康复机器人，具有中医特色的老年康复辅具；中医智能养老设备；中医智慧诊疗（辅助）系统等产品；保健品、食疗产品和功能性化妆品等中医药健康养生产品。

（四）健康管理新产品

互联网新技术为健康管理服务模式带来质的飞跃，基于物联网技术的健康大数据系统性支撑健康管理服务超越了传统医疗服务对于人的价值。在互联网技术的支撑下，具备持续性监测和即时处理能力的健康管理能够借助其对身心健康的全方位覆盖及个性化干预，在大数据基础上，对于所监测到体征的响应、相应的知识推送和预警、后续相应措施的及时采取，颠覆传统医疗以“治病”为主的模式，成为健康服务方式下阶段发展的主流形式和基础平台。相关产品研发主要集中于适用于人体日常生理、行为、心理以及环境等连续性信息检测的健康电子类穿戴式监测、便携式检测、非接触式监控、近人体空间健康信息采集等健康管理产品（见图 4）。

（五）智能康复辅具新产品

截至 2018 年底，我国有 2.5 亿 60 岁以上的老年人，其中 1/3 以上有康复需求；约有 8500 万残疾人，其中持证残疾人达 3193 万；在意外损伤方面，平均每五人中就有一人一生中可能遭遇运动损伤、跌倒、工伤、车祸等。在此背景下，国家不断推出支持政策，助推康复辅助器具产业的发展。2016 年 10 月，国务院发布了《关于加快发展康复辅助器具产业的若干意见》，首次从国家层面部署康复辅助器具产业发展，其中重点发展的智能康复辅具产品可改

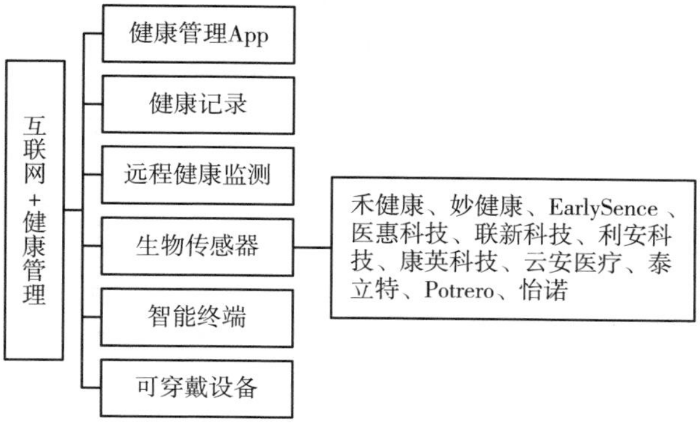

图 4　部分互联网 + 健康管理技术提供方

资料来源：作者根据公开信息整理。

善、补偿、替代人体功能，进行辅助性治疗和预防残疾，为老年人、残疾人以及受伤患者提供服务。从“十一五”开始，我国科技主管部门和行业主管部门积极推动智能辅具研发，科技部通过科技支撑计划、“863”计划等国家科技计划支持了多个专门面向重度残障者的重大科研项目，部分项目已取得一批高水平的科研成果；若干智能生活辅具等标志性新产品将陆续推向市场。相关产品涵盖智能假肢、智能轮椅、智能移动辅具、智能家居与环境控制辅具、智能生活辅具（大小便智能护理机、智能集尿器）、智能护理床、智能康复训练机器人等。而随着信息、网络、微电子、生物材料、精密加工等各类先进技术和创新成果与智能辅具领域的渗透和融合日益加快，相关领域未来将呈现普惠化、智能化和个性化的发展趋势。

（六）环境健康新产品

物联网、大数据、云计算、人工智能等新一代信息技术的转化和应用，使得个人、家庭、社区、机构与健康状态监测的有效衔接和优化配置得以实现。从环境感知检测到环境治理应用、从环境管理到人体健康管理、从环境感知到智能家居平台系统的闭环管理体系，环境健康新产品不仅能让机体功能正常的人群享受到高科技所带来的便利，而且对于期望健康养老人群、失能老年人来说具有更为重要与深刻的社会意义。①与建筑设备集成的健康数据监测与采集设备：清华同方E-home、海尔 U-Home、海信智慧家居等；②家居环境风险报警设备：智能温湿度感应器、风雨感应器、燃气报警器、甲醛检测仪、Wifi 恒温器等；③室内健康环境自维持控制设备：健康空调、中央新风、空气净化器、中央吸尘、家庭成套供水、健康智能型门窗等；④智能家居服务终端：功能沙发、智能床垫、扫地机器人等。

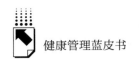

（七）科学健身新产品

倡导科学健身是落实全民健身国家战略和健康中国国家战略的实际行动，而解决好“健身去哪儿”和“怎么样科学健身”的问题则是回应广大人民群众关切的一项系统工程。除了在全社会倡导科学健身的理念、大力普及全民健身的科学知识、实施科学健身诊断、开具科学健身的处方外，创新科学健身产品则是“落地抓手”。从互联网+健身，到目前大热的 AI 智能健身、大数据健康管家，科学健身的创新也一直紧跟时代步伐（见表5）。

表5　部分科学健身产品

功能分类	代表产品	国内外部分知名品牌
运动可穿戴设备	心率带、缠绕式臂带、心率耳机、肌氧水平监测设备	SmartGym、Polar、Take 科技、Getwell
运动健康芯片	智能手机芯片、智能手环芯片	华为、小米、华米科技、百度
智慧健身器材和装备	人工智能健身房、全息高科技智能健身	HOLOFIT、光猪圈健身、Liking 健身
科学健身指导	互联网健身（健身 App）	KEEP、FitTime、薄荷健身、悦动圈

资料来源：编者根据公开信息整理。

（八）健康保健新产品

《中国保健用品产业发展报告》将保健用品划分为保健功能纺织品、保健器械、特殊用途化妆品、五官保健用品、生殖健康保健用品、其他保健用品六大类（前五类见表6）。伴随人工智能技术、3D 打印技术、5G 网络技术等的发展，健康保健产品正呈现智能化、数字化、便捷化、网络化的发展趋势。但由于行业及国家标准缺乏，部分企业浑水摸鱼，制售假冒伪劣产品和夸大宣传的现象屡禁不止，影响了行业整体形象。为此，中国保健协会曾先后出台系列协会标准，以满足行业发展和消费者日益增长的健康需求。

表 6　保健用品新产品一览

大类	代表产品	国内外部分知名品牌
保健功能纺织品	远红外健康床垫、被芯、多功能保健内衣、磁功能鞋、保健功能汽车坐垫等	大连珍奥、中脉、珠海天年、伦嘉、康佰、上海罗莱等
保健器械	按摩椅、电子血压计、血糖仪、按摩器、家用吸氧机、足浴盆、拔罐器、电子计步器、电子体温计、低频治疗仪、心电生理远程监测仪等	松下、欧姆龙、强生、罗氏、凯士乐、氧精灵、鱼跃、泰昌、皇威、欧姆龙、安康盟、欧西亚、西铁城、迈克大夫、博朗
特殊用途化妆品	生发育发液、脱毛膏、丰胸膏、瘦身精油、漱口水、祛斑霜、防晒霜等	章光 101、薇婷、圣荷、娇韵诗、碧丝芙、皓乐齿、丽齿健、舒客、安耐晒、FANCL、理肤泉
五官保健用品	助听器、低视力用品、洗牙器、口吃矫正器、鼻腔冲洗器、眼部护理仪等	瑞声达、贝尔通、奥迪康、峰力、洁碧、飞利浦、松下、诺斯清、鼻朗、乐仪、倍轻松
生殖健康保健用品	橡胶避孕套、功能节育器、早孕检测试纸、男性性功能康复治疗仪、成人玩具类、泡沫制剂、卫生消毒剂、润滑剂等	杜蕾斯、杰士邦、大卫、秀儿、可丽蓝、爱侣、夏奇、LELO、宝狮、妇炎洁、洁尔阴、ABC、芳芯、夏依

资料来源：编者根据公开信息整理。

（九）健康传媒新产品

毋庸置疑，健康中国建设的每一次动能，都离不开媒体的传播，无论是传统媒体还是新兴媒体，只要符合传播属性，只要是出于“让广大人民群众享有公平可及、系统连续的预防、治疗、康复、健康促进等健康服务”的传播视角，都是对健康中国建设的重要支撑，都是对国民健康教育的有力促进。健康传媒新产品是以传播医学专业健康科普知识、相关政策法规资讯及介绍专业医疗资源等为主要内容的数字化新媒体产品，不包括传统意义上的报刊、户外、广播、电视四大媒体（见图 5）。而相关产品变现方式则有赖于“海量的用户带来海量的流量，海量的流量带来大量的变现手段（广告投放、增值服务、知识付费等）”。以“丁香医生”微信公众号为例，根据清博指数监测结果，该公众号在 2019 年 11 月总发文 279 篇，总阅读数 2216 万次，头条阅读数 850 万次，其传播的广度和强度可见一斑。

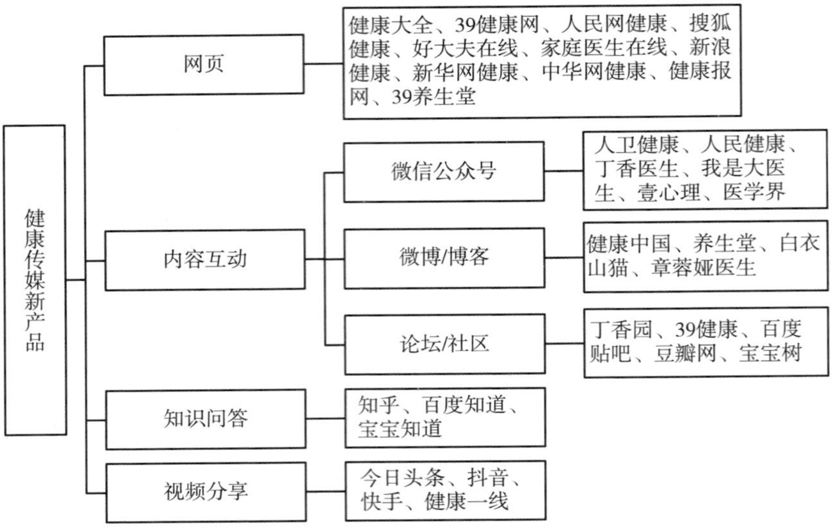

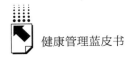

图 5　部分健康传媒新产品概览

资料来源：编者根据公开信息整理。

（十）健康金融保险新产品

随着国家医保体制改革深化以及 2019 年《健康保险管理办法》等支持性文件出台，健康金融保险领域呈现新的发展契机，产品种类和数量不断增加。20 世纪 90 年代初，全国各类健康保险产品仅 70 余个，到 21 世纪初超过 300 个；目前全国近百家保险公司在售健康保险产品 2000 余款，较 5 年前翻了一倍。而近年来随着保险标的从被保险人的医疗风险向健康风险转变，其产品内涵更加宽泛，新型健康保险产品和服务应运而生，主要包括管理式医疗、团体健康保险方案以及个人健康维护计划三种模式。其中管理式医疗模式作为美国商业健康险的主流，也是业内预计我国医保体系的潜在格局。2016 年平安健康保险股份有限公司与南方医科大学深圳医院签署战略协议，双方为参保人提供医疗服务、专家服务、健康管理服务、增值服务四项核心服务，开启公立医院管理式医疗新模式。与此同时，多家保险公司顺应发展趋势开始搭建基于“互联网 + ”的“健康保险 + 医疗服务 + 健康管理”生态圈，打造灵活多样的 App 模块化产品与便捷的医疗服务。

六　区域健康产业新动向

随着“健康中国”战略落地，“十三五”期间围绕大健康、大卫生和大医学的大健康产业有望突破 8 万亿元市场规模。党的十九大报告中果断而响亮地提出了“实施健康中国战略”号召，将健康产业努力培育成国民经济的重要支柱产业。区域层面，有 11 个省份将大健康产业作为支柱产业，14 个省份将其作为重要产业，排名前 5 的领域分别是生物医药、健康医疗旅游、中医药、化学药和医疗器械。上市企业数量和规模是一个省份产业经济质量高低的重要衡量标准，扩大上市企业数量和规模成为各省份推进产业发展的重点工作之一。2018 年火石创造绘制的全国生命健康产业企业 IPO 地图数据显示，截至 2018 年上半年，生命健康产业成功 IPO 企业 360 家，首发募集资金 2405. 33 亿元，平均首发募资 6. 68 亿元，广东、浙江、上海、北京、江苏是当前成功 IPO 企业数量排名前 5 的省市。

通过对全国健康产业分布现状、重点发展区域、重要发展载体等进行系列分析，我国健康产业集聚化发展趋势渐显，珠江三角洲经济圈、长江三角洲经济圈和环渤海湾经济圈是目前健康产业的重要集聚区。以上地区的国家级健康产业相关高新技术园区，2018 年产业总产值约 1. 8 万亿元，预计 2020 年可达 2. 6 万亿元。中西部地区的陕西省一直是区域健康产业先行者，成都、武汉等重点城市健康产业融资热度开始上升。

整体来看，我国健康产业呈东南部沿海快速发展、中部稳步推进、西部要素聚集潜力发展的梯次发展格局。而从国家发展和改革委员会等 21 个部委发布的《促进健康产业高质量发展行动纲要（2019 ~ 2022 年）》中明确提出的“健康产业集聚发展工程，打造医研产融合的健康产业示范基地，鼓励发展健康服务集聚区”的政策导向看，未来我国健康产业集聚化发展趋势将更为显著。

（一）环渤海湾健康产业经济圈

环渤海湾经济圈狭义上是指京津冀、辽东半岛、山东半岛环渤海滨海经济带，包括北京市、天津市、河北省、山东省、辽宁省。该区域以首都北京为核

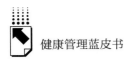

心，聚集了国内顶尖的人才科研力量，“政产学研用”方面也在全国先行一步，并开始积极辐射和带动辽宁、河北、天津等周边区域的健康产业发展。其中，北京建设全国科技创新中心，健康产业与新一代信息技术一同成为支撑北京创新发展的“双发动机”；天津市打造全国先进制造研发基地，积极推动有全球影响力的生物制药研发转化基地建设；河北省建设全国现代商贸物流重要基地及产业转型升级试验区，立足京津冀健康医疗协同发展推动“大健康、新医疗”体系完善；山东省积极创建全国医养结合示范省；辽宁省深入推进国家老工业基地振兴，积极推动生物医药产业集群化发展。

1. 北京市

汇聚高端研发人才，提升生物医药研发创新能力，是北京市生物医药产业跨越式发展的重要载体。自 2016 年开始，将推动医药健康产业创新升级工作列为科技创新中心建设的重点任务。2017 年底开始正式将医药健康产业列为重点发展的十大高精尖产业之一。自 2018 年 9 月北京市人民政府办公厅发布《北京市加快医药健康协同创新发展行动计划（2018～2020 年）》以来，该市医药健康产业累计实现业务收入已突破 2000 亿元。2019 年 1～9 月，健康产业营业收入达 1472.6 亿元，同比增长 11.5%，仍保持两位数稳定增长。北京海淀区和昌平区，以生命园为核心，形成约 440 家企业的创新研发集群，形成了从创新药物研发到以创新药、精准医疗器械以及医疗服务为主的产业集群。北京南部则以亦庄、大兴为核心，形成了 1000 余家企业的高端制造集群，其中亦庄生物医药园构建多功能、全过程、高端化的新药研发创新服务体系，聚焦疫苗、抗体药物、化学药、现代中药、试剂盒研发、分子影像、研发外包等领域。

2. 天津市

国家对天津的城市发展定位是全国先进制造研发基地、北方国际航运核心区、金融创新运营示范区、改革开放先行区。2015 年开始重点扶持高端化学制剂、中药大品种、生物制品等行业发展，尤其是抗癌、病毒性肝炎和艾滋病创新药物的产业化，在生物制药方面，天津在干细胞和疫苗领域处于国内领先地位。医疗器械产业是另一突破领域，2017 年营业收入达到 25 亿元，出口创汇超过 4000 万美元。截至 2018 年 1 月，天津开发区共有医疗器械企业 115 家，含国家高新技术企业 35 家，营业收入过亿元企业 6 家，全行业从业人员约 6000 人，已形成包括植入介入器械、体外诊断试剂、临床诊疗设备、可穿戴医疗设备等在内的多个优势细分领域，打造了血管支架、微创外科器械、流动医疗影像设备、全自动分析测试仪、体外快速诊断试剂等重点产品。

3. 山东省

山东是人口、经济和文化大省，医疗养老基础扎实，科技人才支撑较强，发展医养健康产业的资源禀赋优势突出。该省将医养健康产业作为其新旧动能转换的五大新兴产业之一并制定了2018～2030年的分阶段发展规划：到2020年，相关产业增加值达到8300亿元，年均增长18%左右；到2022年，相关产业增加值力争达到1.15万亿元，占地区GDP的11.5%，成为全省国民经济的重要支柱产业；到2030年，相关产业增加值占地区GDP的比重为14%～15%，全面建成产业集聚、特色鲜明和布局合理的医养健康产业体系。同时，该规划整体构筑"三核三带多点"的医养健康产业发展格局，"三核引领"指济南、青岛、烟台依托区域各自相关优势，分别打造创新创业孵化基地、高端医养健康产业集群、高端智能医疗集聚区、海洋生物医药高地、国际生命科学创新区以及养生养老胜地。

（二）珠江三角洲健康产业经济圈

珠三角地区九个城市中，惠州市、中山市、江门市、肇庆市、佛山市、东莞市、珠海市健康产业规模相对较小，目前正处于起步发展阶段。广州市和深圳市作为粤港澳大湾区两座核心城市，拥有健康产业高端要素集聚平台，其科研资源优势明显、高新技术产业基础雄厚。中共中央、国务院印发的《粤港澳大湾区发展规划纲要》中明确提出要建设健康湾区，推动整合优质医疗资源，发展区域医联体和区域性医疗中心。同时，粤港澳大湾区将推动新一代信息技术、生物技术等新兴支柱产业发展，重点培育蛋白类等生物医药、基因检测、高端医学诊疗设备、现代中药等一批重大产业项目，在新型健康技术、高新技术服务业等重点领域实施战略性新型产业重大工程。

1. 广州市

自2006年被国家发改委认定为"国家生物产业基地"以来，该市就一直不遗余力地推动生物医药产业高速发展，将其纳入六大重点培育创新型产业集群。经过10余年发展，广州的生物医药产业聚集明显，已形成了以"两城一岛"为核心，"三中心多区域"的生物医药产业发展格局。该市高等院校资源丰富，拥有近30所综合型院校及医学类高端院校；建成了10余个生物医药领域国家工程中心和实验室、100余个各级重点实验室。同时还有诸如中国科学院广州生物医药与健康研究院、呼吸疾病研究所等多个创新平台，为该市生物医药创新发展提供了重要支撑。

2. 深圳市

自2009年重点打造生物医药产业集群以来，生物和生命健康产业已经成为该市经济增长新动力，以年均15%的增速快速发展。2018年，该市生物医药产业增加值增速突破22%，居七大战略新兴产业之首。深圳市作为“生物医药基地”的城市新名片已逐渐打响，已建设坪山国家生物产业基地、深圳国际生物谷生命科学产业园、南山医疗器械产业园等多个生物和生命健康产业重点园区。目前，深圳市生物健康产业在A股、港股和新三板上市的企业已近50家。与此同时，该市正在布局加速靶向药物、细胞治疗、智能型医疗器械、基因检测、可穿戴监测设备、远程医疗、健康大数据等健康产业新技术转化应用。

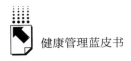

（三）长江三角洲健康产业经济圈

习近平主席在2018年11月的首届中国国际进口博览会上宣布，支持长江三角洲区域一体化发展并将此上升为国家战略。2019年12月，中共中央、国务院印发了《长江三角洲区域一体化发展规划纲要》，规划范围包括上海市、江苏省、浙江省、安徽省全域，经济总量约占全国的1/4。作为我国经济最具活力、开放程度最高、创新能力最强的区域之一，长三角地区是“一带一路”和长江经济带的重要交会点，也是健康产业发展最为活跃的地区。区域内还拥有层次多样的生态环境、丰富的人文资源、优美的自然环境、深厚的文化底蕴和怡人的康养环境，在推进康养产业发展方面具有独特优势，健康小镇建设已成为该区域重要的健康产业新型发展载体。

1. 上海市

《关于推进健康服务业高质量发展加快建设一流医学中心城市的若干意见》（“健康服务业50条”）2018年7月正式发布实施。该文件提出，上海将于2018～2020年投入12.9亿元，通过“腾飞计划”实施新一轮重点专科建设，着力构建临床重点专科“振龙头、强主体、展两翼”的发展格局。形成了“聚焦张江、一核多点”的生物医药产业空间格局。同时，该市统筹推进“5+X”健康服务业园区布局，“5”即建设上海国际医学园区、新虹桥国际医学中心、嘉定精准医疗与健康服务集聚区、普陀桃浦国际健康创新产业园、徐汇枫林生命健康产业园区，“X”即同时在杨浦、奉贤、金山、崇明、松江等区域建设若干健康医疗服务业集聚区。从产业定位来看，上海健康服务产业主要以高端医疗服务、精准医疗以及健康旅游为主。

2. 浙江省

根据《2018 浙江健康产业发展报告》，该省 2017 年健康产业总产值达到 6483 亿元，同比增长 10.3%。健康产业增加值占 GDP 的比重首次达到 5%，成为支撑区域经济转型升级的支柱性产业。而健康产业的发展，与该省“四个一批”载体息息相关，它充分发挥了健康产业发展“领头雁”作用。2017 年浙江省发改委发布全省首批健康产业“四个一批”重点培育清单，重点培育 9 个健康特色小镇、17 个健康产业示范基地、60 家健康产业重点企业、100 个健康产业重点项目。据 2018 年 8 月《浙江省健康产业“四个一批”监测报告》显示，2017 年 17 个健康产业示范基地实现总产值达 885.33 亿元；全省 9 个以健康产业为主导的特色小镇共完成特色产业投资 74.6 亿元，占当年计划总投资的 79.8%，镇均软投入达 1.7 亿元。

3. 江苏省

依托产业规模全国领先和医药龙头企业集聚优势，2017 年，江苏省规模以上生物医药制造业主营业务收入接近 4000 亿元，占全国的比重高达 14.5%；2018 年江苏省医药制药业规模以上工业总产值已接近 5000 亿元，居全国第一位，计划到 2020 年，相关产值突破 6000 亿元。2018 年，该省有 10 家药企进入医药工业百强企业。从健康产业空间布局看，已形成八大城市产业集群（泰州、徐州、连云港、南京、南通、苏州、常州和无锡）和四大代表性产业集聚区（苏州工业园区、南京江北新区、泰州医药高新区、连云港经开区），集中了全省 80% 以上的生物医药企业，产值占全省总量的 95% 以上。经过多年培育发展，拥有南京、苏州、泰州 3 个国家生物产业基地，培育了 7 个国家级生物医药（含医疗器械类）产业园区。在中国生物技术发展中心公布的 2017 年国家高新区生物医药产业竞争力排名中，苏州工业园区位居第一，与上海张江、北京中关村同列国内生物医药产业园区第一方阵。

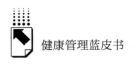

（四）海南自由贸易港健康产业经济圈

良好的生态环境是发展健康产业的最重要资源，海南在建设中国特色自由贸易港的过程中，一个很重要的改革举措就是把健康产业作为优先发展产业，其中尤以博鳌乐城国际医疗旅游先行区为代表的健康旅游发展迅速，在干细胞临床研究、肿瘤治疗、医美抗衰、辅助生殖以及中医药健康旅游等方面特色鲜明。2020 年 3 月 12 日，海南省卫健委发布《健康海南行动实施方案》，提出开展 18 个健康促进专项行动，全面提升海南医疗与公共卫生服务的专业化、标准化、国际化水平，争取到 2022 年和 2030 年，健康产业增加值占全省生产总值比重分别达到 5.5% 和 10.5%。鉴于目前海南健康产业还存在集中度偏低、科技支撑能力不够强、专业人才基础较薄弱等问题，该方案提出以高水平医疗服务业和健康旅游业为先导，以先进医药制造业为支撑，重点围绕博鳌乐城国际医疗旅游先行区建设、海口生物医药和转化医学基地建设、三亚健康旅游示范基地建设、南药产业规范化规模化提升、气候治疗与特殊治疗中心建设、国家运动健康示范区建设、人才培养基地建设等工程，构建“一核两极三区”的健康产业发展格局。

（五）粤港澳大湾区健康产业经济圈

万众瞩目的《粤港澳大湾区发展规划纲要》提出要打造“世界一流健康湾区”。作为大湾区建设的排头兵，广东省以一批重大工程项目为抓手，拓展涵盖第一产业、第二产业和第三产业的健康产业链，积极推进实施广东健康战略。其中，广东省“建设中医药强省”重点项目、广州市“十三五”规划重点项目——广州国际医药港（粤港澳健康港）总建筑面积超过 200 万平方米，总投资逾 300 亿元，定位于粤港澳大湾区健康产业创新区，以大健康产业为核心，以现代商贸和文化旅游为两翼，重点发展健康管理、医疗服务、会议会展、总部办公、文化体验、健康旅游等，目前其核心板块“健康方舟”已启动全球招商。粤港澳三地打造“健康湾区”发展共同体的条件得天独厚，各个节点城市优势明显且互补，有利于健康产业实现跨界融合和“三产”融合。其中，香港、澳门发挥医学科研能力强、国际化程度高的优势，对接国际顶尖的前沿技术，重点发展生物医药科技创新研究、高端医疗、旅游养生等产业；

广州作为国家中心城市和综合性门户城市，继续发挥区域性医疗卫生中心城市基础研究优势，打造集医疗保健、康复养老、健康管理、高端医学检验检测于一体的健康产业集群；深圳毗邻香港，可充分发挥在科技、创新、产业发展等方面的优势，重点推进生物医药、高端医学诊疗设备、基因检测、智能机器人等的发展；珠海与澳门合作，重点发展现代中药，辐射带动医疗器械、医药流通产业。

七　健康中国行动与健康产业新动向

2017 年 10 月 18 日，习近平总书记在党的十九大报告中提出要正式实施健康中国战略。2019 年 7 月，国务院发布《健康中国行动组织实施和考核方案》。健康中国战略是近年来党中央提出的重大国家发展战略，该战略的提出对全面建成小康社会、实现中华民族的伟大复兴具有重要意义。

（一）健康中国战略引领健康产业新发展

在健康中国战略的引领下，我国健康产业贯彻落实创新、协调、绿色、开放、共享的新发展理念，新产业、新产品不断涌现，创新创业动力强劲，带动健康产业结构、质量和效益不断改善和提升，呈现新气象、新路径和新特征。由于健康产业细分领域不断扩容以及健康消费者需求不断升级，相比之前的市场主体，一些正在快步迈入健康产业的市场主体呈现多元化发展趋势。

1. 从市场案例看

部分互联网企业、地产商、制造商以及各大保险公司正逐步成为健康产业领域的跨界高手。万科、保利、绿地等不少房企布局养老地产。华为、小米等电子产品商瞄准健康管理市场，布局智能穿戴设备领域。百度医疗大脑、百度云医院、阿里健康颠覆传统健康服务的提供模式。继泰康人寿建设了国内第一家险资养老社区后，中国人寿、中国人保等众多险资也相继创新开发各类健康险产品。

2. 从社会办医看

关于促进社会办医的系列政策文件相继出台，打破公立医院“一家独大”局面，鼓励社会办医的政策暖风不断。截至 2018 年底，社会办医疗机构数量已突破45万家，占比46%；社会办医院数量突破2万家，占比63.5%。社会办医的专业技术人员、床位数、诊疗量占比均保持稳定增长。

3. 从创新创业看

2014年张强医生集团成立，作为先行者，目前已在全国12个城市设点，拥有5家诊所。尽管经过了数年的“野蛮生长”后，由于股权分配、运营模式、医生兼职等多重问题，医生集团在资本市场的热度有所下降，但技术和理念领先的医生集团仍将在专科领域发挥独特作用，未来发展趋势乐观。

4. 从外商布局看

随着国内对高端健康产品和健康服务的需求与日俱增，愈来愈多的外商企业在健康领域展开了“从无到有”“由浅入深”的产业布局。和睦家医疗集团（UFH）作为最早进入中国医疗市场的外资资本，以中外合资的形式，自1997年发展至今，已拥有3家综合医院、11家全科诊所、3家专科机构、1个慈善基金会、3个研究中心，已成为在华规模最大的外资医疗机构。而《关于开展设立外资独资医院试点工作的通知》的颁布进一步降低了外商准入门槛，外商在国内投资医院已指日可待。

5. 从产业基金投资看

越来越多健康类企业青睐以健康产业投资基金和健康产业引导基金为主导的产业基金作为较为可靠的融资方式。清科研究中心旗下私募通统计数据显示，2019年第二季度生物技术/医疗健康行业以109起、总投资金额49.15亿元位列第三，主要投资领域包括医疗服务、健康应用、移动医疗应用、智能穿戴/智能硬件、健康大数据等。与此同时，各地政府也通过健康产业引导基金支持相关产业发展。2019年4月，泰康人寿与武汉市政府共同发起设立的规模达200亿元的武汉大健康产业基金，旨在为武汉大健康产业发展提供长期资金支持。

（二）健康中国行动拓展健康产业新空间

《“健康中国2030”规划纲要》明确提出要积极促进“五大融合”，即健康与养老、旅游、互联网、健身休闲、食品融合。健康中国战略的全面实施，有力地推进了产业融合发展，既包括健康产业内部各行业的融合，也有力地推进了健康产业跨行业跨领域的深度融合。“健康＋互联网”“健康＋大数据”

“健康+人工智能”等形式，催生了一系列新产业、新业态、新模式。在国家相关政策扶持和供给侧改革的合力下，各地围绕健康养老、高端医疗、休闲健身等领域布局了一批园区基地。整体而言，初步探索形成了以下几种发展模式。

其一，以健康产业领域高端前沿技术为主体、医教研高质量一体化发展。如北京、上海等地就是通过健康科技创新，聚集了国内外众多高技术、高成长企业，搭建良好创新创业平台，鼓励相关产业领域“独角兽”企业发展。

其二，以优越资源禀赋和发展模式创新为依托，多元化差异化发展。如贵州、云南等地就是依靠先天资源优势、发掘本土特色文化，积极开展健康产业新业态和新模式创新，在传统民族医药、健康大数据、健康旅游等领域打造了系列优势产业，形成局部产业高地。

其三，以传统产业转型升级为驱动力，聚焦多产业融合发展。如产业链从中药材种植向特色中医药服务延伸；从体育器材生产制造向体医融合、智慧健康升级；从旅游景区中拓展健康养生、康复疗养服务等。

（三）健康科技创新促进健康产业赢未来

中国进入工业化后期，进入以5G为标志的新一轮技术突破期，信息产业、智能产业、生物生命产业、绿色产业等新经济全面发展。健康产业是传统的医药、医药服务与信息技术、生物、能源等新技术融合的产业，其发展契合第四次工业革命信息化、数据化的特点，聚焦于健康科学技术发展与应用。

其一，大数据、互联网、云计算等新一代信息技术的不断突破和深化应用，为健康产业提供了广阔的发展空间。通过结合大数据与信息技术，医疗卫生行业实现对现有资源的整合和应用。基于大数据分析和物联网服务运营平台，实施个体化健康管理将成为未来健康产业的突破口。譬如，在健康管理领域，妙健康通过探索AI智能干预，打造了两种能力（H平台、M平台），服务于两大场景（保险场景、企业场景），打通线上线下健康管理路径。

其二，生物科技创新成果开拓了健康产业的新领域。在生物科技创新的影响和推动下，生物医药产业规模迅速扩大。2018年我国生物医药行业市场规模已经超过3500亿元，共有9个自主研发的1类新药获批上市。截至2018年11月，我国规模以上制药工业企业主营业务收入近2.6万亿元，同比增长

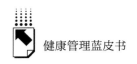

12.7%，实现利润3364.5亿元，形成了一批有代表性的专业化高新技术园区。

其三，基础医疗研究与实践领域科技产出效率提升。近五年国家主要科技计划对于生命科学领域的累计投入约600亿元，中国生物技术发展迅速，在神经生物学、干细胞、纳米生物、生物影像技术等多个领域实现了突破。《2019中国生命科学与生物技术发展报告》显示，2018年在生命科学和生物技术领域专利申请数量和授权数量方面，中国仅次于美国，位居全球第二；2018年中国发表生命科学论文120537篇，数量仅次于美国，位居全球第二；中国生命科学论文数量占全球的比例从2009年的6.56%提高到2018年的18.07%。

八 新冠肺炎疫情下的健康管理与健康产业面临的问题和对策建议

正在全球持续蔓延的新冠肺炎疫情，在考验国家治理体系和治理能力的同时，也给多个行业造成严重冲击，房地产、汽车、餐饮、旅游等行业几乎停摆，但健康产业因其特殊定位发挥了不可替代的作用，全力助推国家渡过难关，部分领域逆势而上无疑成为此次疫情防控中的亮点。2003年SARS无形中为互联网“电商时代”拉开了序幕，可见疫情对社会经济和产业发展的部分冲击是短期的，此次疫情再次刷新了民众对健康产业的认知，悄然发生的健康理念升级、线上生活方式普及、非接触性消费模式体验，结合国家实施健康中国战略和志在将医疗健康行业建设成国家支柱性产业的强力背书，让更生态化和更可持续化的健康产业长期发展趋势变得可期。因此，有理由相信健康产业部分领域受到此次疫情的短期影响，但整体将迎来大发展。

（一）新冠肺炎疫情对健康产业的冲击与影响

疫情对部分医疗健康行业的短期负面影响以及未来发展趋势的影响不容小觑。

1. 健康体检行业严重受挫和体检经济断崖式下滑

为减少人员聚集、防止疫情扩散，中华医学会健康管理学分会出台“关于近期如何安排体检工作的建议”，号召各级体检机构顾全大局，及时暂停体检业务，减少交叉感染概率。全国健康体检业务全面停滞，大部分健康管理

（体检）机构医护人员被临时抽调支援疫情防控第一线。健康体检与餐饮、旅游、零售业一样，遭受重创。

2. 同期临床诊疗人次和住院人次明显下降

疫情发生后，国家先后出台了针对企业复工、地域性封闭式管理等各种防控政策。这些外部环境的变化，对医院接诊业务的影响，是不言而喻的。因医院停诊或接诊能力下降，同期临床诊疗人次和住院人次出现明显下降。定点医院和设立发热门诊的医疗机构受影响的程度更严重，许多医院的正常诊疗工作停止。根据国家卫健委发布的消息，2020 年 1 ~ 2 月，全国医疗卫生机构诊疗人次 7. 0 亿人次（不含湖北、诊所及村卫生室数据），同比下降 21. 3% ，医院同比下降 25. 9% 。

3. 康养与养老健康产业发展受阻

疫情对康养和养老健康产业的冲击首先表现在需求端，服务型消费需求因躲避疫情需要而出现断崖式下滑，导致相关企业的营收和现金流大幅减少，但运营成本因支付租金和购置防疫物资等原因而升高，相关企业和机构利润减少甚至出现亏损。同时，因疫情期间各类康养和养老机构实行封闭式管理、节后复工推迟等一系列原因，出现从业人员尤其是护理人员流失现象，这对于原本抗压能力就脆弱的部分入住率较低的康养和养老机构更是雪上加霜。

4. 医疗健康旅游与健康园区建设停滞

此次疫情导致的闭园、客流停滞、基础建设停滞等系列损失，使健康旅游及健康地产等集酒店、住宿、餐饮、旅游、教育、体育、影视等于一体的行业现金流急剧下滑，而疫情期间土地、存货、资产端的成本支出却依旧。与此同时，为应对疫情，确保安全运营的成本支出不能降低，不裁员、后续复工、恢复生产和运营的成本也会较高，这些都挤压着短期甚至中期部分项目的生存空间。

5. 健康保险金融业受到一定冲击

从短期来看，疫情对健康保险金融业有所冲击，原有的依托代理人线下接触式营销变得困难，同时受到居民收入下滑、金融消费意愿短期抑制及队伍增员扩容方面的限制，疫情期间健康险保费收入增长承受一定压力。根据中国平安公布的 2020 年前两月保费收入数据，受疫情冲击，平安寿险和健康险 2020 年 2 月单月以及前两月累计保费增速较上年同期分别下滑 7. 7% 和 11. 8% 。与此同时，健康保险进军大健康领域步伐也短期内受阻放缓。

6. 营养保健行业冰上加霜

2019 年，受“权健事件”的影响，在“百日行动”严厉整顿下，营养保健食品行业遭遇重创，部分企业全年销售额受到重创（20% 甚至 50% 的削减），部分企业面临倒闭，行业生存举步维艰，国产产品市场占有率日益下滑。而此次疫情影响了春节后复工复产，传统线下销售模式受限，让行业短期内“冰上加霜”。

7. 医药与医疗器械行业失多得少

短期来看，医药与医疗器械行业的不同企业面临着结构性的利好和来自不同维度的挑战。对于口罩、防护服、呼吸机、监护仪等疫情防控急需物资以及诊治相关试剂和药物，政府鼓励企业加大马力生产，满足抗疫前线医疗物资需求，这些企业已经收获大量订单，甚至产能饱和；而与疫情需求关联度不大的医疗器械企业，短期内的生产经营会受到负面影响，如手术、骨科器械等产能会受到一定程度的挤占。

8. 线下健康产业相关会议会展全部停办

受疫情影响，2020 年国内绝大部分 2～6 月份的会议会展项目都宣布了新的日程，一些海外具有全球影响力的会议会展业活动也受到了不同程度的影响。原定于 2020 年 4 月 16 日至 18 日在天津市召开的第五届中国慢病健康管理与大健康产业峰会暨首届国际健康科技智能智库发展论坛延期举办。由于疫情对于人们的心理产生冲击，配套服务如交通、物流、餐饮、酒店等恢复需要时间，目前健康会议会展因疫情影响而产生的损失还无法估计。

9. 社会办医及健康服务业遭受重创

新冠肺炎疫情，重创了中国社会办医及健康服务业。一方面，社会办医及其健康服务业多数深耕垂直细分领域，如口腔科、眼科、医美等领域，具有高接触性业务特点，出于疫情防控需要，相关诊疗项目均被紧急叫停，部分机构因资金链断裂面临倒闭。另一方面，疫情期间，社会办医面对当“逃兵”的指责，还遭遇了一场社会信任度的无妄之灾，更有甚者撰文批评国家限制大医院发展而鼓励社会办医的政策。

（二）新冠肺炎疫情下健康产业的机会与机遇

抗击疫情下我国大健康产业总的发展趋势与机会是：一是党和国家对人民生命安全与身体健康高度重视，各界对公共卫生治理能力与经济社会发展关系的思考，使得大健康产业将迎来发展机遇；二是随着国民健康意识与健康素养的持续提升，健康需求将持续高涨，健康需求将牵引大健康产业进入新一轮高速发展机遇期；三是防疫健康产业火爆，新兴生物经济与先进信息技术应用备受青睐并成为大健康产业新的引擎；四是疫情下健康消费不断扩大和升级，宅家健康消费与互联网健康消费成为大健康产业新业态和新经济；五是数字健康加速发展和迎来发展机遇；六是随着智能医护机器人、智能医学影像和智慧远程医疗在防控疫情中发挥作用，智能智慧健康产业前景看好。

（三）对策与建议

一要以中国特色卫生健康思想和习近平抗击新冠肺炎疫情一系列讲话、指示为指导，认真总结我国“大国战疫”的成果、经验、教训及不足，为巩固扩大“战疫”成果、加快总体转“危”为“机”提供“中国智慧、经验、方案和标准”，进而推动我国经济高质量发展与卫生健康事业和健康产业高水平发展保持同步。二要加快发展国家卫生健康事业与大健康产业智库，为完善国家健康治理体系和健全国家公共卫生应急管理体系，提高应对突发重大公共卫生事件和健康治理的能力，为加强疫情信息及公共健康信息的公开与共享，防止虚假信息泛滥导致的“舆疫风险”次生灾害，巩固壮大主流舆论，引导国民健康素养和健康自我管理能力提升，推动卫生健康事业与健康产业高质量持续发展建言献策和贡献智慧力量。三要加快构建中国特色健康治理体系和健全公共卫生应急管理体系，真正把防疫防病工作“前移”和下沉，把资金和人力资源投向“防大疫、管慢病、促健康、降风险”上来，逐步形成“平（管理健康）战（疫情防控）结合”“（线）上（线）下互动”“防治联动”“中西医并重”和健康“事业产业协同”的卫生健康新格局。四要抓紧补齐公共卫生与疾病控制短板，堵上重点场所、重点人群和重点机构疫情防控和健康管理漏洞，做强疾病预防和疫病慢病齐抓共管健康管理，加快新冠病毒疫苗研发与新冠肺炎有效药物研制，同时建立健全生物安全保障制度体系，大力发展新兴生物经济健康产业。

专题报告

Subject Reports

B.3 我国健康管理服务认证体系及实施现状

张 卿 苏海燕 王 兴*

摘 要： 近年来，我国健康服务业蓬勃发展，健康管理服务相关产业初具规模。但是，快速发展带来了行业发展不平衡、不协调、不充分的特点。为规范市场行为，我国逐步在健康管理行业引入“服务认证”这一适应市场化需求的国际通行的方法，全面推动行业规范发展，提升服务能力和质量。从2018年开始，健康管理服务认证工作逐步展开。健康管理服务认证工作小组建立了健康管理服务认证组织构架、技术规范、评价体系和工作流程，通过对不同类型的健康管理服务机构进行调研，逐步完善服务认证标准与指标体系。现阶段已筛选出符合条件、有代表性的6家

* 张卿，硕士，天津医科大学总医院健康管理中心主任，主任医师，主要从事健康管理（体检）、慢病筛查与防控、内科临床以及全科医生培养；苏海燕，博士，天津医科大学总医院健康管理中心，副主任医师，主要从事健康管理（体检）、慢病防控、内科临床与全科医师的带教工作；王兴，医学硕士，天津医科大学总医院健康管理中心，主治医师，主要从事健康管理（体检）、慢病管理及全科医师的教学工作。

机构作为首批健康管理服务认证的试点机构，从医疗质量、医疗设备、医疗服务等全方位地梳理健康管理服务工作。

关键词： 健康管理 服务认证

一 健康管理服务认证的背景与界定

（一）服务认证的背景

近年来，我国服务业蓬勃发展，规模持续扩大，已经成为我国经济发展的主动力。但是，快速发展中行业内出现一些不规范的现象。如何增强自身竞争力？如何争创知名品牌？如何使我国服务业与国际对标，提升国际竞争力？这一系列问题都要求服务行业完善自身基本质量标准，加强行业监督管理机制。

《中华人民共和国认证认可条例》2003 年 9 月 3 日发布，2016 年进行了修订。该认证认可条例的实施提高了产品竞争力、服务质量和管理水平，促进了经济和社会的发展。

发展服务认证，是发展现代服务业、提高服务业比重和水平不可或缺的重要环节，是推动服务业健康发展的重要手段，是加强供给侧结构性改革、提升服务质量和服务水平的重要举措。

从 2004 年开展的体育服务认证、信息安全服务资质认证起步，我国服务认证经过 10 余年发展，在从业机构、人员和业务方面取得较大进展。因此，在服务业推行等级评定与认证，可以进一步规范服务市场秩序，加快服务诚信体系建设，促进服务产业持续健康发展。

（二）健康管理服务认证的意义与价值

1. 目前开展的健康管理服务不能满足健康需求

“健康管理”在国外的发展迄今为止已有数十年，但是并未形成一个完整的体系；近 10 余年传入我国，开始逐步完善。2009 年 6 月发表的《健康管理概念与学科体系的中国专家初步共识》将健康管理基本概念表述为：“以现代健康概念和新的医学模式以及中医治未病为指导，通过采用现代医学和现代管理学的理论、技术、方法和手段，对个体或整体健康状况及其影响健康的危险因素进行全面检测、评估、有效干预与连续跟踪服务的医学行为和过程。其目的是以最小的投入获取最大的健康效益。”[①] 在国家相关政策、举措的扶持下，我国健康管理服务相关市场、相关产业初具规模，主要由各级医疗服务机构、健康管理（体检）服务机构以及健康支撑产业相关企业、健康保险服务机构等组成。中华医学会健康管理学分会、各级健康体检与管理质量控制中心等多家专业团体及组织也带领健康管理行业向着规范化、专业化发展，出台了各种指南、共识，包括《健康体检基本项目专家共识》[②]、《健康体检质量控制指南》[③]、《健康体检重要异常结果管理专家共识（试行版）》[④]，及各种肿瘤、心脑血管病筛查及防治指南、专家共识等。

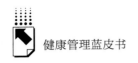

尽管如此，随着生活水平提高和健康观念增强，人民群众对健康服务的需求持续增长，并呈现多层次、多元化、个性化的特征，现阶段我国健康管理服务现状与国家定位间差距仍然较大，健康管理服务与健康需求之间仍然存在不平衡的现象。首先，健康管理服务的模式、形态与产品不完善、不规范。大部分健康管理（体检）机构仍以单纯体检为主，较少涉及检后健康管理服务，地区间、机构间的体检及检后服务内容和质量存在明显差异；部分健康体检机构重盈利轻质量；规范的健康管理医学服务模式和路径尚未建立，包括作为健康管理手段的非医疗服务（中医养生保健、运动健身指导、生活美容与按摩、营养膳食指导、健康旅游、养老与健康照护等服务）仍处于起步探索阶段。其次，健康管理服务领域缺乏行业标准与规范，相关的行业监管亟待完善。我国卫生行政管理部门对公立医院体检机构有较完善的质量控制和监管制度，但对健康管理服务尚未开展相应的质量控制和监管工作；社会办健康管理机构大

---

① 中华医学会健康管理学分会、《中华健康管理学杂志》编辑委员会：《健康管理概念与学科体系的中国专家初步共识》，《中华健康管理学杂志》2009 年第 3 期，第 141～147 页。

② 中华医学会健康管理学分会、《中华健康管理学杂志》编委会：《健康体检基本项目专家共识》，《中华健康管理学杂志》2014 年第 2 期，第 81～90 页。

③ 《中华健康管理学杂志》编辑委员会、中华医学会健康管理学分会等：《健康体检质量控制指南》，《中华健康管理学杂志》2016 年第 4 期，第 258～264 页。

④ 中华医学会健康管理学分会、《中华健康管理学杂志》编辑委员会：《健康体检重要异常结果管理专家共识（试行版）》，《中华健康管理学杂志》2019 年第 2 期，第 97～101 页。

多是非医疗类健康管理机构，这类机构只需在市场监管部门办理营业执照、经营时按照核准登记的服务经营范围开展业务活动即可，目前国内没有对这类机构管理的依据，所以对其所提供服务的监管和规范是薄弱环节。不仅如此，健康管理领域实用性和可操作性人才面临巨大的缺口，人力资源供求矛盾突出。此外，居民健康素养水平、人们对健康管理行业的认知和理解存在明显的地域差异，这将影响健康管理市场的发展及培育。因此，从全国范围看，健康管理医学服务总体水平有待提高，健康管理行业发展具有不平衡、不协调、不充分的特点。

2. 以问题为导向，推动健康管理服务规范科学发展

基于对我国目前健康管理服务发展现状及存在问题的深入分析，我国通过引入“健康管理服务认证”这一适应市场化需求的国际通行的手段，可逐步实现健全健康管理信用体系、规范健康管理行业市场行为、提高我国健康管理服务水平的目的。通过健康管理服务认证，可以实现政府办与社会办健康管理机构、医疗类与非医疗类健康管理机构全面质量提升，推动行业科学规范发展；可以有效增强健康管理服务机构的服务能力和市场竞争力；有效促进健康管理服务供需对接，提高服务效率，扩大服务供给；有效实施技术评价和引导，促进服务内容和质量升级，提高公共管理效能，促进行业管理方式转变。

为了推动健康管理机构有序、健康发展，国家陆续出台系列利好政策，各省市也先后发布了地方性规划及政策举措。2017 年京津冀卫生健康委员会和人民卫生出版社建立了“卫生技术培训标准化建设与认证示范区”，进一步整合国家和区域优势教育培训资源，以提升卫生人员能力和机构技术服务能力为核心，以岗位胜任力为重点，以能力标准为依据，以评定和认证为抓手，全面提升京津冀地区医疗卫生技术服务能力。2018 年 8 月，“京津冀卫生健康服务标准化建设与认证委员会”成立。我国逐步开展卫生健康领域的标准化与认证建设、不断提高医疗卫生人员的专业技术水平和医疗卫生机构的技术服务能力，是提高卫生健康服务能力、服务水平、服务质量，为人民群众提供更加满意的医疗服务的有效途径。

（三）健康管理服务认证的界定

认证是指由认证机构证明产品、服务、管理体系符合相关技术规范及其强

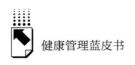

制性要求或者标准的合格评定活动①。认证包括管理体系认证、产品认证和服务认证。服务认证是针对服务的认证，是认证机构按照一定程序规则证明服务符合相关的质量标准要求的合格评定活动，是基于顾客感知、关注组织质量管理和服务特性满足程度的新型认证制度，是国家质量基础设施的重要组成部分，对提升优质服务供给比重、增强中国服务国际竞争力具有积极作用。

在健康管理行业开展服务认证，是建立行业标准规范的过程，是促进服务质量持续提升的过程，也是促进机构服务能力不断提升的过程。通过健康管理服务认证，可以向消费者传递服务质量、健康管理机构管理状况等真实信息，引导理性消费。另外，通过定期培训、典型引导、专题研讨、复评与淘汰等机制以及完善认证服务标准和指标体系等过程，向机构传递质量评价、消费偏好等信号，引导资源配置优化，引进新兴服务技术，促进服务能力和适宜技术的成熟和市场培育。

健康管理服务认证的技术文件契合健康管理服务标准化、量化、个性化和系统化的特点，具体服务内容和工作流程均依据循证医学与循证保健标准、学术界公认的预防与控制指导及规范等确定。技术文件将每一项服务的内容细化，更加利于机构操作、专业人员掌握、评审员评价。健康管理服务认证流程按标准化程序操作。

健康管理服务认证主要包含以下几个方面。

其一，基本要求：机构资质及要求、人员资质及要求、基本设施要求（场地环境要求、设备设施要求）、管理要求。

其二，服务内容与质量要求：针对不同目标人群，分别提出各级健康管理机构的服务内容和质量要求的原则。

其三，服务评价与改进。

二 健康管理服务认证的实施

在中国国家认证认可监督管理委员会（认监委）的支持下，全国多个部门共同合作，健康管理服务的认证工作也逐步展开。2018 年底，受天津市卫生健康委员会委托，天津健康管理协会开创性地开展了我国健康管理服务认证

---

① 中华人民共和国国务院令第 390 号：《中华人民共和国认证认可条例》，2003 年 9 月 3 日。

筹备工作，成立筹备专家委员会并编写了框架性文件，包括《健康管理服务技术规范（通则）》、《健康管理标准化培训与认证规则（试行）》及《健康管理服务评价体系（试行）》。通过制定和推进健康管理服务标准，明确健康管理服务机构等级评定的相关评判细则与管理办法，制定健康管理服务的效果评估与评价细则，为政府监管行业提供技术保障和支撑。

2019 年 1 月，“健康管理标准化建设与认证委员会”正式成立。同时，启动了相关领域国家注册审查员培训，26 名专业人员取得国家注册认证审查员资质，为健康管理标准化建设与认证工作打下良好基础。健康管理服务认证工作正式启动。

2019 年 5 月，在雄安新区工作推动会上，决定将原“京津冀卫生健康服务标准化建设与认证委员会”更名为“HQCC 中国卫生健康与社会福利认证委员会”；将“健康管理标准化建设与认证委员会”更名为“HQCC 中国健康管理标准化建设与认证委员会”。HQCC 中国健康管理标准化建设与认证委员会由健康管理相关学科、领域取得显著成绩的专家和行业内有一定影响的领导组成，对认证体系的建立和运行全面负责。

天津健康管理协会联合北京、河北健康管理协会、新智源健康管理研究院等组成健康管理服务认证工作小组开始健康管理服务认证前期工作。工作小组对不同类型的健康管理服务机构进行调研，多次召开专题研讨会，进行服务认证标准与指标体系的研究。在全国范围内多次举办学习研讨和培训班，解读健康管理服务认证的技术文件、国家法律法规和相关政策，使不同类型的机构熟悉和理解健康管理行业实施认证的要求、内容、过程和意义。

经自愿申报、综合审查，现阶段筛选出符合条件、有代表性的 6 家机构作为首批健康管理服务认证的试点机构①。认证专家组与试点机构保持密切联系和沟通，多次深入认证试点机构，检查指导认证工作，积极介入、共同推进各试点机构服务认证过程。认证专家组随时了解筹备过程中遇到的疑难问题，对不能满足认证条件的问题及时提出，协调解决方案，从医疗质量、医疗设备、

① 参加认证试点机构（6 家）：北京航天总医院、国家电网公司北京电力医院、天津医科大学总医院、天津市黄河医院、国家电网公司天津市电力公司职工健康服务中心、中国铁路北京局集团有限公司天津铁路疾病预防控制中心。

医疗服务等全方位梳理健康管理服务工作。

发展健康管理服务的过程就是建立行业标准规范的过程，也是促进健康管理服务机构和人员服务能力不断提升的过程。健康管理服务认证可以净化健康管理服务领域的环境，推动行业健康有序发展，让标杆机构的引领作用更好地落实到位，不断实现中国健康管理行业从机制创新到服务质量创新，直至环境生态创新的战略转型。

三　健康管理服务认证的构架

（一）健康管理服务认证的技术依据

健康管理服务认证的技术依据见表1。

表1　健康管理服务认证的技术依据

<table>
<tr><th>目　　录</th><th colspan="2">指　　标　　内　　容</th></tr>
<tr><td>1. 健康管理服务技术规范（通则）</td><td colspan="2"></td></tr>
<tr><td>范围</td><td colspan="2"></td></tr>
<tr><td>规范性引用文件</td><td colspan="2"></td></tr>
<tr><td>术语和定义</td><td colspan="2"></td></tr>
<tr><td>基本要求</td><td colspan="2">机构资质要求、人员要求、基本设施要求和管理要求</td></tr>
<tr><td>服务项目的内容与质量要求</td><td colspan="2">一、二、三、四级健康管理机构的服务重点领域、目标人群、服务内容和质量要求等</td></tr>
<tr><td>服务评价与改进</td><td colspan="2"></td></tr>
<tr><td>2. 健康管理服务评价体系（试行）</td><td colspan="2"></td></tr>
<tr><td>评价指标体系1：基本要求</td><td>43个指标</td><td>包括机构资质、人员资质、食品要求、场地要求、设备要求和管理要求</td></tr>
<tr><td>评价指标体系2：一级健康管理机构</td><td>48个指标</td><td rowspan="4">各级健康管理机构的主要观测点，按照健康管理的主要工作程序（信息收集与处理，风险评估，制订健康计划，健康干预，效果评估）五个方面提出人员、设备设施、应用的产品、服务内容与流程、关键技术等方面的指标要求</td></tr>
<tr><td>评价指标体系3：二级健康管理机构</td><td>48个指标</td></tr>
<tr><td>评价指标体系4：三级健康管理机构</td><td>60个指标</td></tr>
<tr><td>评价指标体系5：四级健康管理机构</td><td>60个指标</td></tr>
<tr><td>评价指标体系6：评价与改进</td><td>10个指标</td><td>包括评价手段和改进措施</td></tr>
<tr><td>3. 健康管理标准化培训与认证规则（试行）</td><td colspan="2">规定了应进行健康管理认证的机构、认证程序、资料审核与现场审核要求、认证评定标准、证书颁发、校验等</td></tr>
</table>

（二）健康管理认证工作组织体系与流程

健康管理服务认证工作组织体系见图1。①

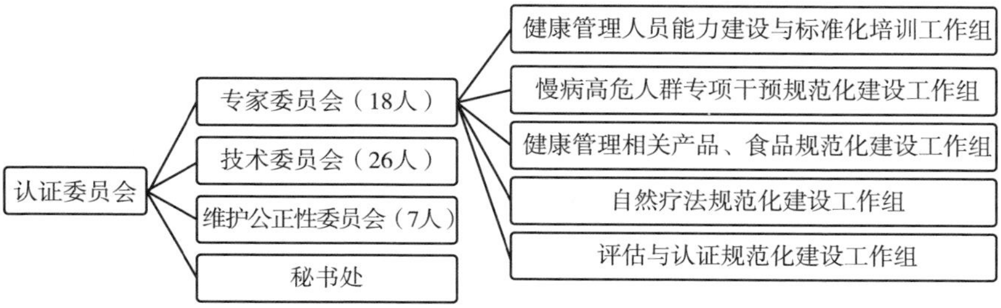

图1　健康管理服务认证工作组织体系

健康管理服务认证工作流程见图2。

四　健康管理机构服务能力分级

（一）一级健康管理机构服务能力

——机构资质：非医疗机构资质。

——人员要求：至少有一名专职健康管理师。

——目标人群：慢病低风险人群或个体。

——管理目的：基础健康管理。通过健康教育和推广健康生活方式，夯实健康基础，争取不得病。

——健康管理方法：健康教育、膳食指导、运动指导、心理指导、健康生活方式指导及自然疗法等。

---

① 专家委员会名单（18名）：田惠光、于世北、王永红、朱玲、杜兵、李明、肖玉柱、汪荷、宋震亚、张卿、张锦、陈春彦、陈志恒、武留信、唐世琪、梁英、窦若兰、褚熙。
技术委员会名单（26名）：姜树强、杨伟、马瑞、闫焱、张晗、周敏、赵立众、郭晓斌、鲁翠红、褚熙、魏霞、王兴、王丹滨、叶绿婵、刘莉、孙绍梅、苏海燕、张莉、张莉、张卿、张法越、郭德元、焦焕利、窦若兰、韩兴海、纪宁。
维护公正性委员会名单（7名）：邱大龙、白玉、李淑静、肖玉柱、吴华、尹世强、冀云萍。

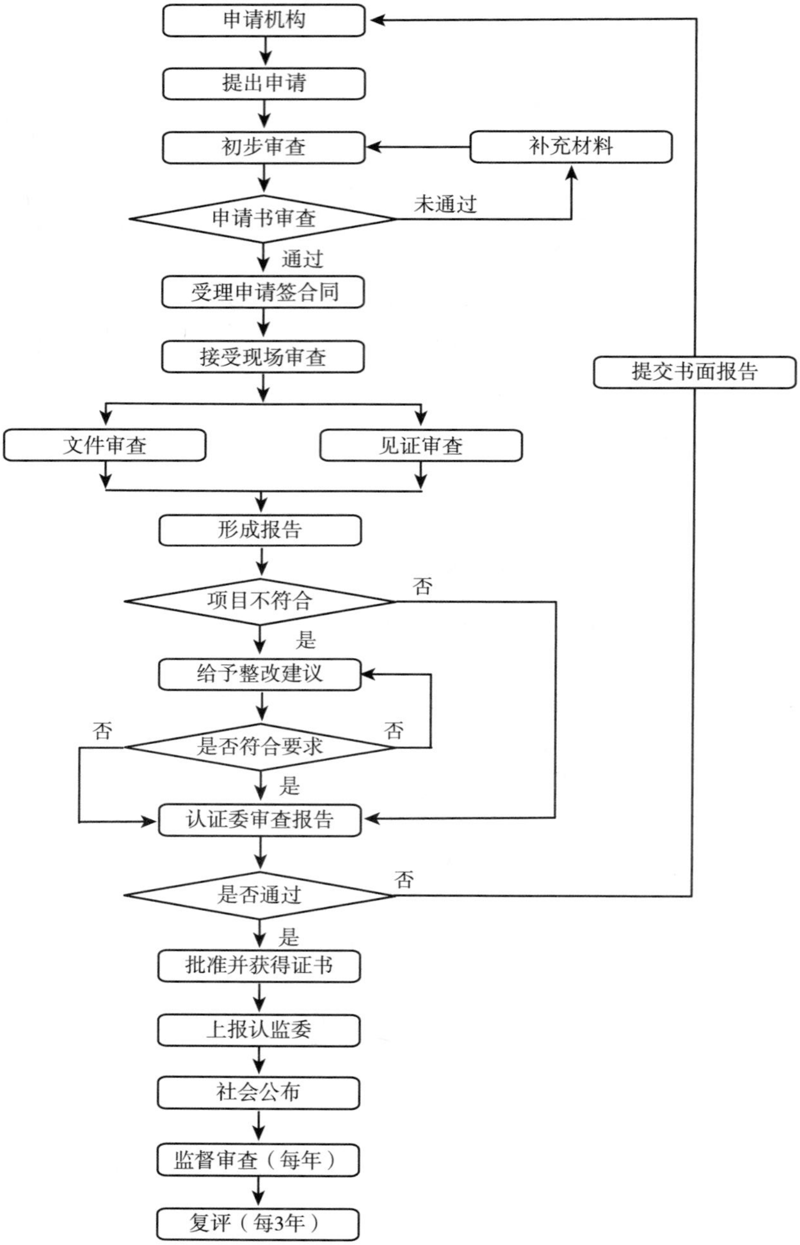

图2　健康管理服务认证工作流程

（二）二级健康管理机构服务能力

——机构资质：非医疗机构资质。

——人员要求：健康管理师或具有相应资质证书。

——目标人群：亚健康状态（亚临床）者，包括睡眠障碍、消化不良、便秘、疼痛、体力疲劳、心理疲劳等，以上均需要在医疗机构除外器质性疾病。

——管理目的：亚健康状态健康调理。使服务对象掌握预防与控制亚健康状态的健康知识、技能和自我保健的能力，改善、缓解、消除亚健康症状，提升健康水平，争取少得病。亚健康状态的健康管理时间根据需求确定。

——健康管理方法：健康生活方式指导与亚健康状态调理，包括健康教育、膳食指导、运动指导、心理干预、食物干预、音乐疗法、自然疗法、仪器调理、中医体质辨识与干预等。

（三）三级健康管理机构服务能力

——机构资质：医疗或非医疗机构资质（根据服务内容）。

——人员要求：健康管理师或相应医学资质。

——目标人群：具有慢病危险因素者，包括高血压（血压正常高值）、高脂血症、高血糖（糖尿病前期）、脂肪肝、高尿酸血症、超重与肥胖、骨质疏松、肿瘤风险筛查等。

——管理目的：慢病高危人群或个体健康管理，控制慢病危险因素。针对慢病危险因素强化健康干预与随访健康干预，延缓或逆转疾病进程，争取晚得病。健康管理时间应不少于 3 个月，推荐开展 3 个月的强化健康管理和 9 个月巩固期的随访管理。

——健康管理方法：改变不健康的行为，采取健康教育、膳食指导、运动指导、心理干预、中医调理、自然疗法、功能医学健康干预、相关检查及指标监测、早期识别、综合干预等方式。慢性病高危人群的健康管理可以一年为一个周期，包括首次管理、强化干预、随访管理。

（1）首次管理：由主管健康管理师向管理对象详细介绍项目的安排，进行相关信息采集和物理检查，向管理对象讲解健康评估结果和健康改善计划，同时进行健康教育、膳食和运动指导。

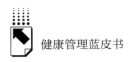

（2）强化干预：通过规律的健康管理指导，使服务对象掌握合理膳食基本知识，了解自己膳食存在的主要问题及解决方法，学会适量规范运动；健康管理师为服务对象开出饮食和运动处方，进行督导、检查和指导，使服务对象能够巩固各项干预措施；通过无创检测设备进行危险因素检测，做强化管理期总结，向服务对象讲解评估结果；根据评估结果制订随访期健康管理计划。

（3）随访管理：每月开展一次随访管理，了解服务对象自身健康管理的情况，进行咨询指导，巩固和调整健康改善计划；对于管理效果不够理想的服务对象，进行有针对性的指导和咨询；利用短信、微信或App发送相关信息和健康知识资料，鼓励管理对象每3个月进行一次无创血液检查，了解危险因素变化情况；随访期末进行健康管理效果评估，给出下一步健康改善建议。

（四）四级健康管理机构服务能力

——机构资质：医疗机构资质。

——人员要求：专业人员具有相关医学资质。

——目标人群：慢病患者，包括高血压、高脂血症、糖尿病、冠心病、脑卒中、高尿酸血症等。

——管理目的：慢病患者健康管理。针对性的慢病危险因素强化健康干预与随访健康干预，开展规范治疗指导，延缓或逆转疾病进程，预防并发症，争取不得大病。

——健康管理方法：通过健康教育、生活方式干预（慢病膳食指导、慢病运动处方、心理干预与治疗）、中医保健治疗、自然疗法、功能医学干预等，消除或减轻慢病危险因素，预防慢病，促进健康和提高生活质量；积极治疗慢病，促进合理用药、精准治疗，定期体检和提升健康素养。通过线上干预与线下干预相结合的形式，对服务对象进行周期性动态管理和阶段性方案调整。

五　健康管理服务认证的发展趋势与对策

（一）健康管理服务认证将成为规范市场发展的刚需

随着我国经济高速发展，消费者对健康管理的需求大幅度提升，国内健康管理（体检）行业呈井喷式增长。但我国健康管理（体检）市场也存在秩序混乱、诚信度较低的弊病，归根到底在于缺少统一的行业监管与规范。健康管理服务认证正是在这一背景下推出的，它首次在健康管理产业链终端引入认证机制，将中国健康管理服务业质量、技术带入标准化时代。《健康管理服务技术规范（通则）》《健康管理服务评价体系（试行）》《健康管理标准化培训与认证规则（试行）》的出台，标志着中国健康管理服务业标准化时代正式到来。健康管理服务认证将为健康管理（体检）行业规范发展注入新的活力，将有助于打造中国健康管理（体检）行业的优良生态圈。这对于维护消费者权益、促进健康管理产业健康有序发展、提升中国健康管理（体检）行业整体服务水平以及全方位开启健康管理（体检）行业质量监管都有着里程碑式的意义。

（二）健康管理服务认证将成为第三方评价的重要依据

服务认证将顾客最关心的服务质量问题纳入评价体系，顾客通过选择认证的服务提供者，保证服务质量和自身合法权益。通过符合性评定与对企业服务特性的深度挖掘，服务认证将激发企业提升自身服务质量和管理水平、提升市场竞争力。

中国健康管理（体检）行业标准化是随着行业的逐步发展壮大而稳步发展的。更多具有社会责任感和寻求自身积极发展的健康管理（体检）机构加入认证队伍中，一方面将规范健康管理（体检）行业的行为、推动整体信用提升；另一方面也顺应国家监管机构的要求，提升信息透明度，改变了信息不对称状况。以认证形成消费引力，推动行业升级，促进行业自身发展以及升级“转变”，即由单纯经营型向学科建设型转变，由单纯体检向全面健康评估、全面健康管理转变。

现阶段，首批认证工作的开始标志着我国健康管理服务认证工作取得了阶段性成果，也为该项工作的进一步推进奠定了良好基础。未来，相关机构将在全国推广《健康管理服务技术规范（通则）》。通过认证，强化企业内生动力，促进健康管理机构创新管理、创新服务，在改善行业乱象的同时，增强消费者对健康管理行业的认同感，形成强有力的消费引力；通过认证，让标准化管理和服务的理念渗透到行业内部，向国家、社会公示从业者的专业能力层级，切实保障消费者的合法权益；通过认证，为政府了解产业发展现状、制定产业政策提供依据，为政府监管提供有效手段，提升管理能力和效率，助推我国服务业提升国际竞争力。

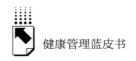

正因为监管部门、行业、机构以及消费者能够通过认证获得多赢，健康管理服务认证无疑将成为我国健康管理（体检）行业实现质变与飞跃的助推器，特别是对健康管理及体检行业的有序发展与品牌建设，无疑是一次顺应新时代的历史性突破。

（三）加大政府投入和政府购买服务成为新的要求与趋势

我国政府积极倡导在卫生服务领域的政府购买活动，并出台了一系列相关文件支持各地政府因地制宜购买服务。“社区预防保健等公共卫生服务，可以由政府举办的社区卫生服务机构来提供，也可以采取服务购买的方式，由其他社区卫生服务机构来提供”①。相关文件的出台，标志着我国正式开始了政府购买公共卫生服务的实践。政府购买服务是把更多选择权交还到服务对象手中，是促使服务提供者更加注重服务成本和服务质量、重视社会责任的重要手段。

打造“大健康”新格局要发挥健康管理机构的积极作用，加大政府投入、推进政府购买健康管理服务，更离不开健康管理机构的健康发展。以政府购买健康管理服务为杠杆，积极发挥市场配置资源的决定性作用，促进健康管理服务机构提升战略谋划、项目运作、资源整合、创新发展和组织管理能力，指导健康管理服务机构拓宽资金来源，合理收费，实现自身良性循环，这对国家、行业、机构与消费群体都是一个十分利好的政策。

（四）加强认证人才队伍建设和服务平台构建是关键

认证人员是在实施认证过程中，针对各个环节进行项目管理、任务实施及技术评价的各类人员，包括认证管理人员、认证评定人员、审查员、技术专家

---

① 卫生部、国务院体制改革办公室、国家发展计划委员会、民政部、财政部、人事部、劳动和社会保障部、建设部、国家税务总局、国家药品监督管理局、国家中医药管理局：《关于印发〈关于加快发展城市社区卫生服务的意见〉的通知》（卫基妇发〔2002〕186 号），2002 年 8 月 20 日。

等。为了更好地树立认证的公信力，满足认证各项工作的需要，发挥认证在社会经济发展中的作用，认证机构必须打造一支专业能力强、职业素养高的人员队伍。认证人才培养问题是认证行业健康持续发展需要面对和解决的具有战略性的问题之一。

2019 年 1 月，“健康管理标准化建设与认证委员会”成立，同时启动了相关领域国家注册审查员培训，26 名专业人员取得国家注册认证审查员资质；在京津两地的 6 个健康管理机构开展认证试点工作①，并培训试点单位的内审员，23 人取得内审员资格；2019 年 4 月，在“第四届中国慢病健康管理与大健康产业峰会”上，举办了健康管理服务能力与认证培训班。这些充分保障了健康管理服务认证工作的初期发展需要，为健康管理标准化建设与认证工作打下良好基础。

为加快培养健康管理服务认证所需人才，可以采取专业化、职业化、本土化的培养方式；以提升专业人才整体素质为重点，逐步建立与完善认证人员分级培训机制；可以建立认证人才库，实现健康管理服务认证后备人才储备；通过动态管理不断充实完善人才库，为认证工作持续有效推进配备坚实的人力资源。

随着健康管理服务认证的逐步开展，建立一个功能完备、性能优良、安全可靠、有良好扩展性与可用性、可管理易维护的网络及系统平台尤为重要，通过高效率、低成本的方式建立档案，便于对机构信息跟踪分析并提出个性化的管理与改进方案，提高认证工作的工作效率与执行效率。

今后，大力推进认证人才队伍建设，完善认证人员培养体系及认证人员科学评价体系，同时搭建管理信息化平台，逐步实现全程信息化管理，才能充分保障健康管理服务认证工作有序、高效、全面展开。

（五）完善健康管理服务认证体系和评价标准是提高认证质量和水平的重要环节

天津健康管理协会联合北京、河北健康管理协会、新智源健康管理研究院

① 参加认证试点机构（6 家）：北京航天总医院、国家电网公司北京电力医院、天津医科大学总医院、天津市黄河医院、国家电网公司天津市电力公司职工健康服务中心、中国铁路北京局集团有限公司天津铁路疾病预防控制中心。

等组成健康管理服务认证工作小组，对不同类型的健康管理服务机构进行调研，并选取了京津两地的6家健康管理机构作为认证试点单位。通过对试点单位多次进行调研、资料审查、现场指导，现场召开专题研讨会，不断对服务认证标准与指标体系进行研究、制订与修改。

认证体系和评价标准为健康管理机构提供了切实可行的质量控制方法，以体系化模式来管理健康管理机构的服务活动，并将“以顾客为中心”的理念贯穿到标准的每一元素中去，使服务可持续地符合顾客的期望，从而拥有持续满意的顾客。

健康管理机构是“健康中国”战略的重要承接者，积极地协助政府进行全人群、全方位、全生命周期健康管理服务，满足各类社会群体的健康需求，为构建和谐社会、“进一步满足人民群众对美好生活的向往”做出了积极贡献。健康管理服务认证将为健康管理（体检）行业发展提供新路径、新驱动，向全社会呈现服务标准化给健康管理（体检）行业带来的变化和机遇。努力实现《促进健康产业高质量发展行动纲要（2019～2022年）》中提出的目标：到2022年，基本形成内涵丰富、结构合理的健康产业体系，优质医疗健康资源覆盖范围进一步扩大，健康产业融合度和协同性进一步增强，健康产业科技竞争力进一步提升，人才数量和质量达到更高水平，形成若干有较强影响力的健康产业集群，为健康产业成为重要的国民经济支柱性产业奠定坚实基础。

（六）后疫情时代，健康管理服务认证的新要求和新变化

2016年，中共中央政治局审议通过《“健康中国2030”规划纲要》，“把人民健康放在优先发展的战略地位”，显示出国家政策层面对健康管理以及未病先防的高度重视。由于“新型冠状病毒引发的肺炎疫情”的影响，公共卫生预防工作再次被提升到空前高度，从全局和长期发展的角度看，国民健康的促进还需要综合高效的治理方案，健康管理成为重中之重。因此，建设我国现代化的医疗健康卫生体系，更需要健康管理服务行业规范化发展。

依据新冠病毒流行病学的风险特征，在普通人群中通过多渠道高频率健康教育，强调传染病的防控和提高健康素养，是本次疫情防控的关键。中老年人以及患有基础疾病者，尤以患有心脑血管疾病、糖尿病、慢性呼吸道疾病、高血压、肿瘤等慢性疾病者，新冠病毒感染率及死亡率较高，救治比较困难。因

此，此次疫情对增强个体免疫力、提高全民健康素质、在人群中普及健康管理及传染病防控理念、预防慢性病发生发展、开展切实可行的全民健康管理提出了更高要求。健康管理服务认证工作将进一步督促扩展健康管理服务的范围和深度，提高健康管理的质量和水平。

在疫情得到控制后，基于人类规避风险的意识和行为，人们会对健康更加关注，更多的人将扩大健康体检的消费以及迫切需要更好的健康管理服务，需要了解健康管理服务行业的真实分级现状，以选择适合的机构。这部分消费者可能会转化成积极、忠实、长期的健康管理服务对象，并形成良好的口碑效应。因此，全民健康管理服务要更加突出全人群参与、全地区覆盖、全流程跟踪、全生命周期管理、全方位服务，构建基于健康管理联合体和分级诊疗制度的全民分级健康管理服务体系。

由于健康管理行业的特殊性，线下的健康管理服务形态仍将不可替代。但是，全民健康体系尤其是全民健康信息平台的作用，显得尤为重要。随着互联网时代的到来以及互联网医疗的发展壮大，互联网健康管理也将成为必然趋势。这次疫情将触发整个健康管理服务行业深层次的变革，甚至会改变未来的产业生态，健康管理服务将全方位与移动互联网、云计算和人工智能技术相结合，线上服务也将进行智能化、数字化转型，高品质的健康管理需求将会爆发式增长。

基于以上原因，后疫情时代对健康管理服务内容的扩展及流程的规范化建设、对健康管理服务认证工作均提出了更高要求，这将对健康管理服务认证在机构资质、人员资质、基本设施、管理要求、服务质量等方面提出新要求，促使健康管理服务认证工作快速、广泛、深入、扎实展开。

B.4
卫生健康信息标准与健康医疗大数据发展报告

王 霞　肖渊茗*

摘　要： 健康医疗大数据是国家重要的基础性战略资源。推动健康医疗大数据融合共享、开放应用是我国健康医疗大数据的发展方向，而卫生健康信息标准则是支撑健康医疗大数据互联互通、融合共享、开放应用的基础。本文在基本概念界定的基础上，分析了我国卫生健康信息标准化和健康医疗大数据发展的政策环境，阐述了我国卫生健康信息标准体系和健康医疗大数据应用的现状与进展，详细介绍了我国健康管理（体验）信息团体标准的研制历程和推广应用现状，总结了我国卫生健康信息标准体系与健康医疗大数据发展应用中存在的主要问题，并提出了针对性的建议，旨在为我国卫生健康信息标准体系的进一步完善和健康医疗大数据应用的健康发展提供参考。

关键词： 卫生健康信息标准　健康医疗大数据　团体标准

---

* 王霞，博士，空军军医大学（第四军医大学）副教授，硕士生导师，兼任第八届国家卫生健康标准委员会卫生健康信息标准专业委员会委员、中国卫生信息与健康医疗大数据学会理事、卫生信息标准专委会秘书长，主要从事卫生信息标准化及医学统计学的教学科研工作。肖渊茗，博士，中南大学湘雅三医院主治医师，研究方向为健康管理，超声影像，超声体检。

一　基本概念界定

（一）卫生健康信息标准

标准（Standard）是指为了在一定范围内获得最佳秩序，经协商一致制订并由公认机构批准，共同使用和重复使用的一种规范性文件①。标准产生的基础是科学研究和实践经验，它是与法律法规政策相配套的技术类文件，是政策、经济、国情等多方因素综合协商的结果。

卫生健康信息标准（Health Information Standard）是指在卫生业务工作中，在卫生健康信息采集、传输、存储、交换和利用时所采用的规范性文件，如卫生健康信息领域所采用的通用名词术语、分类代码、技术规范等。卫生健康信息标准大致可分为三类：（1）信息表达标准：一般包括命名、术语、分类编码等，如SNOMED、ICD等，信息表达标准是信息标准化的基础。（2）信息交换标准：是解决信息传输与共享问题的信息技术规范。交换标准更注重信息的格式，其语义和内容依赖于表达标准，如HL7、XML、DICOM等。（3）信息处理与流程标准：指与具体的业务活动相关的技术规范，用于规范信息处理流程，对业务信息系统的开发与推广有重要的意义。不同应用场景下，卫生健康信息标准有不同的分类模式，如我国卫生健康信息标准体系分为基础类标准、数据类标准、技术类标准、安全类标准及管理类标准5大类。

标准化（Standardization）是指在经济、技术、科学和管理等社会实践中，对重复性的事物和概念，通过制订、发布和实施标准使之达到统一，以期获得最佳秩序和社会效益。标准化包括制（修）订和实施标准的全部活动和过程。在卫生健康信息化建设中，只有通过制订适宜的卫生健康信息标准，并使之落地应用，才能打破“烟囱林立”的信息孤岛，实现卫生健康信息在不同地域、不同机构、不同部门及不同系统之间的互联互通与共享，使信息标准化成为助力医改、提质增效、便民惠民的重要抓手，从而提高医疗质量和效率、降低医疗费用、减少医疗事故和医疗差错。

① 中华人民共和国国家质量监督检验检疫总局：《标准化工作指南 第一部分：标准化和相关活动的通用词汇》（GB/T 20000.1－2002），中国标准出版社，2002。

（二）健康管理（体检）信息团体标准

健康管理（体检）信息团体标准是卫生健康信息标准体系的重要组成部分，指由相关社会团体组织联合健康管理行业内的相关科研、医疗、健康管理（体检）机构及相关企业，为适应行业快速发展的需求，自行制订的信息标准。2018 年 10 月，我国首批健康管理（体检）信息团体标准由中国卫生信息与健康医疗大数据学会正式发布，包括《健康体检基本项目数据集》（T/CHIA 2－2018）、《健康体检自测问卷数据集》（T/CHIA 3－2018）、《健康体检报告首页数据集》（T/CHIA 4－2018）及《健康体检颈动脉超声检查基本数据集》（T/CHIA 5－2018）共 4 项标准。

（三）健康医疗大数据

大数据（big data）本身是一个宽泛的概念。美国国家标准技术研究所（National Institute of Standards and Technology，NIST）的大数据工作组在《NIST 大数据互操作性框架：第 1 卷 定义》中认为：大数据是指那些传统数据架构无法有效进行处理的新数据集。一般认为大数据具有数量巨大（Volume）、来源多样（Variety）、生成速度快（Velocity）、速度和结构可变性（Variability）等特征，并且难以用传统数据体系结构有效处理。大数据的内涵不仅是指数据本身，还包括大数据技术和大数据应用，如对大数据进行数据采集、存储、分析挖掘及可视化时采用一系列技术与方法，以期从中发现新知识和创造新价值。

健康医疗大数据是大数据在健康医疗领域的一个分支，是国家大数据资源的重要组成部分。从不同的角度，健康医疗大数据的概念有不同的表述。在《国家健康医疗大数据标准、安全和服务管理办法（试行）（国卫规划发〔2018〕23 号》中，健康医疗大数据被界定为：人们在实施疾病防治、健康管理等过程中产生的与健康医疗相关的数据集合。

二　卫生健康信息标准化与健康医疗大数据发展的政策环境

大数据是国家重要的基础性战略资源。世界许多发达国家均投入了大量资源推动大数据发展和应用，以期助力国民经济发展、完善社会治理、提升政府服务和监管能力。在我国，中共中央、国务院对大数据发展做出了决策部署，先后印发了《关于促进大数据发展行动纲要》（国发〔2015〕50号）、《关于促进和规范健康医疗大数据应用发展的指导意见》（国办发〔2016〕47号）、《国务院办公厅关于促进“互联网+医疗健康”发展的意见》（国办发〔2018〕26号）、《“健康中国2030”规划纲要》（2016年第32号）等纲领性文件，明确阐述了推动我国大数据发展和应用的重要意义，并将推动政府数据资源开放共享作为我国大数据发展的主要任务之一。这些国家政策的出台，为我国卫生健康信息标准化建设和健康医疗大数据发展应用创建了良好的政策环境，其他政策的出台也为《“健康中国2030”规划纲要》（2016年第32号）的贯彻落实提供了重要政策支撑和制度保障。

为贯彻落实中共中央、国务院关于健康医疗大数据发展应用的战略部署，国家卫健委先后印发了《“十三五”全国人口健康信息化发展规划》（国卫规划发〔2017〕6号）和《关于印发国家健康医疗大数据标准、安全和服务管理办法（试行）》（国卫规划发〔2018〕23号）等文件，将建立“人口健康信息标准体系和安全保护机制”作为推动健康医疗大数据发展应用的重要任务之一；将“人口健康信息化和健康医疗大数据应用发展”作为全国人口健康信息化发展的重要目标，明确提出了国家健康医疗大数据发展应用中关于标准、安全和服务等方面的管理办法，为推进基于区域人口健康信息平台的健康医疗大数据开放共享、深度挖掘和广泛应用，以及健康医疗大数据的安全、合法、合规应用提供了重要的政策保障。

三　卫生健康信息标准化发展现状

（一）标准研制及落地应用成绩显著

“十二五”期间，我国卫生健康信息标准开发以互联互通标准为重点，参考借鉴ISO、WHO、HL7、DICOM、LOINC等国际标准组织的相关理论与方法，构建了符合我国国情的国家卫生健康信息标准体系框架，并按照“突出重点、有的放矢、急用先行、逐步完善”的原则，组织大批专家、研究院所及一线医疗卫生机构的技术骨干，相继研制发布了223项卫生行业信息标准，涵盖居民健康档案、电子病历、信息传输与交换、卫生健康信息平台、居民健康卡、重点业务系统及标准符合性测试等多个方面，这些标准为公共卫生、医疗服务、医疗保障、药品管理等重点业务应用系统的标准化建设奠定了重要的基础。

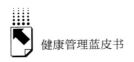

标准必须通过落地应用才能发挥其作用。为促进标准落地应用，国家卫健委采取了一系列促进标准应用的举措，包括定期进行标准宣贯与培训、开展标准化成熟度测评等。其中“健康医疗信息互联互通标准化成熟度测评项目”是推动医疗机构和区域卫生健康信息平台标准化建设的重要抓手。该项目按照“以测促建、以测促改、以测促用”的原则，建立了我国健康医疗信息标准实施评价技术体系，通过测评，有力地推进了我国医院信息平台和区域卫生健康信息平台的标准化建设，促进了健康医疗数据实现跨机构、跨地域的互联互通和互用共享。

（二）新型卫生健康信息标准体系日臻完善

标准体系是指一定范围内的标准按其内在联系形成的科学的有机整体，由标准体系框架和标准体系表组成。标准体系框架是根据不同的应用目的和需求构建的标准分类结构，标准体系表是一定范围的标准体系内的标准按其内在联系排列起来的图表①。

根据《中华人民共和国标准化法》（1988年12月29日第七届全国人民代表大会常务委员会第五次会议通过）之规定，我国的标准体系由国家标准、行业标准、地方标准和企业标准组成。对需要在全国范围内统一的技术要求，应当制订国家标准；对没有国家标准而又需要在全国某个行业范围内统一的技术要求，可以制订行业标准，如卫生行业标准；对没有国家标准和行业标准而又需要在省、自治区、直辖市范围内统一的工业产品的安全、卫生要求，可以制订地方标准。企业生产的产品没有国家标准和行业标准的，应当制订企业标准。

① 中华人民共和国国家质量监督检验检疫总局、中国国家标准化管理委员会：《标准体系表编制原则和要求》（GB/T13016－2009），中国标准出版社，2009。

随着社会经济的发展，该标准体系已不能适应社会主义市场经济发展的需求，具体体现在该标准体系主要由国家标准、行业标准及地方标准构成，且由政府单一供给，国际上通行团体标准在我国没有法律地位。企业普遍缺乏自己的产品标准，致使其产品创新和全球竞争力不足。尤其是在新产品、新技术领域，传统的标准体系已不能满足市场发展的需要。因此，急需对我国标准化工作进行改革。

2015 年 3 月，《国务院关于印发深化标准化工作改革方案的通知》（国发〔2015〕13 号），明确提出了我国标准化工作改革总体目标是将现行的由政府单一供给的标准体系，转变为由政府主导制订的标准和市场自主制订的标准共同构成的新型标准体系；将行政部门为主的标准管理体制转为政府与市场共治的标准化管理体制，最终形成政府引导、市场驱动、社会参与、协同推进的标准化工作格局。改革方案将培育和发展团体标准作为标准化工作改革的重点任务之一。这里的“团体标准”是指依法成立的社会团体为满足市场和创新需要，协调相关市场主体共同制订的标准；社会团体是指具有法人资格和相应专业技能的学会、协会、商会、联合会以及产业技术联盟等社会团体组织①。通过发展和壮大团体标准，不断完善国家标准体系，使之能够更好地适应社会经济的发展，满足市场对标准的需求。

在卫生健康领域，原国家卫计委牵头研制了国家卫生健康信息标准体系（见表 1）。我国的卫生健康信息标准分为 5 大类，分别是基础类、数据类、技术类、安全类及管理类。基础类标准一般包括医学术语、信息模型等；数据类标准一般包括数据元与元数据标准、代码与编码标准、数据集标准等；技术类标准是针对业务应用系统建设涉及的各环节技术要求、系统架构、技术实现方式等制订的标准，如业务应用系统功能规范、平台技术规范、传输与交换标准等；安全类标准是指针对信息网络安全和隐私保护等予以规范约束的技术要求，如数据加密、脱敏等技术要求；管理类标准一般包括指导业务应用系统标准化建设的指南、标准应用水平评价等。

① 《国家标准化管理委员会 民政部关于印发〈团体标准管理规定〉的通知》（国标委联〔2019〕1 号）。

表 1　国家卫生健康信息标准体系框架

基础类标准:信息模型、医学术语、标识、体系框架		
数据类标准: · 数据元与元数据 · 代码与编码 · 数据集	**技术类标准**: · 功能规范 · 技术规范 · 传输与交换	**安全类标准**: · 信息安全 · 隐私保护
管理类标准:建设指南、测试评价、运维管理、监理验收		

目前，我国已发布的卫生健康信息标准达 256 项，其中：国家标准 1 项即《疾病分类与代码》（GB/T 4396 - 2016）；卫生健康行业信息标准 222 项，包括《电子病历基本数据集》（WS 445.1 - 2014）、《城乡居民健康档案基本数据集》（WS 365 - 2011）等；卫生健康信息团体标准 33 项（由中国卫生信息与健康医疗大数据学会发布），内容覆盖健康管理（体检）、高血压专科电子病历、医疗健康物联网等领域。这些标准在支撑卫生健康信息互联互通与共享利用方面发挥了重要作用。

（三）卫生健康信息标准管理体制机制逐步建立

长期以来，我国卫生健康信息标准管理由政府主导、单一供给。随着我国经济社会和卫生健康工作的开展，这一标准化管理体制已不能适应市场经济发展需要，主要体现在标准老化滞后、交叉重复矛盾、标准体系不合理、标准化管理效能低下等诸多方面。

自 2015 年国家启动标准化工作改革以来，卫生健康领域的标准化工作按照国务院有关文件要求，根据国家标准委的部署和卫生健康标准工作的需求，大力推进卫生健康领域标准化工作改革，并配合医改信息化建设需要和国家标准化工作改革要求，不断改革完善卫生健康信息标准化管理体制机制。

2019 年 6 月，国家卫健委发布了《卫生健康委关于印发卫生健康标准管理办法的通知》（国卫法规发〔2019〕44 号），规定了我国卫生健康标准管理工作由国家卫健委依法负责，实行归口管理、分工负责。国家卫健委设立国家卫生健康标准委员会，负责全国卫生健康标准政策、规划、年度计划的制定等管理工作，秘书处设在法规司，归口管理卫生健康标准工作①。国家卫生健康标准委员会下设若干个卫生健康标准专业委员会，各专业委员会负责本专业领域的标准化管理和研究工作，包括本专业领域标准制修订项目管理、标准审查与复审、标准宣贯与技术咨询以及标准研究等。

2019 年 6 月，第八届国家卫生健康标准委员会正式成立，其下设 21 个卫生健康标准专业委员会，包括卫生健康信息标准专业委员会、医疗卫生建设装备标准专业委员会、传染病标准专业委员会等。其中，卫生健康信息标准专业委员会具体负责卫生健康信息标准管理工作，其主要职责包括提出本专业领域标准发展规划和年度标准制（修）订计划的初步建议，协助国家卫生健康标准行政管理部门组织开展卫生健康信息标准的制（修）订、审查、标准宣贯与技术咨询等工作，并组织开展卫生健康信息标准研究工作。

卫生健康团体标准是卫生健康标准的重要组成部分，是国家卫生健康标准体系的重要补充。大力培育和发展卫生健康团体标准是我国卫生健康标准化工作改革的重点任务之一。2018 年，中国卫生信息与健康医疗大数据学会入选国家第二批团体标准试点单位，承担卫生健康信息团体标准试点工作。目前已初步建立卫生健康信息团体标准管理体制机制，制定了卫生健康信息团体标准管理办法等制度性文件，发布了卫生健康信息团体标准 33 项，包括手术操作分类与代码、健康体检基本项目数据集、高血压专科电子病历数据集等。在卫生健康信息领域，“政府 + 市场共治”的新型标准管理体制基本建立，新型标准化工作格局初步形成。

四　健康医疗大数据发展与应用现状

随着我国全员人口、电子病历、健康档案三大数据库的建立，覆盖六大业务域的健康医疗大数据资源库已形成。尤其是近年来，“云大物移”等信息技术以及新型生物医学技术（如基因检测）在健康医疗领域的广泛应用，极大地丰富了健康医疗大数据资源的内涵。

① 《卫生健康委关于印发卫生健康标准管理办法的通知》（国卫法规发〔2019〕44 号）。

（一）健康医疗大数据的类别

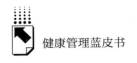

根据不同的分类视角，对健康医疗大数据有不同的分类方式。从资料来源的角度，本文将健康医疗大数据分为以下类别。

——诊疗数据：主要是指来源于医疗机构的诊疗相关数据，包括门急（诊）病历、住院病历、检查检验、医学影像等数据。

——疾病预防控制数据：主要指来源于公共卫生机构的健康相关数据，主要包括预防接种、传染病防控、慢病管理、疾病监测等数据。

——生物医学数据：主要包括基因组学、蛋白组学、代谢组学等生物医学数据。

——健康管理数据：主要包括健康体检数据、通过可穿戴设备等在医疗卫生机构以外采集的健康数据，如家庭血糖、血压监测数据，运动、膳食等健康行为数据。

——非医学健康影响因素数据：主要包括人口、环境、社会、经济等因素，这些数据多来源于卫生机构以外的其他机构。

——其他第三方来源的健康相关数据：如来源于社交媒体、健康相关的网站、药店等的健康相关数据。

（二）健康医疗大数据应用现状

随着健康医疗领域业务信息系统的不断完善，健康医疗数据在“量”的积累和“质”的提升方面均取得了极大的飞跃，仅国家层面统一采集的医疗、人口、药品、机构、人员等数据的量已经非常庞大，病案首页库累计达5亿多条、全员人口库13.7亿条、出生信息库每年更新1600余万条、死亡信息库每年更新600余万条、药品编码库多达17万条①。在区域卫生健康信息平台还有海量的本地数据资源，各级各类医疗卫生机构的业务数据存储量更加庞大。

除了来源于卫生机构的数据之外，许多研究机构也积累了海量的健康医疗数据。如中科院北京基因组研究所和蛋白质组研究中心，已建成标准规范的非编码RNA、微生物等专业数据库。华大基因的国家级基因库是服务于国家战

---

① 金小桃主编《健康医疗大数据》，人民卫生出版社，2018，第51页。

略的公益性创新科研及产业基础设施建设项目，也是我国首个获批筹建的国家级基因库，其搭建的国家基因库生命大数据平台（CNGBdb）是一个向全球科研工作者提供生物大数据共享和应用服务的统一平台，该平台基于大数据和云计算技术，能够提供数据归档、知识搜索、计算分析、管理授权和可视化等数据服务。CNGBdb 整合了全球海量公开的生命数据，形成了一个融合多研究领域、多数据类型、多分析维度的超大型科研数据系统。

健康医疗大数据应用离不开大数据技术支撑。云计算、数据挖掘、图像处理识别、机器学习、自然语言处理、人工智能等技术应用于健康医疗大数据处理与分析，为健康医疗大数据的开发利用提供了重要的技术支撑。云计算支撑大数据的高效提取、存储、处理和利用；分类挖掘算法、聚类挖掘算法、文本挖掘算法等数据挖掘技术的应用使健康医疗大数据的潜在价值得以显现；机器学习为人工智能应用于临床决策支持、提高诊疗质量、减少医疗差错等提供了新途径。

目前，健康医疗大数据应用已深入医疗服务的诸多领域。在临床诊疗领域，基于健康医疗大数据应用的临床辅助诊疗系统能够协助医生做出最佳的诊断和治疗方案，如 IBM 的沃森机器人医生，可以依据患者的临床、病理及基因等特征，为医生提出规范化的临床路径及个体化医疗建议，不仅可以提高医生的工作效率和诊疗质量，也可以减少不良反应和医疗差错；英国的“伊莎贝尔辅助诊断系统（Isabel）”，可以帮助医生在诊断时全面考虑病症的可能性，有效减少误诊与漏诊的现象。此外，健康医疗大数据还可用于医院绩效评估、精准医疗、健康管理、卫生监测等诸多领域。随着新技术的快速发展，健康医疗大数据的应用将会向更广、更深的方向发展，更好地服务于“健康中国”战略目标的实现。

（三）疫情防控中大数据技术的应用与成效

2019 年，新冠肺炎（Corona Virus Disease 2019，COVID－19）疫情暴发，党中央高度重视，习近平总书记亲自指挥、亲自部署抗疫，并在指导新冠肺炎疫情防控工作时强调，要鼓励运用大数据、人工智能、云计算等数字技术，在疫情监测分析、病毒溯源、防控救治、资源调配等方面更好地发挥支撑作用。

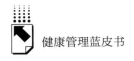

1. 大数据技术助力医院战“疫情”

大数据技术是高效精准开展新冠肺炎诊治的重要支撑手段。医院是新冠肺炎治疗和防控非常重要的主战场之一，只有让医护人员及时充分地了解掌握新冠肺炎患者的诊疗数据，并通过信息化手段加强诊疗业务协同，才能确保患者得到“及时精准”的治疗，提高医疗质量和效率。

在新冠肺炎诊疗方面，采用云的方式，能够显著提升图像加载速度，通过云影像远程阅片，实现了疫情期间快速出具影像诊断结果，极大地提高了疾病诊断质量和效率。在促进业务协同方面和管理决策方面，通过运用大数据技术实现了线上门诊预约挂号、流行病调查表填报与调阅、疫情最新诊疗方案知识库的搭建以及疫情防控知识的线上科普宣贯等。大数据技术通过多渠道多系统全面收集疫情相关数据，并实时对数据进行分析和分析结果的可视化展示，为医院疫情防控的精准实施提供决策支持。

2. 大数据技术助力疫情监测与防控

疫情防控措施是否科学有效，在很大程度上取决于防控部门对疫情监测数据的掌握。科学搭建疫情监控溯源系统，实现对重点人群的全面动态监测和数据采集分析，是疫情监测与防控的重要内容，如实现密切接触人群和重点人群监测、发热疑似患者的处置、大数据疫情分析、医疗物资管理等功能。通过为居民设置“健康码”和“大数据 + 网格化”管理手段，充分利用大数据资源，能实现对居民流动的有效管控和精准定位。通过搭建“大数据 + 云平台”疫情防控信息网络，为群众提供在线咨询服务，提升民众在疫情防控中的参与度，打通政府机构、医院和社区防控通道，推动疫情联防联控。通过实时动态收集分析疫情监测数据，能够及时甄别新冠肺炎的高危人群，为制定疫情精准防控策略提供重要依据。

3. 大数据分析助力疫情趋势预测

通过应用数据挖掘、人工智能等大数据技术构建大数据分析模型，能够对未来一定时期内的确诊及疑似人员的数量进行分析判断，对疫情的进展态势进行科学预测，为政府机构疫情防控策略制定提供决策参考。

4. 大数据应用提升疫情防控治理水平

疫情防控治理的核心是疫情管理和决策科学化，具体体现在有效控制传染源、切断传播途径、实施精准诊疗救治等方面，这些目标的实现离不开大数据支撑。通过应用大数据技术，全面收集分析疫情相关数据，精准识别疫情防控面临的问题与风险，发挥其在资源调配、管理过程优化、重点人群监测管理等方面的优势，科学决策，提升新冠肺炎疫情防控水平。

五　健康管理（体检）信息团体标准发展现状

（一）健康管理（体检）信息团体标准是卫生健康信息标准体系的有机组成部分

健康管理信息对于科学地进行健康风险评估、精准实施健康干预和健康指导具有重要意义。随着物联网、云计算、移动互联网等信息技术在健康管理领域的普及应用，健康管理数据的种类和规模正以前所未有的速度增长，形成了健康体检、健康风险因素监测、慢病监测与随访、健康行为监测、健康干预效果评估等覆盖健康管理全流程的健康管理大数据资源。这些数据资源多数来源于各类异构的信息系统，普遍存在数据采集的格式不一致、内容不统一、数据记录不完整、数据质量参差不齐等诸多问题，严重制约了健康管理大数据资源的融合共享和分析利用。应对这一瓶颈问题的有效途径是加强健康管理大数据标准化建设，通过制订并应用支撑健康管理大数据采集、传输、互操作的一系列信息标准，实现健康管理大数据的跨系统、跨机构、跨区域的互联互通和共享利用。

自 2015 年国家实施标准化工作改革以来，团体标准得到了快速发展，这为健康管理（体检）信息标准化建设带来了良好的发展机遇。作为卫生健康信息标准体系的有机组成部分，健康管理（体检）信息团体标准为个人健康管理相关数据的标准化提供了必要的标准支撑，其应用将从体系搭建、机构运作、诊断治疗、生活方式等多方面带来变革性改善，引导医疗机构、科研机构、民办资本、保险等机构相互合作，促进健康管理行业及产业健康有序发展，最终实现从“治疗”到“预防”的就医习惯改变。

（二）首批健康管理（体检）信息团体标准的研制与发布

1. 行业专家共识和规范是首批健康管理（体检）信息团体标准制订的基础

中华医学会健康管理学分会和《中华健康管理学杂志》编委会于 2014 年

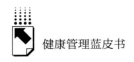

联合发布了《健康体检基本项目专家共识》①，为健康体检基本项目、健康体检自测问卷和健康体检报告首页作出了行业规范。2015年，中华医学会健康管理学分会、中华医学会超声医学分会、中华医学会心血管病学分会及《中华健康管理学杂志》编辑委员会联合发布《中国健康体检人群颈动脉超声检查规范》②，规定了健康体检颈动脉超声检查的检查技术、数据记录及报告规范。这些研究成果不仅是行业内部指南，也是首批健康管理（体检）信息团体标准制订的基本依据。

2. 首批健康管理（体检）信息团体标准的立项

近年来，我国健康管理行业发展迅速，已进入全民体检时代。为了引领健康管理行业及市场的健康有序发展，必须加快健康管理（体检）信息团体标准建设。

2017年1月，健康管理（体检）信息团体标准工作组筹备会议在湖南长沙召开，正式成立了健康管理（体检）信息团体标准工作委员会，确定了该项目由中关村新智源健康管理研究院负责牵头，成立了由多家医疗机构和科研院所共同组成的项目组。项目组成员由各参加单位长期从事临床、卫生健康信息标准化、医院管理以及信息技术等领域工作的专家组成。

2017年2月，健康管理（体检）信息团体标准工作启动会在北京召开，成立了团体标准工作组。团体标准工作组通过对多家医院开展现场调研，收集大量的临床需求，决定申报《健康体检基本项目数据集》、《健康体检自测问卷数据集》、《健康体检颈动脉超声检查基本数据集》及《健康体检报告首页数据集》作为首批健康管理（体检）信息团体标准。

2017年9月，上述4项健康管理（体检）信息团体标准获批立项，并由中国卫生信息与健康医疗大数据学会公开发布。此次首批健康管理（体检）信息团体标准的获批立项，拉开了健康管理“大数据”时代的序幕。

---

① 中华医学会健康管理学分会、《中华健康管理学杂志》编委会：《健康体检基本项目专家共识》，《中华健康管理学杂志》2014年第2期，第81～90页。

② 中华医学会健康管理学分会、中华医学会超声医学分会、中华医学会心血管病学分会、《中华健康管理学杂志》编辑委员会：《中国健康体检人群颈动脉超声检查规范》，《中华健康管理学杂志》2015年第4期，第254～260页。

3. 首批健康管理（体检）信息团体标准研制过程

（1）起草

4 项标准获批立项后，项目组先后制定了数据集基本架构，并参照相应的国际/国家/行业标准与规范，初步完成了四个基本数据集的制订工作，形成了基本数据集草案。2017 年 11 月，项目组组织相关参与单位的专家就四个基本数据集初稿进行探讨修改，与会专家就草案中的数据元条目进行了逐条讨论，重点探讨了纳入数据元的适宜性及数据元属性值的准确性，提出了进一步修订的意见。12 月，标准起草组在长沙再次就初稿进行修改，并在此基础上形成了四个基本数据集征求意见稿。

（2）征求意见

项目组就四个基本数据集的征求意见稿向多家单位广泛征求意见，共收到 20 家单位（包括 18 家医疗机构、2 家 IT 企业）的 200 余条反馈意见。2017 年 12 月 20 日，项目组通过组织召开研讨会的形式，组织相关参与单位的专家［包括多所部属医院的院长、健康管理（体检）中心主任］共 30 余名代表就基本数据集征求意见稿再次进行探讨修改。与会专家就草案中的数据元条目进行了逐条讨论，提出了进一步修订的意见。会后，根据会议的反馈意见，项目组对数据集再次进行修改，并在此基础上形成了基本数据集送审稿。

（3）会审、报批与发布

2018 年 3 月 9 日，中国卫生信息与健康医疗大数据学会卫生信息标准专业委员会在北京组织召开了卫生健康信息团体标准评审会议。经投票表决，四项健康管理（体检）基本数据集标准通过评审。与会专家对送审稿提出了进一步修改完善意见。项目组根据评审专家意见对数据集进行了再次修改并提交中国卫生信息与健康医疗大数据学会审批。2018 年 10 月由中国卫生信息与健康医疗大数据学会发布获批通告。

（三）健康管理（体检）信息团体标准推广应用初见成效

首批健康管理（体检）信息团体标准发布后，工作组快速展开标准推广应用工作。目前主要的应用领域如下。

1. 健康体检机构数据标准化

健康管理（体检）信息团体标准首先在健康体检机构中进行推广应用，

通过对健康体检信息系统的改造，实现体检数据的标准化。如颈动脉超声检查中，通过实施《健康体检颈动脉超声检查基本数据集》（T/CHIA－2018），规范了检查的记录项目以及各数据项的语义、数据类型及值域，为该领域数据的进一步整合与共享奠定了基础。

2. 指导智慧化高血压健康管理项目的开展

智慧化高血压健康管理项目是由中关村新智源健康管理研究院联合中国高血压联盟、上海高血压研究所牵头立项，由中华医学会健康管理分会慢病健康管理学组提供学术支持，在全国健康管理（体检）机构设立项目，旨在通过设备智慧化、流程规范化、采集精准化、数据标准化，实现对高血压的精准筛查，推动健康体检向健康管理转变，落实《国务院办公厅关于印发中国防治慢性病中长期规划（2017～2025年）的通知》（国办发〔2017〕12号），实现高血压及其风险的早筛、早防、早管、早控，助力健康中国建设。该项目是国家“十二五”科技支撑计划重点研究成果转化项目，也是中国首批健康管理（体检）信息团体标准的推广项目。

3. 主动健康和老年健康的科研与实践

科技部发布的2020年度“主动健康和老龄化科技应对”项目申报指南中采纳了健康管理（体检）信息团体标准。该专项计划以人民健康为中心，关注生命全周期、健康全过程，2020年将部署22个研究方向，国拨经费总概算约5.80亿元，实施周期为2020～2022年。

4. 科研教学领域

基于《健康体检自测问卷数据集》（T/CHIA 3－2018）制作的教学用电子问卷已经应用于中南大学湘雅三医院健康管理教研室开设的《社区卫生服务实践》见习课程，获得临床专业本科学生的一致好评，就其应用成果研究人员已发表教学论文，并申报中南大学教育改革课题。

其他可应用的领域还有互联网＋卫生健康服务、居民健康档案、社区和家庭医生、健康养老、医疗保险等。

（四）健康管理（体检）信息团体标准企业参与热情高，需求旺盛

许多信息科技公司积极参与了首批健康管理（体检）信息团体标准的制订和推广，积累了许多成功应用案例，如：天瑞康健（福州）信息科技有限

公司，将健康管理（体检）信息团体标准应用于其开发的健康管理信息服务平台；北京瑞林萨尔科技有限公司，将其应用于该公司的专科患者数据库和检后健康管理随访系统；北京燕鑫康达科技有限公司将其应用于公司开发的健康测评管理系统和健康体检自测问卷；上海颐键信息技术有限公司将其应用于公司开发的健康管理系统；此外还有越来越多的企业正积极地参与到首批健康管理（体检）信息团体标准的试扩和应用中来。

六　卫生健康信息标准与健康医疗大数据发展面临的挑战与建议

卫生健康信息标准是健康医疗大数据深度融合、开放共享的基础。随着我国卫生健康信息化事业的发展，卫生健康信息标准体系将不断充实与完善，健康医疗大数据应用将向更广、更深的方向发展。健康医疗大数据深度应用的实践将对卫生健康信息标准体系建设提出更高的要求，以满足大数据应用的需求，同时标准体系的进一步完善也会给大数据融合、分析与处理提供必要的基础保障。

当前，我国卫生健康信息标准化建设和健康医疗大数据应用取得了显著成效，但依然存在一些不足。在卫生健康信息标准化建设方面主要面临以下挑战：一是标准体系和管理体制机制不够完善；二是标准研制经费投入不足、落地应用缺乏应有的政策导向和激励措施；三是标准化人才严重缺乏。健康医疗大数据应用面临的主要挑战：一是支撑数据融合与开放共享的信息标准供给不足、有关法律法规滞后；二是存在数据安全和隐私保护问题；三是支撑大数据深度应用的核心技术较为薄弱；四是健康管理（体检）信息团体标准存在认知度不高、标准体系尚不完善、现有标准尚不能很好地满足产业发展需求、标准推广应用尚未形成有效机制、市场驱动力不足等问题。

因此，亟须在未来的卫生健康信息标准化建设和健康医疗大数据应用中重点考虑以下几个方面。

（一）进一步完善卫生健康信息标准体系，建立标准管理的创新机制和人才培养的长效机制

通过培育发展团体标准，不断完善标准体系，增加市场急需的标准的有效供给。充分发挥政府在标准管理中的支持引导作用，引入“众筹、众扶、众

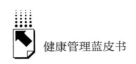

帮、众用”创新模式，拓宽筹资渠道，积极培育多元化的全国性信息团体标准开发组织。加强标准政策研究和保障机制建设，建立资源配置和信息标准化人才培养的长效机制，为未来卫生健康信息标准化建设培养合格的专门人才。

（二）大力推进标准落地应用，建立标准应用的政策激励机制

信息标准只有通过落地应用，才能发挥其支撑互联互通、信息共享的作用。为此，应以信息技术为基础，以标准化成熟度测评为手段，推进卫生健康信息标准在信息化建设中的落地应用；应加强标准应用制度建设，建立促进标准落地应用的政策激励与约束的长效机制，以确保标准落地应用的可持续性，更好地发挥其对互联互通、信息共享的支撑作用。

（三）加强健康医疗大数据处理和利用的核心技术研究，提升健康医疗大数据处理和利用的深度和广度

健康医疗大数据体量巨大、数据结构类型复杂，给数据融合与开发利用带来巨大的挑战，严重制约大数据应用的深度和广度，为此，需要加强促进大数据融合共享的核心技术研究，为建立大数据应用生态系统提供重要的技术保障。

（四）加强健康医疗大数据应用的安全性和隐私保护，确保大数据应用合法合规

健康医疗大数据开放共享必须确保数据的安全性，保护个人隐私不被泄露。因此必须加强健康医疗行业网络信息安全等级保护，提高信息安全监测、预警和应对能力，建立信息安全认证审查机制和个人隐私保护机制，从制度和技术上确保健康医疗大数据开放共享过程中的安全性。

（五）提高健康管理（体检）信息团体标准行业认知度，加快构建有关标准体系

随着国家《“健康中国2030”规划纲要》的实施，健康管理（体验）信息团体标准的重要地位将会日益凸显，与电子病历、健康档案等卫生行业标准具有同等重要的作用。因此，必须加强健康管理（体检）信息团体标准的推广宣贯，提高行业认知度，加快有关标准体系建设和新的标准制订，以满足行

业和产业发展需求。随着健康管理（体检）信息团体标准的广泛深入应用和不断完善，健康管理（体检）信息团体标准擢升为卫生健康行业标准乃至国家标准指日可待。

（六）疫情带动行业变革，全民健康医疗大数据建设成为行业发展新动力

新冠肺炎疫情极大地促进了大数据、人工智能、云计算等数字技术的发展应用，加速了互联网医疗、云医院、远程医疗等医疗服务方式的变革，基于健康医疗大数据的互联网智慧医疗体系和重大突发公共卫生事件综合应急管理体系在加速重构，全民健康医疗大数据建设已成为行业发展新动力。

B.5
中医药健康服务国际化、标准化、职业化发展报告

赵琳琳　邱新建　秦春香*

摘　要： 在健康中国战略背景下，政策红利频频释放，中医药发展已进入新常态，中医药国际化发展进入“加速跑”，截至目前，我国已与40多个国家、地区和组织签署了中医药合作协议，中医药健康服务正造福于全人类。标准化是中医药健康服务质量提升的基础，也是促进技术进步与创新，助力中医药现代化、全球化进程的重要手段。通过科技创新挖掘中医药科学内涵，推动中医药的传承与创新，是实现中医药事业伟大复兴的重大战略目标，同时也为中医药国际化、现代化注入源源不断的动力。职业化发展对促进全面发展中医药医疗保健服务，充分发挥中医药特色优势和拓展中医药健康服务技术技能型人才岗位设置具有重要作用，2015版《中华人民共和国职业分类大典》中，中医行业新增中医亚健康医师等9个职业，以满足激增的中医药服务需求。本文依据国家中医药管理局、统计局、权威杂志以及专业研究单位等公布和提供的大量数据，对中医药健康服务标准化、国际化的背景与界定、发展现状、面临挑战及对策进行分析。

关键词： 中医药　国际化　标准化　职业化

---

* 赵琳琳，博士，中南大学湘雅三医院主管技师，主要从事中医药健康管理研究；邱新建，博士，中南大学湘雅医院中西医结合科主治医师；秦春香，博士，中南大学湘雅三医院健康管理科护士长，副主任护师。

一　中医药健康服务国际化、标准化、职业化发展背景与界定

（一）政策红利为中医药科技创新插上腾飞翅膀

在2016年8月召开的全国卫生与健康大会上，习近平总书记把科技创新提上重要战略地位。《国家创新驱动发展战略纲要》、《“健康中国2030”规划纲要》和《中医药发展战略规划纲要（2016～2030年）》等文件，均将中医药科技创新列为发展重点。科技创新为中医药插上腾飞翅膀，众多政策（见表1）出台持续加速科技创新进程，为中医药健康服务国际化、标准化奠定重要基础，这些政策将对未来中医药产业发展产生重大影响。

表1　2016年以来促进中医药科技创新政策

时间	发布处	文件名称	主要内容
2016年2月26日	国务院	《中医药发展战略规划纲要（2016～2030年）》	着力推进中医药创新，健全中医药协同创新体系，到2030年，中医药工业智能化水平迈上新台阶
2016年5月19日	中共中央、国务院	《国家创新驱动发展战略纲要》	促进生命科学、中西医药、生物工程等多领域技术融合，推进中华传统医药现代化
2016年8月10日	国家中医药管理局	《中医药发展“十三五”规划》	推进中医药继承创新，实施中医药传承工程，开展中医药对恶性肿瘤、心脑血管疾病等重大疾病防治研究
2016年10月25日	中共中央、国务院	《“健康中国2030”规划纲要》	充分发挥中医药独特优势（提高中医药服务能力、发展中医养生保健治未病服务、推进中医药继承创新）
2016年12月23日	国家中医药管理局	《关于加快中医药科技创新体系建设的若干意见》	加强多学科协同创新与医教研产协同创新，促进各创新领域之间有效衔接与成果转化，推进中医药全链条创新
2016年12月25日	第十二届全国人大常委会第二十五次会议	《中华人民共和国中医药法》	开展中医药科学研究，加强中西医结合研究，促进中医药理论和技术方法的继承和创新
2017年1月16日	国家中医药管理局、国家发展和改革委员会	《中医药“一带一路”发展规划（2016～2020年）》	加强中医药领域国际科技合作，并转化为产品、技术和服务

续表

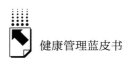

时间	发布处	文件名称	主要内容
2017年5月12日	科技部、国家中医药管理局	《"十三五"中医药科技创新专项规划》	到2020年,建立更加协同、高效、开放的中医药科技创新体系,加速推进中医药现代化和国际化发展
2018年7月19日	国家中医药管理局、科技部	《关于加强中医药健康服务科技创新的指导意见》	加强中医药健康服务相关产品研发,创新中医药健康服务模式,强化中医药健康服务科技创新平台
2019年1月15日	国家中医药管理局、科技部、工业和信息化部、国家卫生健康委员会	《关于加强中医医疗器械科技创新的指导意见》	加强中医医疗器械产品研发,加快中医医疗器械升级改造
2019年8月28日	国家发展和改革委员会等21部门	《促进健康产业高质量发展行动纲要(2019～2022年)》	围绕提升重大疑难疾病、慢病诊疗能力,组织开展中药方剂挖掘,集中优势力量实施中医药防治技术开发、新药研发、中西医临床协作攻关

资料来源：根据互联网信息进行整理。

（二）现代中医药产业蓬勃发展加速标准化、国际化进程

1. 道地药材快速发展促进标准化体系形成

道地药材是指产于特定地域，品质和疗效优于其他地区所产同种中药材，其质量稳定，拥有较高知名度。随着科技进步和用药需求增加，人工栽培药材逐渐取代野生药材，道地药材发展速度增快。目前，在我国常用600多种中药材中，300多种已实现人工种养，种植面积达3300多万亩，我国已成为世界上种植规模最大、种类最多、生产体系最完整的中药材生产大国①。道地药材的飞快发展，加速了其标准化的进程。2018年12月18日，农业农村部、国家药品监督管理局和国家中医药管理局共同印发了《全国道地药材生产基地建设规划（2018～2025年）》，提出健全道地药材标准体系，包括生产技术、产

① 中华人民共和国农业农村部：《农业农村部 国家药品监督管理局 国家中医药管理局关于印发〈全国道地药材生产基地建设规划（2018～2025年）〉的通知》，www.moa.gov.cn/govpublic/ZZYGLS/201812/t20181219_6165190.htm，最后检索时间：2020年5月15日。

地初加工、质量安全等。以陇西县为例，近年来不断推进种植“标准化”，先后制定黄芪、黄芩、党参、甘草等18个道地药材标准化种子、种苗培育和栽培技术操作规程，并通过省质监部门评审，颁布甘肃省中药材地方标准①。

2. 科技创新助推中药国际化发展

“十二五”以来，我国在中药新药研发、制剂、安全性评价等瓶颈问题上取得了很大进展，中药新药研发技术有较大突破；同时，建立了一批国家级研究中心，例如工程（技术）研究中心、国家中医临床研究基地和企业技术中心等。并培育了一批中药骨干企业，中药工业总产值迅猛发展，从1996年的234亿元增加至2015年的7867亿元②，占医药工业总产值的比例从1/5增加至1/3，中医药健康服务加快走向世界，中医药大健康产业在带动农民增收、保护生态环境、促进区域发展、支撑医改实施等多方面正在发挥巨大作用。

中成药制造高技术产业有效发明专利数（见图1）、中成药制造高技术产业新产品销售收入（见图2）呈现逐年增高趋势。

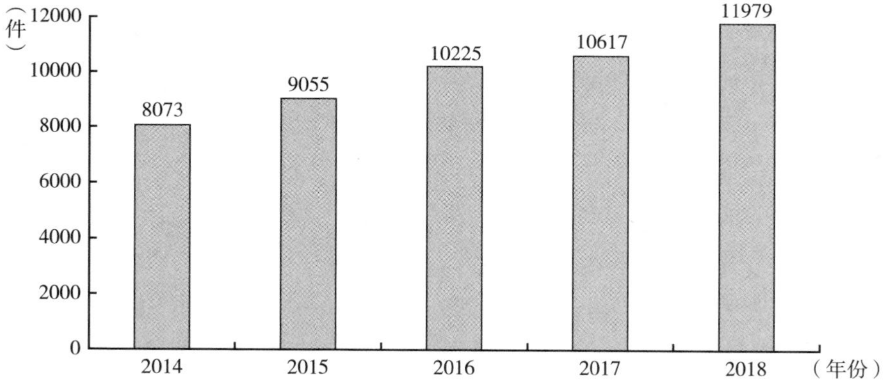

图1　中成药制造高技术产业有效发明专利数（2014～2018年）

资料来源：中华人民共和国国家统计局，http：//stats. gov. cn/easyquery. htm？ cn = C01&zb = AONOT01/&sj = 2018。

① 定西市农业农村局：《陇西做强道地药材打造中医药产业升级版》，http：//www. ny. dingxi. gov. cn/art/2019/8/19/art_ 9366_ 1215668. html，最后检索时间：2020年5月15日。

② 《科技部 国家中医药管理局关于印发〈“十三五”中医药科技创新专项规划〉的通知》（国科发社〔2017〕146号），http：//www. most. gov. cn/mostinfo/xinxifenlei/fgzc/gfxwj/gfxwj2017/201706/t20170614_ 133529. htm，最后检索时间：2020年5月15日。

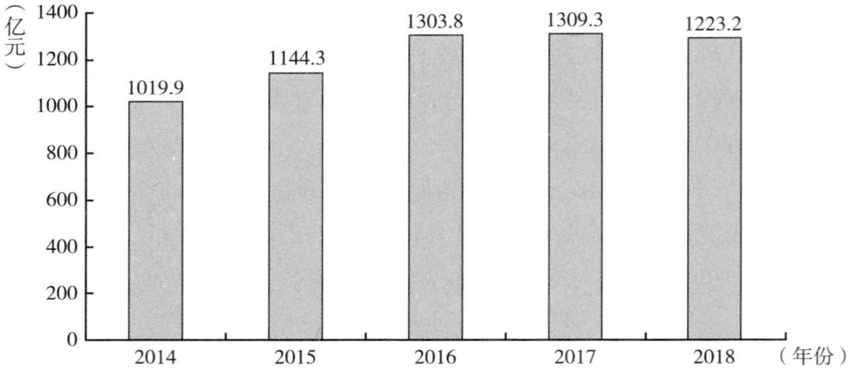

图2　中成药制造高技术产业新产品销售收入（2014～2018年）

资料来源：中华人民共和国国家统计局。

3. “一带一路”为中医药国际化带来新机遇

在全球化浪潮推动和“一带一路”倡议的引领下，中医药健康产业作为集卫生、经济、科技、文化和生态于一体的独特资源，其国际化发展被提到了国家战略层面。世界卫生组织（WHO）和国际标准化组织（ISO）先后关注并顺应了这一发展势态，制定了传统医学发展战略并发布了一系列传统医学国际化标准，也因此成为中医药国际标准制订和发布的权威平台。

截至2018年，我国已在“一带一路”沿线国家和地区建立了17个海外中医药中心，并为沿线国家和地区人民提供了物美价廉疗效好的医疗产品和服务。

以上海为例，作为国家“一带一路”建设中的领头羊，在中医药“一带一路”建设进程中发挥了先进作用。近年来，上海中医药大学附属曙光医院、上海中医药大学附属龙华医院、上海中医药大学附属岳阳中西医结合医院等分别在捷克、马耳他、毛里求斯等“一带一路”沿线国家成立了海外中医药中心，以医教研等多途径，在当地传播中医文化，开展中医药健康服务，使当地人民获益良多。

4. 中医药健康服务立足特色优势，中西医协同治疗的中国抗疫经验值得全球推广

新冠肺炎疫情发生以来，中西医结合救治的“组合拳”发挥了独特优势，大大提高了新冠肺炎患者的救治率及治疗效果，同时吸引了国际社会的高度关注。在此次新冠肺炎阻击战中，中医药能有效缓解症状、减少轻症向重症发展、

提高治愈率、促进恢复期人群康复。以金花清感颗粒、连花清瘟胶囊、血必净注射液和清肺排毒汤、化湿败毒方、宣肺败毒方“三药三方”为代表的一批中医药被证明具有明显疗效，中西医协同、优势互补的中国治疗方案，也将为世界各个地区抗击疫情提供宝贵的经验。同时，疫情为中医药走出国门、走向世界提供了一个很好的契机，展现了中医药优势、中医药文化、中医药特色。在全球战“疫”的危急关头，中国积极与各国分享中国经验和方案，主动把中医药推向世界。中国有关组织和机构已经向意大利、法国等十几个国家和地区捐赠了中成药、饮片、针灸针等药品和器械，选派中医师赴外支援。

（三）中医药健康新服务需要加快人才职业化发展

中医药健康服务是通过中医药健康理念、方法、技术维护和促进人民群众身心健康的活动，主要包括中医药养生、保健、医疗、康复服务等。从 2013 年起，国家基本公共卫生服务中首次增加中医药项目。近年来，为促进中医药健康服务高质量发展，国家相继出台《中医药健康服务发展规划（2015 ~ 2020 年）》《促进健康产业高质量发展行动纲要（2019 ~ 2022 年）》《关于推进中医药健康服务与互联网融合发展的指导意见》等。中医药健康新服务出现后，迫切需要相关专业人才实现职业化发展。

1. 中医健康养生

随着我国人口老龄化进程加速及慢性病出现井喷，防未病和养生观念深入人心，由于中医药健康服务简便价廉，人民群众对中医养生的接受度和需求也不断提升，促进了各种形式的养生保健服务业的迅速发展。2012 年国家中医药管理局确定 21 个地区试点中医养生保健服务机构准入①，各地养生保健机构如雨后春笋般成立。以湖南为例，该省养生保健机构达 3 万多家，年营业额约 200 亿元，占全国养生保健服务总额的 6% 以上，目前，湖南省养生保健产品总产值约 400 亿元②。中医养生保健业的迅速发展使中医健康养生从业人员逐

① 国家中医药管理局：《国家中医药管理局关于确定中医养生保健服务机构准入试点地区的通知》，http：//www. yzs. satcm. gov. cn/gongzuodongtai/2018 － 03 － 24/2932. html，最后检索时间：2020 年 6 月 3 日。

② 宁德斌、戴馨：《湖南省中医药健康服务业的优势与发展战略研究》，《中医药导报》2017 年第 4 期，第 48 ~ 50 页。

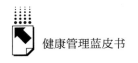

渐增多。2019 年 9 月 5 日，国家中医药局等 7 部门联合印发《关于教育支持社会服务产业发展，提高紧缺人才培养培训质量的意见》，鼓励引导职业院校增设中医护理、中医养生保健、中医食疗等中医药健康养生等相关专业点。

2. 中医药健康养老

2019 年国家统计局发布的数据显示：2018 年末，我国 60 岁及以上人口为 24949 万人，占总人口的 17.9%，其中，65 岁及以上人口为 16658 万人，占总人口的 11.9%①。在市场需求与国家政策的引导下，积极、规范培养养老服务业的高素质人才成为职业教育的首要任务。发展中医药健康养老服务，是应对人口老龄化、全周期保障人民健康、促进健康中国建设的重要举措。国务院印发的《关于加快发展养老服务业的若干意见》提出，到 2020 年，养老行业将提供 1000 万个就业岗位，因此，中医药健康养老服务职业化迎来良好的发展机遇。

3. 中医药健康旅游

近年来，随着经济飞速发展，人们生活水平提高以及健康意识增强，中医药健康服务与旅游相结合的模式逐渐兴起，传统旅游已逐渐被养生保健式旅游所替代，"旅游 + 中医药" 可为旅游业自身转型升级增添新动能。国家旅游局和国家中医药管理局联合调查中医药健康旅游现状结果：在所调查的 24 个省（区、市）中，现有 454 个景区、度假村等机构和 90 多个中医药博物馆、中医药企业开展了中医药健康服务，所及项目主要含有温泉、药浴、药膳、中医美容、传统膏方等②。2017 年 9 月 13 日，国家中医药管理局确定 15 家首批国家中医药健康旅游示范区创建单位，2018 年 3 月 13 日，确定 73 家首批国家中医药健康旅游示范基地创建单位（见表 2）。

表 2　首批国家中医药健康旅游示范区及示范基地

序号	地区	示范区*	示范基地**
1	北京	北京东城国家中医药健康旅游示范区	北京昌平中医药文化博览园、北京潭柘寺中医药健康旅游产业园、中国医学科学院药用植物园
2	天津		天津天士力大健康城、天津乐家老铺沽上药酒工坊

① 国家统计局：《2018 年经济运行保持在合理区间发展的主要预期目标较好完成》，http://www.stats.gov.cn/tjsj/zxfb/201901/t20190121_1645752.html，最后检索时间：2020 年 5 月 15 日。

② 孟晓伟、姚东明、胡振宇：《中医药健康旅游发展现状与对策研究》，《江西中医药大学学报》2018 年第 1 期，第 96 ~ 99 页。

续表

序号	地区	示范区	示范基地
3	河北	河北安国国家中医药健康旅游示范区	河北金木国际产业园、河北以岭健康城、河北新绎七修酒店
4	山西	山西平顺国家中医药健康旅游示范区	山西红杉药业有限公司、山西广誉远国药有限公司
5	内蒙古		内蒙古鄂托克前旗阿吉泰健康养生园、内蒙古呼伦贝尔蒙医药医院、内蒙古呼伦贝尔蒙古之源蒙医药原生态旅游景区
6	辽宁		辽宁大连普兰店区博元聚中医药产业基地、辽宁天桥沟森林公园
7	吉林	吉林通化国家中医药健康旅游示范区	吉林长白山一山一蓝康养旅游基地、吉林盛世华鑫林下参旅游基地
8	黑龙江		黑龙江中国北药园、黑龙江伊春桃山玉温泉森林康养基地
9	上海	上海浦东国家中医药健康旅游示范区	上海益大中医药健康服务创意园、上海中医药博物馆
10	江苏	江苏泰州国家中医药健康旅游示范区	江苏句容茅山康缘中华养生谷、江苏苏州李良济中医药体验中心
11	浙江		浙江佐力郡安里中医药养生体验园、浙江龙泉灵芝产业基地
12	安徽	安徽亳州国家中医药健康旅游示范区	安徽潜口太极养生小镇、安徽亳州华佗故里文化旅游基地、安徽丫山风景区
13	福建		福建厦门青礁慈济宫景区、福建漳州片仔癀产业博览园
14	江西	江西上饶国家中医药健康旅游示范区	江西新余悦新养老产业示范基地、江西德兴国际中医药健康旅游产业基地、江西黎川国医研中医药健康旅游示范基地、江西婺源文化与生态旅游区
15	山东	山东日照国家中医药健康旅游示范区	山东东阿阿胶世界、山东庆云养生基地、山东台儿庄古城、山东华茂集团
16	河南		河南焦作保和堂瑞祥现代农业科技园、河南开封大宋中医药文化养生园
17	湖北	湖北蕲春国家中医药健康旅游示范区	湖北咸丰县中医院、湖北浩宇康宁康复休闲颐养产业基地
18	湖南		湖南龙山康养基地、湖南永州异蛇生态文化产业园、湖南九芝堂中医药养生及文化科普基地
19	广东		广州神农草堂中医药博物馆、广东罗浮山风景名胜区
20	广西	广西南宁国家中医药健康旅游示范区	广西药用植物园、广西信和信桂林国际智慧产业园
21	海南		海南三亚市中医院、海南海口文山沉香文化产业园
22	重庆	重庆南川国家中医药健康旅游示范区	重庆药物种植研究所、重庆金阳映像中医药健康旅游城

续表

序号	地区	示范区	示范基地
23	四川	四川都江堰国家中医药健康旅游示范区	四川千草康养文化产业园、四川成都龙泉健康科技旅游示范中心、四川花城本草健康产业国际博览园
24	贵州	贵州黔东南国家中医药健康旅游示范区	贵州大健康中国行普定孵化基地、贵州百鸟河中医药旅游度假养生谷
25	云南		云南白药大健康产业园、云南杏林大观园
26	西藏		西藏白玛曲秘藏医外治诊疗康复度假村、西藏拉萨净土健康产业观光园
27	陕西	陕西铜川国家中医药健康旅游示范区	陕西秦岭药王茶文化产业园、中国秦岭乾坤抗衰老中医药养生小镇
28	甘肃		甘肃灵台县皇甫谧文化园、甘肃庆阳岐黄中医药文化博物馆
29	青海		青海祁连鹿场、青海省藏医院
30	宁夏		宁夏朝天雀枸杞茶博园、宁夏银川闽宁镇覆盆子健康养生产业基地
31	新疆		新疆昭苏县中医院、新疆裕民宏展红花种植基地

注：*《国家旅游局、国家中医药管理局关于公布首批国家中医药健康旅游示范区创建单位的通知》，国家中医药管理局官网。

** 国家旅游局、国家中医药管理局：《关于国家中医药健康旅游示范基地创建单位名单公示》，中华人民共和国文化和旅游部官网。

4. 中医药美容

众多中医院及美容机构开展中医养生保健按摩、刮痧、中医药膳、针灸美容美体、耳穴减肥疗法、足浴疗法以及药灸拔罐减肥等服务项目。中药在美白皮肤，淡化皮肤斑点，提亮黯淡、发黄肤色，对抗粉刺、暗疮等方面有明显疗效，很多中药可以增强肌肤的抗紫外线能力，中药及自然植物面膜的应用具有大好前景。

（四）中医药健康服务国际化、标准化、职业化界定

1. 中医药健康服务国际化界定

中医药健康服务国际化是指在中国本土形成和发展起来的中医药体系在世界范围内被广泛接受和使用。随着疾病谱和死因谱的改变，西方医学界对包括中医药在内的传统医学进行重新思考和关注。随着“一带一路”建设的大力推进，中医药健康服务国际化获得了前所未有的机遇。中医药健康服务国际化的发展不仅能够给世界各国人民带来健康福祉，而且在科技、经济、环境、文化传播等领域也有重要意义。

2. 中医药健康服务标准化界定

中医药健康服务标准化是制订、实施、评价中医药健康服务标准的活动，中医药健康服务标准化的发展是中医药健康事业发展的基石，也是助力中医药现代化、国际化进程的重要手段。全国人大常委会 2017 年审议通过的《中华人民共和国标准化法》第二条规定："标准包括国家标准、行业标准、地方标准和团体标准、企业标准。"该法的颁布有利于加强标准化工作的法治保障，有利于助力更高水平的对外开放。国家标准体系图解见图 3。

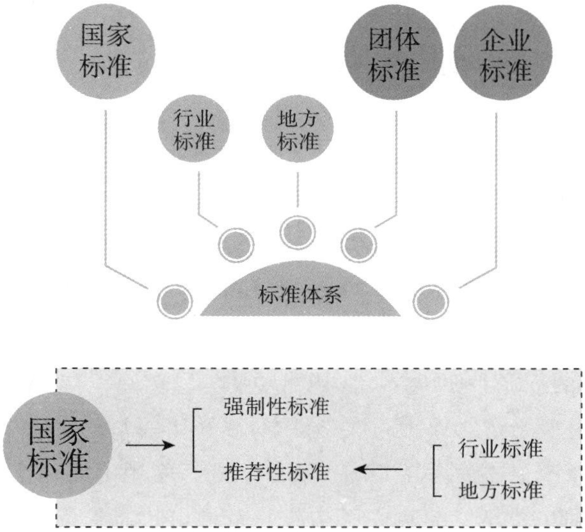

图 3　国家标准体系

资料来源：国家标准化管理委员会，http：//www.sac.gov.cn/sbgs/flfg/fl/bzhf/201711/t20171108_ 318652.htm。

3. 中医药健康服务职业化界定

中医药健康服务职业化是中医药健康服务职业的标准化、规范化和制度化，包括从事该职业应遵循的职业行为规范、应具备的职业素养和职业技能。2015 年 7 月 29 日，国家职业分类大典修订工作委员会颁布的《中华人民共和国职业分类大典》（2015 年版）完善了中医药行业医、药、技、护、服务和生产流通人员等六大职业分类，新增民族药师、中医技师、中医护士、中式烹调师（含药膳制作师工种）等 9 个职业。中医医师新增中医亚健康医师、中医康复医师、中医营养医师、中医整脊科医师、中医全科医师5个职业；除新增职业外，同时完善了中医行业特有工种，如保健调理师细分为保健刮痧师、保健艾灸师、保健拔罐师、保健砭术师等。新职业的增加可促进专科人才培养体系的完善。

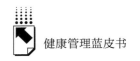

二　中医药健康服务国际化、标准化、职业化发展现状

（一）中医药健康服务国际化发展现状

1. 中医药健康服务国际化步入快车道

2016年国家中医药管理局、国家发改委联合印发《中医药“一带一路”发展规划（2016～2020年）》，为推动中医药“一带一路”建设做了顶层设计。据统计，截至2018年12月①，中医药健康服务累计服务外宾约69.28万人次。我国在推动与美国FDA、欧盟EMEA和“一带一路”沿线国家的药品注册互认中做出了积极努力，中医药已传播至183个国家和地区，特别是103个国家已经认可使用针灸，其中29个国家颁布了相关法律法规，18个国家将针灸纳入医疗保险体系②。我国已经与外国政府、地区主管机构和国际组织签署了86个中医药战略合作协议。2019年5月25日，第72届世界卫生大会审议通过的《国际疾病分类第十一次修订本》（ICD－11），首次纳入起源于中医药的传统医学章节，这为世界人民了解中医药、使用中医药奠定了良好基础。2015年6月揭牌的中国－捷克中医中心是首批由政府支持的中医药海外中心之一，表3列举了我国目前已建立的中医药海外中心。

表3　中医药海外中心

区域	中医药海外中心
非洲	中国—马拉维中医药中心、中国—多哥中医药中心
美洲	中国—美国中医药肿瘤合作中心、中国—北美广誉远中医药中心

① 中国针灸学会：《中医药之花绽放一带一路》，www.caam.cn/article/2085－124，最后检索时间：2020年5月15日。

② 中华人民共和国国务院新闻办公室：《〈中国的中医药〉白皮书（全文）》，www.scio.gov.cn/ztk/dtzt/34102/35624/35628/Document/1534714/1534714.htm，最后检索时间：2020年5月15日。

续表

区域	中医药海外中心
欧洲	中国—俄罗斯中医药中心（圣彼得堡）、中国—黑山中医药中心、中国—西班牙中医药中心、中国—卢森堡中医药中心、中国—瑞士中医药中心、中国—北欧中医药中心（瑞典）、中国—瑞典中医药中心、中国—法国中医药中心、中国—葡萄牙中医药中心、中国—乌克兰佛慈中医药中心、中国—波兰同仁堂中医药中心、中国—捷克中医中心、中国—中东欧中医药中心（匈牙利）、中国—德国中医药中心、中国—俄罗斯中医药中心（莫斯科）、中国—意大利中医药中心
大洋洲	中国—澳大利亚中医药中心（墨尔本）、中国—澳大利亚中医药中心（悉尼）、中国—澳大利亚康平中西医结合医疗中心、中国—澳大利亚振东中医药中心
亚洲	中国—吉尔吉斯斯坦中医药中心、中国—阿联酋中医药中心、中国—尼泊尔中医药中心、中国—以色列中医药中心、中国—马来西亚中医药中心、中国—泰国中医药中心

资料来源：整理自中国中医药网，http：//cntcm. com. cn/2019 -04/25/content_ 59686. htm。

2. 知名药企带动中医药国际化

近几年，中医药国际化成绩斐然，中医药以丰富有效的防病治病方法和理念、技术正在逐渐被世界各国认可、接受，其产品和服务越来越受欢迎。数据显示，2019 年中药类出口额高达 40. 26 亿美元，同比增长 2. 82% ，出口均价同比增长 16. 69% 。从中药出口分类来看，植物提取物市场最为活跃，出口额 23. 80 亿美元，同比增长 0. 19% 。中药材及饮片次之，出口额 11. 37 亿美元（见图 4），同比增长 10. 32% ，中药材及饮片增长迅速源于价格上涨，价格同比上涨 8. 48%①。

中药企业作为“一带一路”建设中的健康使者，承载着中医药文化传播与科技创新的使命，与“一带一路”沿线国家和地区开展资源合作开发，促进中医药健康服务走向世界。近年来，中药大企业在激烈的市场竞争中不断磨炼，敢为人先，积极申请产品的国外注册。例如，天士力的复方丹参滴丸，是全球首个完成 FDA Ⅲ期临床研究的复方中药制剂，标准化和智能制造是中医药走向国际的通行证。天士力以最高标准优化规范原材料种植、加工、提取、

① 中国医药保健品进出口商会：《2019 年中药外贸逆势增长业绩平稳》，http：//www. cccmhpie. org. cn/Pub/9261/176097. shtml，最后检索时间：2020 年 5 月 15 日。

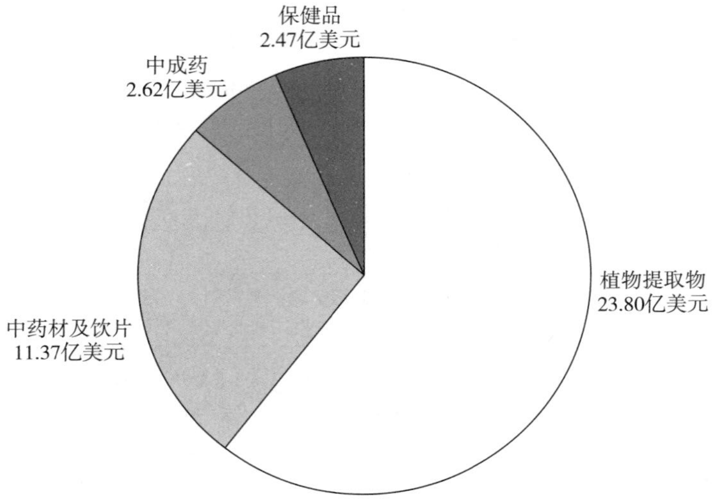

图 4　2019 年中药分类出口额情况

资料来源：中国医药保健品进出口商会。

制剂、流通等各产业环节，基于对复方丹参滴丸在美国获批上市的信心及对药品市场前景的高度看好，2018 年 9 月 6 日，天士力宣布与美国 Arbor Pharmaceuticals，Inc. 签署关于复方丹参滴丸（美国 FDA 临床研究申报代码：T89）的许可协议。天士力将 T89 相关适应征在美国本土的独家销售权有偿授予 Arbor 公司①。

（二）中医药健康服务标准化发展现状

中医药健康服务标准化是不断推动中医药继承创新、学术进步的必经之路，也是中医药成果推广与国际化的重要形式，是推进中医药现代化的重要途径。

1. 国内标准助推中医药健康服务规范化发展

近年来，中医药标准化工作取得较大进展。自 2009 年国家标准化管理委

① 中国医药保健品进出口商会：《2018 授权引进与对外授权》，http：//www. cccmhpie. org. cn/Pub/9257/173977. shtml，最后检索时间：2020 年 5 月 15 日。

员会成立了5个全国中医药标准化技术委员会以来，我国制修订中医药国家标准33余项，中医药行业及行业组织标准493项①。表4至表8列举了2015年以来部分国家标准、行业标准、地方标准、团体标准及企业标准。

表4 近年来部分中医药领域国家标准

序号	标准号	标准名称	发布日期	实施日期	类别
1	GB/T 35476－2017	罗汉果质量等级	2017－12－29	2018－7－1	推标
2	GB/T 33416－2016	针灸技术操作规范 编写通则	2016－12－30	2017－7－1	推标
3	GB/T 33414－2016	穴位敷贴用药规范	2016－12－30	2017－7－1	推标
4	GB/T 33415－2016	针灸异常情况处理	2016－12－30	2017－7－1	推标
5	GB 2024－2016	针灸针	2016－6－14	2018－7－1	强标
6	GB/T 32237－2015	中药浸膏喷雾干燥器	2015－12－10	2016－7－1	推标
7	GB/T 32239－2015	中药制丸机	2015－12－10	2016－7－1	推标
8	GB/T 31773－2015	中药方剂编码规则及编码	2015－5－29	2015－12－1	推标
9	GB/T 31774－2015	中药编码规则及编码	2015－5－29	2015－12－1	推标
10	GB/T 31775－2015	中药在供应链管理中的编码与表示	2015－5－29	2015－12－1	推标

资料来源：国家标准系统公开全文，http://openstd.samr.gov.cn/bzgk/gb/std_list?r=0.8266370640753997&p.p1=0&p.p90=circulation_date&p.p91=desc。

表5 近年来部分中医药领域行业标准

序号	标准号	标准名称	行业	批准日期	实施日期
1	JB/T 20183－2017	中药大蜜丸蜡壳印字机	机械	2017－4－12	2017－10－1
2	SB/T 11183－2017	中药材产地加工技术规范	国内贸易	2017－1－13	2017－10－1
3	JB/T 20182－2017	中药大蜜丸蜡封机	机械	2017－1－9	2017－7－1
4	YY/T 1489－2016	中医脉图采集设备	医药	2016－7－29	2017－6－1
5	SB/T 11174.5－2016	中药材商品规格等级 第5部分:大黄	国内贸易	2016－9－18	2017－5－1
6	WS/T 500.5－2016	电子病历共享文档规范第5部分:中药处方	卫生	2016－8－23	2017－2－1

① 中华中医药学会：《中医药国际标准化工作备受瞩目》，www.cacm.org.cn/zhzyyxh/hangyeyaowen/201506/45593f424fa94c0cb9276a310de03ae.shtml。

续表

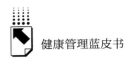

序号	标准号	标准名称	行业	批准日期	实施日期
7	SN/T 4653－2016	出口中药材中氨基甲酸酯类农药残留量的检测方法 液相色谱－质谱/质谱法	出入境检验检疫	2016－8－23	2017－3－1
8	SN/T 4527－2016	出口中药材中多种有机氯、拟除虫菊酯类农药残留量的测定	出入境检验检疫	2016－6－28	2017－2－1
9	JB/T 20113－2016	中药材颚式破碎机	机械	2016－4－5	2016－9－1
10	SB/T 11150－2015	中药材气调养护技术规范	国内贸易	2015－11－9	2016－9－1

资料来源：中华人民共和国中央人民政府网站，http：//www.gov.cn/fuwu/bzxxcx/bzh.htm。

表 6 近年来部分中医药领域地方标准

序号	标准号	标准名称	地方	批准日期	实施日期
1	DB43/T 1642－2019	养老机构中医养生保健服务规范	湖南省	2019－7－9	2019－10－9
2	DB22/T 3026－2019	出血性中风中医诊疗技术规范	吉林省	2019－5－27	2019－6－17
3	DB22/T 3023－2019	中医健康体检服务规范	吉林省	2019－5－27	2019－6－17
4	DB22/T 3012－2019	中医医院老年病科评价规范	吉林省	2019－5－27	2019－6－17
5	DB62/T 2965－2019	中医按摩戒毒康复技术规范	甘肃省	2019－3－7	2019－4－1
6	DB34/T 3200－2018	中医药健康旅游示范基地评定规范	安徽省	2018－10－20	2018－11－20
7	DB11/T 1489－2017	中医药文化旅游基地设施与服务要求	北京市	2017－12－14	2018－4－1
8	DB34/T 3275－2018	中药材栽培技术规程 艾草	安徽省	2018－12－29	2019－1－29
9	DB42/T 1369－2018	中药材 独活种苗生产技术规程	湖北省	2018－7－20	2018－9－20
10	DB42/T 1370－2018	中药材 马蹄大黄生产技术规程	湖北省	2018－7－20	2018－9－20

资料来源：地方标准信息服务平台，http：//dbba.sacinfo.org.cn。

表 7　近年来部分中医药领域团体标准

序号	团体名称	标准号	标准名称	批准时间
1	中国中医药信息学会	T/CIATCM 023—2019	中药煎药管理与质量控制信息基本数据集	2019－5－8
2	中国中医药信息学会	T/CIATCM 022—2019	中医特色治疗项目信息分类与代码	2019－5－8
3	中国中医药信息学会	T/CIATCM 056—2019	省级中医药数据中心建设指南	2019－5－8
4	中国中医药信息学会	T/CIATCM 025—2019	中药煎药管理与质量控制系统建设指南	2019－5－8
5	中华中医药学会	T/CACM 014—2017	冠状动脉粥样硬化性心脏病痰湿证临床诊断标准	2019－1－23
6	中华中医药学会	T/CACM 1021. 46—2018	中药材商品规格等级 桂枝	2019－1－22
7	中华中医药学会	T/CACM 006—2017	中医药单用/联合抗生素治疗常见感染性疾病临床实践指南 社区获得性肺炎	2018－2－13
8	中华中医药学会	T/CACM 004—2017	病毒性肝炎中医辨证标准	2018－2－13
9	中华中医药学会	T/CACM 001—2017	中药品质评价方法指南	2018－2－13
10	中华中医药学会	T/CACM 006—2016	中医健康管理服务规范	2018－2－12

资料来源：全国团体标准信息平台，www. ttbz. org. cn/Home/Standard。

表 8　近年来部分中医药领域企业标准

序号	企业名称	标准名称	发布时间
1	山东柳新堂健康产业有限公司	Q/0100LXT020－2019《中医养生贴》	2019－9－27
2	山东柳新堂健康产业有限公司	Q/0100LXT011－2019《中医穴位养生包》	2019－6－12
3	广西思迈生物科技有限公司	Q/GY5　01－2019《智能中医灸疗床》	2019－5－6
4	湖南慈辉医疗科技有限公司	Q/CHYL004－2018《中医灸疗具》	2019－1－4
5	缔道(天津)生物科技有限责任公司	Q/12DDSW 009－2018《中医理疗眼罩》	2018－6－21
6	睿金生物科技(苏州)有限公司	Q/320501 RT006－2018《中医面诊仪》	2018－4－19
7	山东郭氏中医农业生物科技有限公司	Q/SDGS001－2018《郭氏中医》	2018－4－19
8	黄石迪晨医疗用品有限公司	Q/HSDC02－2017《中医香包》	2017－8－1
9	贵州苗峰生物技术有限公司	Q/GMF02－2017《中医香包》	2017－6－28
10	凤凰八音(北京)国际健康科技有限公司	Q/HDFHBY 02－2016《中医频率数据库》	2016－9－23

资料来源：企业标准信息公共服务平台，http：//www. cpbz. gov. cn/。

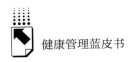

2. 中医药国际标准紧密发布

中医药健康服务国际标准的制订，有利于我国抢占中医药健康服务标准高地，握紧中医药健康服务国际标准的主导权与话语权。此外，中医药国际标准的发布，对促进中医药国际贸易和中医药国际化有着重要意义，对提升世界中草药和中医药产品的质量与安全，打破中医药健康服务项目的贸易壁垒将起到重要作用。2009 年 9 月，国际标准化组织（ISO）率先成立中医药技术委员会（ISO/TC249），截止到 2019 年 5 月，该组织已颁布中医药国际标准 45 项，其中，中国专家作为项目提案人的情况占大多数（71%）①。这些国际标准包括一次性无菌使用针灸针、亚洲人参种子种苗、中药重金属检测方法、中药煎煮设备、艾灸器具及中药编码系统等。其中，最先拥有国际标准的中医针灸早已融入国际医药体系。经我国主导的中医药国际标准的发布，对中医药健康服务国际贸易的发展起到积极促进作用，例如，煎药机国际标准制订企业每年贸易额增长 15.2%，四诊设备国际标准制订单位，产品的使用单位从 2014 年的 500 余家，增长至 2016 年底的 2000 余家②。

（三）中医健康新职业蓬勃发展

在 2015 版《中华人民共和国职业分类大典》中新增 9 个中医新职业。2019 年 10 月 9 日，教育部、国家卫健委、国家中医药管理局等 7 部门联合印发社会服务业相关人才培养文件——《关于教育支持社会服务产业发展 提高紧缺人才培养培训质量的意见》（以下简称《意见》），指出要完善中医健康服务等学科专业布局，调整优化学科专业目录，及时增设相关领域本专科专业，重点对接管理、经营、服务、供应链等岗位需求，确定不同层次学历教育和职业培训的人才培养目标和规格，在重点扩大技术技能人才培养规模方面，《意见》指出，应鼓励引导有条件的职业院校积极增设老年护理、中医护理、中医养生保健、中医营养与食疗、康复治疗技术、中医康复技术、康养休闲旅游服务等中医药健康服务产业相关专业点。

---

① 国家中医药管理局：《中医药国际标准已颁布 45 项，由中国专家担任项目提案人的占 71%!》，www. satcm. gov. cn/hudongjiaoliu/guanfangweixin/2019 - 06 - 28/10122. html。

② 中国针灸学会：《中医药之花绽放一带一路》，www. caam. cn/article/2085 - 124，最后检索时间 2020 年 5 月 15 日。

1. 中医全科医师

中医全科医师是运用中医和现代医学理论，从事社区人群常见病与多发病的诊断、治疗、康复、预防和健康管理等中医药健康服务的专业人员。主要工作内容包含：建立社区居民健康管理档案；进行疾病预防性筛查、咨询，提供中医药预防服务；运用望、闻、问、切等中医诊断方法，诊断社区人群常见病与慢性病，并提供中医药服务及刮痧、拔罐、针灸、推拿、按摩等适宜技术治疗；进行急危重症急救或双向转诊；对社区老人、妇儿和残障人士等重点人群提供体质辨识、小儿捏脊等中医药特色服务；进行居家医养结合照料；提供中医养生保健和健康科普。

2. 中医营养医师

中医营养医师是采用中医药药食同源等理论，进行人体营养状况诊断、营养评价、膳食调养的专业人员。其主要工作内容为运用望、闻、问、切等中医诊断方法，结合现代医学及营养学方法，诊断评估人体营养状况；运用中医营养学理论，为患者制订合理的食疗计划；促进良好生活方式养成。

《中医药健康服务发展规划（2015～2020年）》中提出，大力发展中医药养生保健服务，鼓励开展药膳食疗等健康服务项目，并倡导积极利用新媒体等手段传播中医药养生保健知识，加强中医养生保健引导。

3. 药膳制作师

药膳制作师属于中式烹调师，是以中医药理论为指导，从事药膳制作技术培训及药膳制作的专业技术人员，其主要工作任务为培训指导相关从业者；根据标准选择药食同源食材，进行炮制加工，并运用中式烹调方法进行药膳制作。

《中医药发展战略规划纲要（2016～2030年）》中把药膳制作师等培训列为重点任务，鼓励中医医院、中医师为中医养生保健机构提供保健咨询、调理和药膳等技术支持。

4. 中医整脊医师

中医整脊医师是运用中医药和脊柱运动力学理论，以调曲复位为主要技术，对脊源性疾病和脊柱损伤进行预防、诊断和治疗的专业人员。其主要工作内容为运用望、闻、问、切等中医诊断方法，进行脊柱伤病和脊源性疾病预防、诊断；开具药物辨证论治处方，制定调曲复位治疗方案；运用中医外治法，以理筋、正脊骨法、四维调曲复位为主，并辅助功能锻炼进行治疗康复。

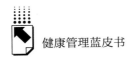

2006年中华中医药学会经国家中医药管理局、中国科协和民政部批准成立整脊分会，整脊一词从而成为我国中医的具有知识产权的特有名词，中医整脊逐渐成为一项朝阳产业，对中医整脊医师的需求也逐年增加。

5. 中医亚健康医师

中医亚健康医师是运用中医药和亚健康理论，进行亚健康人群评估、干预、健康管理等的专业人员。其主要工作内容包括运用望、闻、问、切等诊断方法，进行亚健康状态诊断；运用亚健康状态测评系统、设备，进行亚健康状态评估及分析；制订亚健康调养方案并实施；评估调理效果。

2012年湖南中医药大学获得教育部批准，设立中医亚健康学，并同时获得中医亚健康学硕士和博士学位授予资格，中医亚健康学的学科梯队已经初步形成。

6. 民族药师

民族药师是从事民族药药品购销储存、饮片加工、质量检验、制剂调配并指导生产用药的专业人员。其主要工作任务包括：藏药、蒙药、维药等药材收购、加工炮制，成药生产制备技术指导；民族药质量的监督、检查、抽检；用药指导等。

7. 中医技师

中医技师是运用中医药理论和技术手段，辅助中医师进行疾病治疗和康复的技术人员。其工作范围是面向各级医院、中医诊所、社区服务中心、康复中心、理疗会所、养生馆、健康管理机构，从事中医诊疗、中医传统技能服务。

中医技师的工作内容主要是针灸、推拿、理疗、康复、美容、治未病，又细分为针刺、艾灸、刮痧、拔罐、按摩、营养、运动、理疗、健康管理、心理等10个技术模块，知识体系涉及广泛，因此对中医技师的深度培训就显得尤为必要。

8. 中医康复医师

中医康复医师是运用中医药理论和技术手段，进行患者肢体功能康复治疗的专业人员。其主要工作内容包括，运用望、闻、问、切等中医诊断方法，进行诊断；运用现代医学诊疗技术和医疗设备，进行辅助诊断；进行中医康复评价并制订合理的中医康复计划和综合康复计划；使用药物、中医技术和现代康复技术，进行康复治疗等。

《中医药健康服务发展规划（2015～2020年）》中提出，积极拓展中医特色康复服务能力，促进中医技术与康复医学深度融合，完善康复服务标准及规范建设。随着一系列政策的推出、中医药健康服务业的壮大，中医康复专业技术人员的缺口也在扩大。

9. 中医护士

中医护理是运用中医药理论体系，体现中医辨证施护特点的护理理论及护理技术。而中医护士是专业从事中医护理的技术人员。随着医学模式的转变和人们对疾病认识的深入，中医护理已成为医疗活动中重要的组成部分。近年来，各专业学院纷纷开展中医护理教育，各级中医院定期开展中医护理适宜技术培训，以持续提高中医健康服务水平。国家中医药管理局分批次印发常见病种中医护理方案，以发挥中医护理特色优势，提高中医护理效果，规范中医护理行为。

三　中医药健康服务国际化、标准化、职业化发展问题与对策

（一）主要问题

1. 中医药健康服务标准化体系仍不完善，标准的推广和应用水平亟待提高

中医药健康服务相关标准缺失，标准体系有待进一步健全，随着我国“一带一路”建设和“健康中国2030”战略的逐步落实，中医药标准离市场需求还差之千里。另外，标准推广力度不足，应用程度也比较低，虽然2012年12月国家中医药管理局确定中国中医科学院西苑医院等42家中医药标准研究推广基地（试点），并取得一定成绩，但由于本行业标准化工作起步相对较晚，中医药标准在实践中被主动采用的情况较少，监督反馈机制待健全，推广力度仍需加大。

2. 中医药健康服务国际化进展缓慢，发达国家对中医药产业形成倒逼态势

由于对国外政策法规认知度不足，科研水平相对较低，中医药服务体系缺乏，因此，中医药健康服务国际化进展缓慢。近年来，各国均重视推进本国传

统医药国际化，例如日本、韩国。众多发达国家和跨国公司尝试在标准制定、产业发展、中医药现代化研究、市场占有等方面抢占先机，利用资金和技术优势不断加大对中医药等传统医药的开发力度，抢注中医药专利，加快制订传统医药标准和规范，这对我国中医药产业形成倒逼态势。

3. 中医药健康服务岗位设置不能满足职业化发展需求，新职业培训评价机制不健全

2015 版《中华人民共和国职业分类大典》新增中医行业 9 个职业，然而从目前看，除了中医药健康服务业人才培养相对滞后、人才培养体系尚未真正形成外，各级医院新职业中中医药健康服务岗位缺乏，社区卫生服务中心等基层医院缺少中医药健康服务项目。另外，新职业培训评价机制不健全，缺乏职业培训和鉴定体系，未能建立各层次人才评价标准和第三方评价机制。

4. 疫情大考背景下，中医药健康服务人才培训面临挑战

中医药虽然全面参与了新冠肺炎疫情应对工作，但参与危急重症抢救工作仍然偏少，反映了一部分中医人才在急救技能方面的不足。同时，在中医辨证用药方面，也存在不同人员对于疾病的认识不完全统一的情况。种种现象都暴露出医学教育领域在人才培养方面仍然存在一定的问题，此外，在我国医疗卫生人才体系有缺口的情况下，中医药人才的体量则更小。在西医院校或综合大学的基础医学、临床医学专业人才培养过程中，中医学类、中药学类课程占比极小，通常只有《中医学》一门课程。中医药智慧没有得到真正的理解，中西医结合的应用，根本无从谈起。

（二）主要对策

1. 加速健全中医药健康服务标准体系建设，加强标准的推广与宣传

中医药“十三五”发展规划提出，到 2020 年，我国中医药标准体系基本建立，该体系以政府标准为基础、团体标准为主体。中医药标准体系应涵盖中药质量标准体系、中医健康服务规范、老年人中医养生保健指南、中医心理健康指南和中医药保健品标准等。一方面，标准的推广和宣传对标准建设尤为重要，在中医药标准化宣贯工作中，应通过发布标准化工作信息和新闻，在行业内、外形成中医药标准化工作的持续宣传热度，提升其关注度；另一方面，应提升医疗机构、中医药企业对中医药标准化工作的参与度，依托“互联网 +”

进一步推动中医药标准的推广和应用。

2. 依托“一带一路”建设契机，掌握中医药国际标准主动权

在天然药物成为新药开发来源的国际新趋势下，中药研发及中药标准的国际竞争也日趋激烈，迫切需要中医药创新与传承，加快推进中医药现代化进程。实力雄厚的中药企业应抓住时机，稳步开拓国际市场，建立中外医药开发、合作、交流平台，积极推动传统医药文化产业发展。利用国际组织平台，积极参与中医药国际标准法规标准制定，掌握主动权。加强对中医药知识产权的保护，及时向海外机构提交知识产权保护申请。

3. 拓展中医药健康服务岗位，完善新职业培训标准，提高人才素质

各级政府应积极发展中医药健康服务业务，开辟中医药健康服务岗位，制订新职业培训标准，完善新职业和新工种的培训和鉴定工作体系，包括培训师资、配套教材、培训大纲、考核考试等，引入第三方评价，全面提高中医药健康服务从业人员素质。

4. 疫情大考背景下，中医药国际化相应对策

中医药在海外进入医院抗击新冠肺炎疫情困难重重，多用于华人社区和医护人员的预防性用药。中国要从中药生产大国转变为强国，进而提升国际影响力，解决产业链问题是必由之路。而在产业链中扮演承上启下角色的企业，则要紧跟消费市场变化加快产品研发，发挥龙头引领作用，对内带动中国药材主产区有序发展，引领广大药农增收致富；对外在不断扩大国际市场份额的同时，以分布在海外的中医药学校、中医药诊所等为“中转站”，让中医药文化得到更广泛的传播。另外，针对中医药难拿下进口国药品认证的问题，则需要法律法规、行政审批层面的改变，也亟须优化并运行一套关于中药新药认证审批的系统。由此可见，中医药国际化还有很长的路要走。

B.6
肿瘤早期筛查的现状与新技术进展报告

毛玲娜　童钰铃　宋震亚*

摘　要： 随着人口老龄化加剧，恶性肿瘤目前是全球以及我国所面临的重大公共卫生问题之一。在我国，恶性肿瘤的发病率、死亡率仍然处于上升趋势，与先进国家存在较大差距。早期预防和早期筛查有助于降低恶性肿瘤的发病率和死亡率，但是，并非所有的恶性肿瘤都适合筛查。恶性肿瘤的筛查有其自身的原则和应用局限。本篇着重介绍了恶性肿瘤筛查方面的国家政策和行业指南、国内外取得良好社会经济效应的恶性肿瘤早期筛查案例以及近年来的恶性肿瘤早期筛查新技术和新产品。

关键词： 肿瘤早期筛查　恶性肿瘤　筛查技术

一　肿瘤早期筛查相关界定与意义

（一）肿瘤早期筛查界定

慢性非传染性疾病是目前我国疾病谱中的头号杀手，而恶性肿瘤则在疾病

* 毛玲娜：临床医学硕士，博士在读，浙江大学医学院附属第二医院副主任医师，从事全科医学临床和健康管理工作，主要研究方向为结直肠癌早期筛查；童钰铃：医学博士，浙江大学医学院附属第二医院副主任医师，从事全科医学临床和健康管理工作，主要研究方向是胃癌早期筛查；宋震亚：医学博士，浙江大学医学院附属第二医院主任医师，国际保健中心及全科医学科主任，主要从事全科医学临床、健康管理实践和研究工作，重点方向为代谢综合征和胃肠道肿瘤早期筛查和干预。

死因调查中排名第三。对肿瘤进行早期筛查和预防，可以有效降低恶性肿瘤的发病率和死亡率。肿瘤早期筛查，是指通过病史调查、生物化学检测人体体液成分、人体影像学检查以及综合运用内镜、病理学检查等手段，早期发现肿瘤和识别肿瘤前期状态，以实现早期诊断、早期治疗肿瘤，从而达到提高肿瘤生存率、降低病死率的目的。那么，如何筛查，筛查的种类有哪些？

1. 机会性筛查和普筛

普筛是一种定期开展的基于一定范围内全体人群的筛查，它需要经过良好的设计和组织，其主要目的是发现疾病。比如我国围产期保健要求每位产妇都要进行糖耐量筛查和唐氏综合征筛查、20 世纪六七十年代浙江大学郑树教授在浙江海宁和嘉善两个县市进行的成人结直肠癌普筛等。普筛一般都是由政府介导，往往要耗费巨大的财力和人力，不轻易开展。

机会性筛查（opportunistic screening），又称伺机性筛查，相对于普筛（mass screening）而言，又可以理解为个体性筛查（individual screening）。机会性筛查是基于个体的，它有不确定性，是由个体和筛查提供者商量后决定具体操作方案的一种筛查方式。一般而言，机会性筛查是个体为了筛查某种疾病或者某些疾病而主动寻求的疾病筛查模式，比如很多健康管理中心推出的个性化体检套餐中的“防癌体检”。近年来，随着健康体检的广泛开展，诸如社区卫生服务中心普遍开展的老年人常规定期体检、企业退休职工的定期体检等，也属于机会性筛查。这些筛查经过良好的筛查间隔等设计，也能达到筛查某地区人群疾病的目的。

2. 预防性体检

预防性体检（preventive physical health examination，PPHE）是针对个体的性别、年龄、职业特点和健康危险因素进行分层，个性化地确定健康体检项目，进行疾病早期筛查、预防和连续随访管理的医学行为。其目的是早期发现和预防疾病、促进健康。它最早源于美国，本质上是一种基于个体的“机会性的主动健康需求”，强调因人而异的健康体检模式，有助于节省医疗资源，减轻国民经济负担，和提高居民健康素养。个性化的肿瘤筛查体检和慢性代谢性疾病筛查体检属于预防性体检的范畴。但总体上，现阶段预防性体检在我国健康管理行业尚未得到广泛开展。

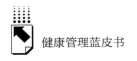

（二）中国与欧美等先进国家肿瘤早期筛查比较

与欧美、日韩等先进国家相比，我国肿瘤筛查工作总体起步较晚，且由于经费等各方面受限的原因，并未能够开展全国性的癌症普筛，仅在部分城市和地区开展某些癌症的筛查，因此在癌症筛查工作上存在差距。美国、加拿大、英国、澳大利亚、新西兰等国家在结直肠癌、乳腺癌、宫颈癌等肿瘤筛查上走在世界的前列；日本、韩国在食管癌、胃癌等上消化道肿瘤的筛查上亦领先于我国。经过几十年的发展，上述癌症在这些国家和地区的发病率和死亡率已经呈现逐年下降的趋势。而在我国，上述癌症的发病率、死亡率仍然处于上升趋势，五年生存率等参数与发达国家相比存在较大差距。下表为我国目前在部分地区已经开展的癌症筛查工作与先进国家的比较①，如表1所示。

表1　我国与美国等先进国家在肿瘤筛查方面相关指标的比较

单位：%

比较维度 / 肿瘤类别	前十位恶性肿瘤死亡构成率				推荐筛查方案		五年生存率	
	中国男性	中国女性	美国男性	美国女性	中国	先进国家	中国	先进国家（地区）
肺癌	29.3	23.0	24	23	低剂量 CT	低剂量 CT	19.7	33（日本）
结直肠癌	7.4	9.1	9	8	便潜血检查+肠镜	便潜血检查+肠镜	56.9	71（韩国）
胃癌	13.6	10.5	—	—	胃镜，生物学标记	胃镜	35.1	69（韩国）
食管癌	4	6	—	—	胃镜	胃镜	30.3	36（日本）
乳腺癌	—	8.2	—	15	超声+X线	超声+X线	82	90（美、加）

① 郑荣寿、孙可欣、张思维等：《2015年中国恶性肿瘤流行情况分析》，《中华肿瘤杂志》2019年第41（1）期，第19～28页；Siegel, Rebecca L., Miller, Kimberly D., Jemal, Ahmedin. Cancer statistics, 2019 [J]. CA: *A Cancer Journal for Clinicians*, 69 (1): 7-34; Global surveillance of trends in cancer survival 2000-14 (CONCORD-3): analysis of individual records for 37513025 patients diagnosed with one of 18 cancers from 322 population-based registries in 71 countries [J]. *The Lancet*, 2018: S0140673617333263; Changing cancer survival in China during 2003-15: a pooled analysis of 17 population-based cancer registries [J]. *The Lancet Global Health*, 2018, 6 (5): e555-e567.

续表

比较维度 肿瘤类别	前十位恶性肿瘤死亡构成率				推荐筛查方案		五年生存率	
	中国男性	中国女性	美国男性	美国女性	中国	先进国家	中国	先进国家（地区）
宫颈癌	—	4	—	—	HPV + 细胞、组织病理学检查	HPV + 细胞、组织病理学检查	50.9	> 70（日、韩）
肝癌	16.4	9.8	7	4	AFP、超声	不常规筛查	12.1	28(中国台湾)

注：—表示缺少相应数据。

上消化道肿瘤（食管癌和胃癌）和肝癌三类癌症在美国已经不再位于死亡构成率前十的行列，而在我国，这三类癌症仍处于癌症死亡构成率前列。由于前期筛查和 HPV 疫苗的普及，美国的宫颈癌发病率和死亡率目前已经相对低下，但是美国的肺癌、结直肠癌、乳腺癌死亡率仍然较高，这点我国亦如此。在筛查手段方面，我国基本具备了先进国家的所有技术，但是不足的是我国筛查的普及性不够，这是导致我国癌症发病率、死亡率和 5 年生存率落后于先进国家的一个重要原因。

（三）中国肿瘤早期筛查方案的价值与意义

1. 肿瘤早期筛查的国家策略

2019 年 7 月国家推出的《健康中国行动（2019～2030 年）》指出，到 2020 年，癌症等重大慢性疾病的发病率上升趋势要得到控制。到 2030 年，包括癌症在内的慢性病导致的过早死亡率要明显降低；其中 30～70 岁人群由心脑血管疾病、癌症、慢性呼吸系统疾病和糖尿病所导致的过早死亡率要在 2022 年低于 15.9%，2030 年低于 13.0%。而要控制肿瘤的发病率和其导致的过早死亡率，除了尽可能地做好预防之外，早期筛查无疑是最有效的手段。

2. 中国肿瘤早期筛查的行动方案及目标

《健康中国行动（2019～2030 年）》在癌症防治行动方面，对个人以及社会和政府都提出了具体的行动方案和目标。其中，对个人在肿瘤早期筛查方面，提出了以下几个行动方案：①尽早关注癌症预防。首先要从思想上认识到癌症是一个慢性病，学习相关癌症防治的知识，了解癌症是可筛可防的。②践行健康生活方式，必要时进行心理因素的筛查。③减少相关致癌感染，诸如幽门螺旋杆菌、EB 病毒、人乳头状瘤病毒、肝炎病毒等等，可以通过早期筛查和治疗达到预防和根治的目的。④定期防癌体检。现有的医学技术可以发现大部分的肿瘤，比如通过肺部 CT 检查可以发现早期肺癌；通过大便潜血检查和肠镜检查可以发现早期结直肠癌；通过宫颈细胞学图片或者高危型人乳头状瘤病毒（HPV）DNA 检测可以早期筛查宫颈癌等。对于有家族史的高危人群，建议结合自身情况定期进行防癌体检。⑤警惕癌症危险信号，及时进行肿瘤筛查。对于社会和政府，国家要求：①有条件的地方政府应该就发病率高且预防治疗技术方案成熟的肿瘤创造条件进行机会性早期筛查。②开展癌症筛查、诊断等技术人员培训。推进诊疗新技术应用及管理。加强中西部地区包括其基层的癌症防治能力，提高癌症防治同质化水平。③加强农村地区贫困人口的癌症筛查。④加强癌症早期筛查的科技攻关。政府要加强部署，强化基础前沿研究，提升癌症防治的整体科技水平。

3. 肿瘤早期筛查的相关指南与共识

2019 年美国在 *Cancer Journal for Clinicians* 上发表了恶性肿瘤筛查建议①，内容主要包括：乳腺癌：40～54 岁，1 次/年，钼靶 X 线检查；55 岁及以上，预期寿命长于 10 年，每年筛查 2 次。宫颈癌：21～29 岁，1 次/3 年，常规的或巴式细胞法；30～65 岁，1 次/3 年，巴式细胞法，或 1 次/5 年，HPV 检测＋巴式细胞法；65 岁以上，若在过去 10 年内连续 3 次巴式细胞法检测阴性或连续 2 次巴式细胞法＋HPV 检测阴性，则可终止宫颈癌筛查。宫颈癌疫苗注射与否，不影响筛查方案。结直肠癌：45～75 岁，定期体检，一般采用高灵敏的粪便检测，所有粪便阳性的人群均需要结肠镜检查复检。身体健康、预期寿命长于 10 年的人应筛查至 75 岁。76～85 岁，根据个体意愿、预期寿命、心脏状态和既往筛查史决定是否定期筛查。85 岁以上，不建议继续筛查。肺癌：55～74 岁，低剂量螺旋 CT，1 次/年。

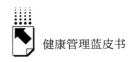

日本和韩国具有比较完善的胃癌筛查和预防体系，我国于 2017 年也制定

---

① Armaroli P., Villain P., Suonio E., et al. European Code against Cancer, 4th Edition: Cancer Screening [J]. *Cancer Epidemiology*, 2015, 39 (499): S46–S55。

了《中国早期胃癌筛查流程专家共识意见》，推荐了一种新型的胃癌筛查评分系统，但是至今，胃镜及活检病理仍然是胃癌筛查的金标准。此外，中国抗癌协会大肠癌专业委员会在浙江大学郑树教授的倡导下，经过多名专家充分讨论，于2018年发布了《中国结直肠肿瘤早诊筛查策略专家共识》，推荐在不同地区可以通过问卷、粪便潜血、粪便基因检测、肠镜等不同筛查手段的组合流程，进行适宜的筛查；2019年5月30日，中国抗癌协会发布了《中国女性乳腺癌筛查指南》，该指南参考了东亚和欧美等国家最新的乳腺癌筛查指南，并结合了中国社会经济发展的特点，从筛查起始年龄、筛查手段、筛查时间间隔方面给出了相应的建议。几乎每一种常见的值得筛查的恶性肿瘤，国际国内均有相应的筛查流程，由于篇幅有限，此外不逐一介绍，详见下文的表3。

二　我国肿瘤早期筛查现状

（一）筛查原则与分类

1. 恶性肿瘤筛查的基本原则

实践经验表明，通过积极预防、早期筛查、规范治疗等手段，可以显著降低癌症的发病率和死亡率。肿瘤筛查工作面广量大，要求在短时间内完成一定数量的筛查。体检中各项血液、尿液粪便等体液检查，超声和X光等影像检查，宫颈涂片等都是常用的方法。其中，体检的重点人群包括：45岁以上，肿瘤家族史（3代以内近亲有癌症病史），工作性质为长期接触（粉尘、苯、铅等）有害物质，慢性病（各类癌前病变等）病人。

肿瘤筛查的原则主要如下：

（1）适宜范围与适宜技术相统一的原则；

（2）风险筛查与风险管理相统一的原则；

（3）早期筛查与早期治疗相统一的原则。

2. 适合早期筛查的恶性肿瘤

适合进行早期筛查的恶性肿瘤疾病应具备以下条件：（1）被筛查疾病严重危害人体的健康；（2）该疾病的早期诊断能提高治疗效果；（3）疾病有足够长的临床前期或癌前病变期，可干预；（4）筛查方法可靠、简单、经济、不引起其他心理健康问题；（5）缺乏其他预防措施。根据上述原则，部分恶性肿瘤是适合早期筛查的，尤其是符合前文所述的能够让患者从筛查中获益的那部分恶性肿瘤。2019 年 7 月 31 日《健康中国行动（2019～2030 年）》新闻发布会上，国家癌症中心指出，癌症筛查有一定的适应症：第一，它有特异性和灵敏性，第二，要有安全性，针对普筛人群一定要安全；第三，可操作性，且方便，适合广大人群；第四：经济，能够为普通人接受。目前，我国仅把以下几种癌症作为重大公共卫生项目来推行筛查，包括肺癌、乳腺癌、宫颈癌、结直肠癌、上消化道癌和肝癌，其中上消化道癌是指胃癌和食管癌。

3. 肿瘤早期筛查分类

恶性肿瘤的筛查分类，依据筛查对象而言，可以分为个体筛查（机会性筛查）和群体筛查（普筛）。现阶段，我国开展的恶性肿瘤筛查以机会性筛查为多见，当然也有群体筛查，如国家卫健委领导实施的城市癌症早诊早治项目、农村癌症早诊早治项目、妇女两癌筛查等。

依据对筛查的态度而言，可以分为主动筛查（个体筛查、机会性筛查）和被动筛查（政府主导的筛查）。健康管理行业面对的绝大多数客户属于主动筛查范畴。随着社会经济发展水平的提高，人们的健康意识不断加强，健康素养和要求也不断提高，主动筛查已经越来越普遍。

依据筛查手段而言，目前主要有问卷调查、体液标志物筛查、影像学检查和内镜病理检查等类型，有关筛查技术的新进展下文将详细阐述。

（二）常见恶性肿瘤筛查的实施现状

1. 国内外肿瘤早期筛查现状

（1）国外肿瘤早期筛查现状

近十年来，美国男性总体癌症发病率保持每年 2% 的下降幅度；女性总体发病率保持稳定，但肺癌发病率持续下降。2019 年，美国新发癌症病例数约为 176.2 万，相当于每天新增 4800 多例。在整体死亡数方面，自 1991 年以来美国癌症死亡率逐年下降，到 2016 年下降了 27%，死亡人数共计减少了 262.9 万人，预估 2019 年美国癌症死亡数为 60 万例。这与其肿瘤筛查关系密切，特别是增大医疗保险覆盖面后。

在 2003 年后加入欧盟的东部和南部国家，宫颈癌的发病率尤其高。特别是罗马尼亚和立陶宛，它们报告的宫颈癌死亡率是芬兰的7倍。这种极端的差异主要缘于最近加入欧盟的许多国家缺乏或没有有效的宫颈癌筛查项目和筛查质量保证。结直肠癌是第三大常见癌症，也是第二大致死癌症，大约每20个人中就有一个人会在一生中患上结肠、直肠癌。大约80%的结肠、直肠癌患者年龄在60岁以上。乳腺癌是女性中最常见的癌症，也是女性癌症死亡的最常见原因，每年约有36.5万例新病例和9.1万例死亡。大约1/10的女性会在一生中被诊断出乳腺癌——主要是中老年女性，但年轻女性也可能患上乳腺癌。1/4患有乳腺癌的女性将死于这种疾病。建立肿瘤筛查项目，是欧盟实施肿瘤筛查的首要措施。欧盟建议50岁男性和女性参加结直肠筛查，25岁至50岁的妇女参加子宫颈普查，50岁以上妇女参加乳腺普查。自2007年起，欧盟计划让6400万女性参加乳腺癌钼靶筛查项目，让1.46亿女性参加欧盟正在运行或正在建立的宫颈癌筛查项目，让1.07亿成人参加欧盟正在运行或正在建立的大肠癌筛查项目。

（2）国内肿瘤早期筛查现状

我国高度重视癌症的早诊早治。这些年来，国家一直在推行两个癌症相关的重大公共卫生项目：一个是农村癌症早诊早治项目（2005年启动），一个是城市癌症早诊早治项目（2012年启动）。此外，目前还有针对高发区的癌症早诊早治项目，针对妇女的“两癌”项目等等。

截至2018年6月，农村癌症早诊早治项目共完成上消化道癌（胃癌和食管癌）高危人群筛查166万人次，检出病例27416人，其中早期病例20198人，治疗数达22853人，项目筛查检出率远高于基线发病率。得益于筛查的广泛开展，检出病例的5年生存率也得到有效提高。

截至2018年末，城市癌症早诊早治项目已经覆盖全国20个省（区、市）的42个城市，初步建立起了全国的城市癌症早期筛查早治工作网络。该项目运行至今，已对301万余人实行了癌症早期筛查，提高了城市居民的癌症防治知识知晓率和筛查参与率，并开展了系列卫生经济学研究，为政府部门决策提供了支持。项目的不足是仅对筛查结果阳性人群进行了跟踪随访，且随访启动时间较迟，未对筛查结果阴性人群进行后续的随访。下一步的重点内容是继续进行随访，利用现有和后期数据进行模型构建和综合分析。

2. 国内外肿瘤早期筛查示范案例介绍

肝癌是我国常见的恶性肿瘤之一，它的死亡率在恶性肿瘤死亡率中排行第二，每年约有 11 万人死于肝癌，占世界肝癌死亡人数的 45%。我国肝癌患者 70% ~80% 有乙肝感染史。近年来肝癌的治疗效果并不如人意，最主要原因是诊断较晚。启东是我国肝癌的高发区之一，对肝癌防治有着一套自己的经验。从一开始，肝癌筛查就成为现场肝癌二级预防的主要手段。1970 年以后，启东地区采用甲胎蛋白（AFP）检测方法，在启东自然人群中检测 AFP 指标 200 多万人次，普查近 180 万人次，检出肝癌 1000 余例，其中肝癌早期（Ⅰ期）患者占检出患者的 35%，为早期根治提供了可能。10 年以后，启东明确提出，确定 HBsAg 阳性的 30 ~59 岁男性为启东肝癌的高危险人群。20 世纪 90 年代初，启东对肝癌高危险人群进行了周期性的筛查，总结经验，建立了肝癌高危险人群筛检模式和可行方案。2006 年，江苏启东被确定为全国肝癌早诊早治示范基地，启东肝癌的筛查工作得到了中央财政转移支付（后纳入医改项目）的支持，肝癌筛查成为政府提供的公共卫生项目，也使高危险人群的定期及可持续筛查成为可能。

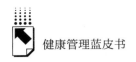

胃癌在全球恶性肿瘤发病率中居第五位，尤其是在东亚地区，发病率是北美地区的 6 倍。其中，日本的胃癌发病率一直很高，但其胃癌患者的死亡率与发病率的比值却明显低于西方国家。这是因为，日本早期胃癌筛查诊治水平一直处于世界领先地位。1983 年，日本健康服务法就建议使用上消化道钡餐造影，对 40 岁以上的居民每年进行胃癌筛查，并将胃癌筛查纳入国民癌症筛查计划。2004 年，日本有 440 万居民接受胃癌筛查（包括上消化道造影或胃镜检查），占全国 40 岁以上的居民人数的 13%。研究也显示，接受胃镜筛查和造影筛查人群，他们的胃癌死亡率分别较未筛查人群下降 30% 和 13%。而在对 2002 ~2006 年间接受筛查的早期胃癌患者进行 10 年随访观察后，发现他们的 5 年生存率达到 96.5%。到了 2015 年，日本修改了胃癌筛查指南，将内镜筛查作为胃癌筛查优选方法。

三　用于肿瘤早期筛查的新技术与新产品

（一）通过体液筛查的新产品和新技术

液体活检（Liquid biopsy）是指通过采集患者体液（如血液、唾液、汗液、尿液、粪便及分泌物等），对体内肿瘤或其他生理状态进行检测的一种新兴诊断技术，被国际学术界评为“2015 年度十大突破技术”，具有实时检测、无创、可重复性强、样本获取方便等优点，用于辅助临床肿瘤的早期筛查与诊断。常见的检测项目包括循环肿瘤细胞（Circulating tumor cell，CTCs）、循环肿瘤 DNA（Circulating tumor DNA，ctDNA）、肿瘤细胞来源的外泌体（tumor cell-drived exo-somes，TEXs）、排泄物及体液等。

1. 循环肿瘤细胞

循环肿瘤细胞一词由 Ashworth 在 1869 年首次提出。CTC 是自发或因诊疗操作而由实体瘤或转移灶释放入外周循环的肿瘤细胞，目前主要应用于肿瘤治疗疗效评估和个体化治疗药物选择，在肿瘤早期筛查方面也有一定临床应用价值。

国内目前提供 CTC 检测服务的公司有武汉友芝友医疗、北京莱尔生物、格诺思博、纳奥生物、睿思生命、美晶医疗等，主要针对肺癌、结直肠癌、胃癌等实体肿瘤检测（见表 2）。

表 2　国内开展 CTC 检测的公司

公司	产品	上市时间	主要作用
武汉友芝友医疗	循环肿瘤细胞快速染色液(鄂汉食药监械(准)字 2012 第 1400128 号)	2012 年	对 CTC 进行染色分析
	CTC 捕获仪 CTCBIOPSY	2016 年	食管癌、胃癌、结直肠癌和鼻咽癌检测
北京莱尔生物	人外周血白细胞去除试剂盒(苏械住准 20142400356)	2014 年	用于 CD45 等标记去除人外周血中的白细胞，分离鉴定 CTC
格诺思博	叶酸受体阳性 CTC 检测试剂盒	2016 年	肺癌 CTC 检测试剂盒
纳奥生物	Nextctc 循环肿瘤活细胞捕获设备(苏锡械备 20160196)	2016 年	循环肿瘤活细胞的高效、无损捕获
睿思生命	Cellab ThomasI 循环肿瘤细胞前处理工作站(粤深械备 20170346)和 Celligo ST10 循环肿瘤细胞分离富集试剂盒(粤深械备 20170349)	2017 年	CTC 高效、无损分离和富集
美晶医疗	新一代 CellRich 自动化循环肿瘤细胞捕获设备	2018 年	对大部分实体肿瘤 CTC 进行精准检测
河北德路通生物	CellCollector(国械注进 20173415167)	2017 年	对 CTC 进行体内捕获

2. 循环肿瘤 DNA

循环肿瘤 DNA 来源于肿瘤细胞，携带和癌症相关的分子特征，包括体细胞突变、拷贝数异常、癌症相关病毒序列和 DNA 差异甲基化等。目前，国内大多数开发液体活检技术的公司主要提供 ctDNA 检测服务，已获批产品集中在肺癌和肠癌的检测中。2015 年博尔诚开发了应用于早期结直肠癌人群筛查的首个中国本土自主生产的 Septin9 基因甲基化检测试剂盒。艾德生物的人类 EGFR 基因突变检测试剂盒，通过检测 ctDNA 中 EGFR 基因突变状态，筛选适合接受一至三代 EGFR 靶向药物治疗的晚期非小细胞肺癌（NSCLC）患者。绿叶集团旗下 Vela 和毅新博创公司相关产品则主要应用于人体血浆中的循环游离 DNA 的提取纯化方面。

3. 外泌体

外泌体是由网织红细胞释放到细胞外液的、含有转铁蛋白的囊泡样结构物质。肿瘤患者和健康人群外周血外泌体所携带分子的表达量存在较大差异。循环系统中外泌体包含的 miRNA 可能为肺癌筛查的分子靶标，而外泌体 miR－10b、miR－30c 可作为胰腺癌的标志物。目前，国内公司对外泌体的检测涉足较少。

4. 排泄物等

粪便 DNA 检测现已研制成筛查试剂盒在多个国家批准上市，其对不同分期肠癌的诊断敏感性为 0～100%，特异性 73%～100%。国内康立明生物的三类体外诊断试剂的人类 SDC2 基因甲基化检测试剂盒在 2018 年通过国家药监局批准，成为我国首个在中国人群中筛选出的粪便结直肠癌脱氧核糖核酸甲基化标志物被批准用于大肠癌辅助诊断的检测产品。晋百慧生物“miR－92a 检测试剂盒”则对粪便中源自病灶处脱落细胞的 miR－92a 含量进行检测，来反映结直肠癌病变情况。诺辉健康的“常卫清”通过多靶点分子（FIT－DNA）检测技术分析三种分子指标（血红蛋白、基因变异和基因甲基化变异），来筛查结直肠癌，无创、便捷、可居家操作。

在其他肿瘤筛查中，诺辉健康的“痰端粒酶（费证清 TM）”是国家药监局批准的首个痰液肺癌诊断试剂，通过检测痰液中脱落细胞的端粒酶逆转录酶亚基（hTERT）基因 mRNA 对肺结节的良恶性进行鉴别。同为诺辉健康的“宫证清”则是全球首个尿液 HPV 检测产品。申瑞生物对尿液中脱落前列腺细胞 DNA 甲基化进行检测来鉴别前列腺癌。恺尔生物通过恺尔深图 TM 人工智能系统对唾液的 RNA 表达谱进行深度分析，来开展胃癌早期筛查。易活生物则基于 EFIRM 技术直接读取唾液中的基因突变信息，完成对肺癌肿瘤基因的活体检测。

（二）医学影像新产品与新技术

医学影像组学是指从 CT、PET、MRI、SPECT/CT 和超声等医学影像图像中高通量地提取并分析大量的定量特征，整合影像学信息、组织生理学信息、各种诊疗信息以及基因数据等来创建一种模型，从而将医学影像学信息与基因表型、临床治疗等关联起来。这种方法通过计算机分割图像，提取很多无法通过肉眼观察到的特征，使得获取的图像特征更为丰富，并对其进行大批量高效自动处理，使得大数据分析和人工智能诊断成为可能。目前人工智能 + 影像组学在肿瘤的早期筛查中有广阔的应用前景。

肺结节的辅助诊断是最早最广泛被涉及的领域。目前，各家公司肺结节辅助诊断产品所公布的检测准确率普遍在 90% 以上。其中包括了阿里健康医疗 AI “Doctor You”、科大讯飞、复星国际旗下星际大数据（FONOVA）、中国平安集团旗下平安科技的智能读片技术等。医途科技的 care. aiTM 胸部 CT 智能 4D 影像系统是全球首款能够进行全部位诊断的 AI 解决方案。腾讯公司的“腾讯觅影”已实现利用 AI 医学影像分析辅助医生筛查早期肺癌、结直肠肿瘤、乳腺癌等疾病。

（三）人工智能新产品与新技术

人工智能（Artificial Intelligence，AI）是用于模拟人类大脑学习并且延伸人类能力的新型智能技术科学。近年来，AI 的快速发展，使影像组学、数字病理、基因表达谱等医疗大数据得到深度挖掘，同时，也推动了 AI + 医疗创新模式的发展。

人工智能技术辅助医学影像诊断已在上文阐述过。基于深度学习的计算机辅助诊断（CAD）在消化内镜领域也有很大的应用价值。在上消化道肿瘤检查方面，腾讯公司的“腾讯觅影”对食道癌开展早期人工智能筛查，准确率达 90%。国内已有多个研究团队利用深度学习模型开展内镜下早期胃癌诊断和预测胃癌浸润深度，也取得了很高的成效，在敏感性、特异性和诊断用时方面均优于内镜医师的诊断①。在下消化道的肿瘤筛查方面，上海忤合公司研发的实时检测系统对结直肠癌前病变的检出率达到100%，逐帧特异性敏感性均高于94%，因此获得北美胃肠病学会（ACG）颁发的唯一国际大奖。在胶囊内镜领域，国内有研究通过一种全新的图像特征算法SSAEIM，实现对肠道息肉的整体识别率达到98%。基于体检人群的大数据及其他个人信息，利用人工智能，构建机器学习模型，对肿瘤风险进行评估和预测，也是目前的研究热点。

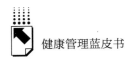

（四）其他

二代测序是继Sanger测序后革命性的进步，近年来渐被应用于肿瘤的发病机制、分子分型、诊治方法及预后分析等方面。2018年中华医学会发布《二代测序（NGS）技术应用于临床肿瘤精准医学诊断的共识》，对二代测序在高发肿瘤筛查中的作用做了说明。国内二代测序代表企业有华大基因、贝瑞和康、博奥生物、上海伯豪生物、药明康德等。

四　实施肿瘤早期筛查的挑战与建议

（一）肿瘤早期筛查的挑战

1. 普查率低

国家癌症中心2018年最新数据显示，我国恶性肿瘤新发病例为380万人/年，发病率为278.07/10万，死亡率为167.89/10万，治愈率为40.5%，美国、日本比我国高了近1倍。目前中国肿瘤筛查的普及率远低于其他国家，肿瘤筛查行业还处于发展早期，仅占5%的肿瘤医疗服务市场份额。

2. 早期筛查诊断率低

美国的肿瘤发病率为中国的1.6倍，但因早期筛查的普及率和诊断率高，约76%为早期肿瘤，而中国50%以上为晚期肿瘤，故美国肿瘤患者的5年生

① 王智杰、高杰、孟茜茜、杨婷、王则远、陈兴春、王东、李兆申：《基于深度学习的人工智能技术在早期胃癌诊断中的应用》，《中华消化内镜杂志》2018年第35（8）期，第551页。

存率为中国的1.8倍（高出81%）。日本、韩国实施国家癌症筛查计划，早期胃癌诊断率达到70%～90%，5年生存率达90%以上。而我国的早期胃癌诊断率不到30%。

3. 筛查的技术手段相对滞后

我国目前还是采用以传统的内镜、血液、影像学等检查方法，技术手段相对滞后，专业能力不足，普筛检出率低。目前针对肿瘤筛查的新产品和新技术层出不穷，但真正实施临床应用难。

4. 缺乏适合中国国情的筛查模式与路径

2018年美国癌症协会公布《早期癌症检测指南》，对乳腺癌、宫颈癌、结直肠癌、肺癌、前列腺癌、子宫内膜癌、卵巢癌这七大癌种提出筛查建议。日本和韩国也建立了较完善的胃癌筛查和预防体系。我国于2017年制定了《中国早期胃癌筛查流程专家共识意见2017版》和《中国结直肠肿瘤早诊筛查策略专家共识》，推荐了一种新型的胃癌筛查评分系统和结直肠癌筛查组合流程，2019年中国抗癌协会发布了《中国女性乳腺癌筛查指南》，提出了针对中国人群的乳腺癌筛查建议。但总体来说，国内肿瘤筛查建议多参照国外标准，缺乏适合我国国情的筛查模式和路径。

5. 筛查的专业力量薄弱，相关标准缺乏

肿瘤筛查工作因受到专业医师、技术力量和检验设备等影响，专业水平参差不齐。2018年国家卫健委发布18种癌症诊疗规范，对肿瘤筛查提出了肿瘤早筛相应的规范性标准，各地需要根据地方特色制定相应的筛查标准。

表3　国内外肿瘤早期筛查的现况

国家/地区	筛查现况
美国	1990年开始，美国全面展开结直肠癌、乳腺癌和前列腺癌等癌症筛查，25年时间里，使乳腺癌死亡率降低39%，前列腺癌死亡率降低53%，女性结直肠癌死亡率降低44%，男性结直肠癌死亡率降低47% 2018年美国癌症协会公布《早期癌症检测指南》，对乳腺癌、宫颈癌、结直肠癌、肺癌、前列腺癌、子宫内膜癌、卵巢癌这七大癌种提出筛查建议
日本	1983年起日本启动胃癌筛查，2004年，440万居民接受胃癌筛查（上消化道造影或胃镜检查），占全国符合筛查条件（≥40岁）人口总数的13%。2015年采用上消化道造影和胃镜作为筛查手段后，胃癌死亡率分别较未筛查人群下降30%和13%，早期胃癌5年生存率达到96.5%

续表

国家/地区	筛查现况
欧盟	结直肠癌:50 岁男性和女性(计划 1.07 亿)大肠癌筛查,已参与 1200 万 宫颈癌:25 岁至 50 岁的妇女(计划 1.46 亿)宫颈癌筛查,已参与 3200 万 乳腺癌:50 岁以上妇女(计划 6400 万)乳腺钼靶筛查,已参与 1200 万
韩国	1999 年,韩国启动"国家癌症筛查项目",国家胃癌检查率从 2012 年 52.9% 上升到 2017 年的 60%,早期胃癌诊断率 60% ~67%,总体癌症生存率 70.7%,胃癌、肝癌、宫颈癌等癌症的生存率远超美国
中国	2005 年,启动农村癌症早诊早治项目,上消化道癌(食管癌、胃癌)高危人群筛查 166 万人次,检出病例 27416 人,早期病例 20198 人,治疗数达 22853 人 2012 年,启动城市癌症早诊早治项目,覆盖全国 20 个省(区、市)的 42 个城市,初步建立起了全国的城市癌症早期筛查早治工作网络。对 301 万余人实行了癌症早期筛查 1970 年起,江苏启东开展肝癌筛查,2006 年,启东被确定为全国肝癌早诊早治示范基地,肝癌筛查成为政府提供的公共卫生项目
澳大利亚	1991 起推出了一项全国性宫颈检查计划,2007 年澳大利亚联邦政府开始免费为 12 ~13 岁女孩提供疫苗,并在 2013 年扩展到男孩。18 ~24 岁女性的 HPV 感染率在 2005 ~2015 年间从 22.7% 下降到 1.1%,预计到 2022 年,宫颈癌发病率降至十万分之六以下。预计到 2035 年,宫颈癌的发病率将低于十万分之四

（二）肿瘤早期筛查的建议

降低发病率、提高早诊率、提高生存率、促进均质化是今后肿瘤防控的突破点。随着基因技术、生物信息、大数据的发展，地区之间建立大数据中心和协同研究网络，基于人群生活习惯和临床体征进行大数据队列研究，以发现肿瘤高危因素，基于移动技术对高危人群进行精细化管理，使用新技术，从体液标志物，到基因、遗传分子学，结合肠道菌群等代谢组学，结合人工智能，构建癌症风险预测模型，对人群进行早期癌症筛查的风险评估和预警。

1. 有效组织管理

基于慢病管理模式，开展有效组织管理。目前，我国在社区肿瘤慢病管理中采用的模式主要包括：基于网络信息平台的恶性肿瘤慢病管理模式，和三位一体慢病管理模式。前者通过问卷调查结合初筛检出癌症早期患者，后者是“社区卫生服务机构－疾病预防控制中心－综合医疗机构”的慢性病综合管理模式，通过建立肿瘤高危人群的规范化管理队列，对高危人群实施“初筛－精筛－精查－确诊”，在对肿瘤早诊早治、延缓肿瘤进展方面取得较好的效果。近年来，很多大城市的慢病管理工作正在逐渐由患者被动接受管理向医患合作、患者自助等方向发展。

2. 积极健康宣教

积极开展肿瘤筛查的健康教育，提高民众对肿瘤的认识及对肿瘤症状的警觉性，积极参与健康体检和肿瘤筛查，改变不良生活行为，减少诊治延误。随着互联网的兴起，“互联网 +” 健康教育打破了传统的说教式健康宣教，可有针对性地开展个体化健康教育和远程随访，使健康宣教形式更丰富，满足各层次患者的需求。

3. 提高筛查效能（制定筛查标准，优化技术手段和流程）

根据卫健委《18 种癌症诊疗规范》，针对我国发病率居前几位的恶性肿瘤如肺癌、胃癌、结直肠癌等开展地区高发肿瘤重点防控，制定筛查标准；（1）对筛查对象进行危险程度分层，对高危人群有针对性地筛查；（2）选择安全有效的筛查方法和适宜技术，避免过度检查和假阳性率高等带来经济及精神压力；（3）对肿瘤筛查人员开展资格认定和培训，提高专业能力，加强技术力量；（4）积极总结筛查经验，制定适合中国国情的筛查模式和路径。

4. 严把筛查质控

肿瘤筛检准确率是评价早期肿瘤筛查有效性的关键指标。在筛查过程中，医生的业务水平、工作态度，仪器设备，试剂等因素都决定了其检出准确性的高低。医生需重视对体检者病史（既往史、个人史、生活习惯等）信息的全面采集，熟练掌握肿瘤发生、发展特点，检查细致，减少拒检，避免漏诊。对仪器设备、试剂等要严把质控。

5. 强化随访管理

在肿瘤筛查过程中将高危人群、癌前病变患者或可疑癌患者纳入随访队列进行有效的随访管理。建议建立健康档案，结合既往医疗信息，细分随访检查项目，在标准化的随访流程上结合个性化内容，避免盲目筛查和医疗资源浪费，对高危生活方式开展干预管理，降低肿瘤发病率，提高早期肿瘤检出率。

五　新冠肺炎疫情对肿瘤筛查的冲击影响及对策

（一）新冠肺炎疫情对肿瘤筛查的冲击影响

此次新型冠状病毒感染疫情的暴发，对全世界各国的公共卫生体系及资源配置都是一个重大冲击。疫情暴发初期医疗资源被挤占，体检部门暂时关闭，部分侵入性肿瘤筛查如消化道内镜检查停止等，对肿瘤筛查工作的开展产生了很大影响。同时，民众的健康意识不断增强，其对肿瘤筛查的需求旺盛与内镜资源有限形成了矛盾，亟待解决。可喜的是，随着疫情的逐步被控制和相应措施的开展，肿瘤筛查工作正在有序恢复。

（二）对策

新型冠状病毒感染是一种传染性疾病，阻断传染源、切断传播途径、保护易感人群是主要的防控措施。目前疫苗还在研制的阶段，阻断传染源和传播途径是最重要的对策。鉴于上述情况，肿瘤筛查工作可从以下几个方面进行调整。

其一，严格把关恢复体检和肿瘤筛查服务的条件，制定相应的工作人员管理、防护消毒管理方案和流程。

其二，严格把关受检者及陪护人员的流行病学筛查和规范管理，做好健康科普宣教，强化应急管理机制，制定应急预案。

其三，结合疫情，改进筛查流程，发展居家肿瘤筛查模式。如浙江大学医学院附属第二医院采取的线上问卷调查 + 居家粪便潜血或基因检测 + 标本快递送检 + 结果线上咨询的方法先行筛查结直肠癌，若有阳性结果则开通绿色通道预约后续的肠镜检查。如图 1 所示。

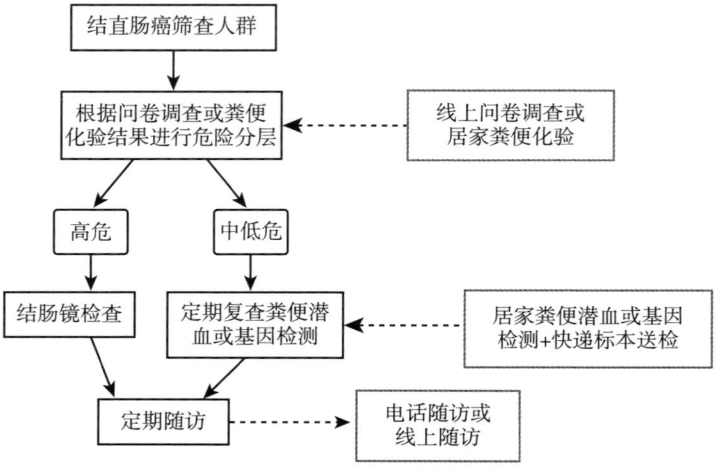

图 1　居家结直肠癌筛查流程

其四，合理选择筛查手段，加强内镜等检查操作的新冠病毒防护规范管理。由于普通内镜检查中存在经气溶胶传播病毒的风险，若患者经济条件允许，可以选择胶囊内镜等病毒传播风险较小的方法代替；同时，在内镜等检查操作过程中要严格按照标准流程做好各项防护工作。

B.7
心理健康服务的新趋势新挑战

赵金萍　王偲偲　杜秀峰　齐建林*

摘　要： 心理健康是国民健康中的必要组成部分。良好的心理健康水平对于促进身体健康、保障个人幸福、家庭和谐、社会安定具有重要意义。生物－心理－社会医学模式的转变要求从心身整体的角度进行健康管理。中国目前处于社会转型期，心理健康问题日益突出，需求巨大。然而心理健康管理的科学知识并未普及，社会心理服务体系尚未健全，心理服务的专业人员严重缺乏。社会需求和科技发展推动着心理健康服务行业发展，建立中国居民心理健康大数据和心身相关大数据模型，探索基于现代医学模式的医疗机构和社会机构积极开展心理健康管理、心身整体诊疗和心理健康服务工作十分必要，应逐步建立全面的心身整体健康管理及全方位的心身整体诊疗模式与服务标准。

关键词： 心理健康管理　心理健康服务　心理健康产品　心理健康产业

一　心理健康与心理健康服务的界定

（一）心理健康的概念与发展

作为一门新兴的学科，心理健康学在第二次世界大战之前，被人们普遍称

* 赵金萍，神经心理学博士，中关村新智源健康管理研究院副研究员；王偲偲，中科院心理所博士；杜秀峰，飞思迈科（北京）科技有限公司技术总监；齐建林，空军军医大学空军特色医学中心心理科主任，副主任医师，现任中国康复心理学会委员，总政和空军心理专家库成员。

为“心理卫生学”。二战后，许多精神医学家和医学心理学家认为心理卫生更倾向于从消极意义的方面指导人们怎样诊断、治疗和预防心理疾病，而忽略了从积极意义上运用心理学的原理和方法，探讨如何保持与增进人们的心理健康。随着精神医学和医学心理学理论与技术的发展，现代化社会人们精神生活在不断改善，如何在心理学的理论和方法技术上促进人们的心理健康，就显得更加重要。所以相比之下，“心理健康”一词更富有积极性、建设性的意义，于是改用“心理健康”或者“心理保健”来代替“心理卫生”。

心理学家英格里希曾经明确表示，“所谓心理健康，就是某种持续心理状态，当事人身处此种状态之下，将会做出良好反应，具备较强生命活力，并且能够将自身潜能最大限度发挥出来。此种状态极为积极，不仅限于免除个人心理疾病①。”

2016 年 12 月 30 日，国家卫生计生委、中宣部、中央综治办、民政部等 22 个部门共同印发《关于加强心理健康服务的指导意见》（国卫疾控发〔2016〕77 号）（以下简称《意见》），将心理健康定义为：“心理健康是人在成长和发展过程中，认知合理、情绪稳定、行为适当、人际和谐、适应变化的一种完好状态。”②

（二）心理健康的标准

联合国世界卫生组织（WHO）在 1948 年成立之初的《宪章》中就指出，“健康不仅是没有病和不虚弱，而是身体、心理、社会功能三方面的完满状态”。其中对心理健康的标准定义如下：

1. 具有充分的适应力；
2. 能充分地了解自己，并对自己的能力做出适度的评价；
3. 生活的目标切合实际；
4. 不脱离现实环境；
5. 能保持人格的完整与和谐；

---

① 谢升文：《心理健康问题的理论浅析》，《现代交际》2013 年第 1 期。

② 《22 部门印发〈关于加强心理健康服务的指导意见〉》，http：//www. gov. cn/xinwen/2017－01/24/content_ 5162861. htm#allContent。

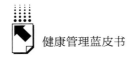

6. 善于从经验中学习；
7. 能保持良好的人际关系；
8. 能适度地发泄情绪和控制情绪；
9. 在不违背集体利益的前提下，能有限度地发挥个性；
10. 在不违背社会规范的前提下，能恰当地满足个人的基本需求。

（三）心理健康服务的概念和内容

习近平同志在2016年全国卫生与健康大会上指出，要加强心理健康问题基础性研究，做好心理健康知识和心理疾病科普工作，规范发展心理治疗、心理咨询等心理健康服务。《中华人民共和国国民经济和社会发展第十三个五年规划纲要》《“健康中国2030”规划纲要》均对加强心理健康服务提出了明确要求①。为贯彻落实中央决策部署，国家22个部门联合下发的《意见》文件中，明确定义了心理健康服务的概念。第一部分“充分认识加强心理健康服务的重要意义”中明确指出：“心理健康服务是运用心理学及医学的理论和方法，预防或减少各类心理行为问题、促进心理健康、提高生活质量，主要包括心理健康宣传教育、心理咨询、心理疾病治疗、心理危机干预等。”②

心理健康管理是组织和落实心理健康服务的具体形式之一。心理健康管理是运用健康管理学的理念，通过多维度多层级心理测评量表对个体或群体的心理健康状态及安全风险因素进行测试、分析与评估，在客观、系统、全面了解个体或在群体心理状态的基础上提供心理健康训练、调适、促进、咨询、积极心理开发以及对心理健康风险因素进行干预，使个体心理活动能够达到和保持相对较高水平、保持良好社会适应和社会功能状态的全面过程。

（四）心理健康服务的价值与意义

心理健康是健康的重要组成部分，在我国改革进入攻坚期、全面建成小康社会进入决胜期的新形势下，加强心理健康服务是建设健康中国、平安中国、

① 王国强：《心理健康助力全面小康》，人民网，http：//opinion. people. com. cn/n1/2017/0925/c1003 -29555702. html。

② 《22部门印发〈关于加强心理健康服务的指导意见〉》，http：//www. gov. cn/xinwen/2017 -01/24/content_ 5162861. htm#allContent。

法治中国的重要内容，是培养良好道德风尚、培育和践行社会主义核心价值观的内在要求，也是实现国家长治久安的一项源头性、基础性工作①。在我国这个新的发展阶段，我们要加强心理健康服务，提高国民心理健康素养，树立自尊、自信、理性、和平与积极的社会态度，助力实现“两个一百年”奋斗目标和中华民族伟大复兴的中国梦。

首先，我国正处于经济快速转型期，人民的生活节奏明显加快，竞争压力日益加剧，个体心理行为问题及其引发的社会问题日益凸显，心理异常和常见精神障碍人数也逐年增多，个人极端情绪引发的恶性案（事）件时有发生，社会影响极其恶劣。而这些都可能成为影响社会稳定和公共安全的潜在风险因素。因此健全心理健康服务体系，完善相关政策法规，建立社会心理咨询疏导工作机制，提高管理和心理服务能力，是满足人民群众的需求及经济建设的需要，是深化健康中国建设战略迫在眉睫的要求。

其次，社会主义核心价值观在我国价值体系中居于核心地位，在统一人们的思想、丰富精神世界中起决定性作用，是必须长期普遍遵行的基本价值准则。但是，随着我国与世界各国交流的愈加密切，社会文化环境日益呈现多元化的特征，各种观念正从不同渠道涌进人们的大脑，影响着人们的意识形态。因此，加强心理健康服务建设，是社会主义核心价值观内化于心、外化于行的重要途径，是全面推进依法治国、促进社会和谐稳定的必然要求，是实现持久国家和平与稳定的源泉和基础性工作。

二　我国心理健康及心理健康服务的发展现状与需求

（一）国民心理健康现状与需求

2019 年 2 月 18 日，黄悦勤教授团队在《柳叶刀·精神病学》（影响因子 15.233）上发表了中国首次全国性精神障碍流行病学调查结果报告，显示我国成人任何一种精神障碍（不含老年期痴呆）终生患病率为 16.57%，其中焦虑

① 王国强：《心理健康助力全面小康》，人民网，http：//opinion.people.com.cn/n1/2017/0925/c1003－29555702.html。

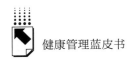

障碍（占 4.98%）、心境障碍（占 4.06%）、酒精/药物使用障碍（占 1.94%）、精神分裂症等精神病性障碍（占 0.61%），65 岁以上老年认知障碍终生患病率为 5.56%①。推算出中国精神心理疾病负担到 2020 年将占到疾病总负担的 1/4。

心理健康是人体健康的重要组成部分，中国正处于社会发展的巨大变革时期，国民心理健康问题日益突出，心理健康服务的需求呈井喷式发展。据 WHO 统计，我国现有重性精神疾患达 1600 万人；全国大约有 70% 的人处于心理“亚健康”状态；20 岁以上患心理疾病人数每年以 11.3% 的速度增加；17 岁以下 1.5 亿青少年人群中，受压力和情绪困扰的有 3000 万人左右。全中国大约有 1.9 亿人在一生中需要接受专业的心理干预或心理治疗。而我国精神科执业（含助理）医师仅有 27733 人，心理治疗师 5000 余人，社会机构中大部分心理咨询师能力欠缺。心理健康服务需求的爆发式增长与专业精神科、心理医生、心理治疗师咨询师的数量、质量不足，已成为我国精神心理健康工作面临的重大难题。

（二）国际现状与需求

心理健康在全球范围内是一个相对新兴的领域，并且正在快速发展。很多研究显示世界范围内，不论国别、文化背景、经济发展状况，一般性的心理疾患诸如抑郁症、焦虑症普遍高发。据 WHO 统计，全世界每年自杀未遂者超过 1000 万人；功能性致残率前 10 位疾病中有 5 个是精神心理疾病。心理健康成为世界性的难题，在美国，至少有 1/5 的成年人遭遇过心理健康问题的困扰；在欧洲，有 8300 万人深受其扰。

2019 年联合国儿童基金会和 WHO 联合发布数据：在全球 10～19 岁的 12 亿青少年中，约 20% 存在心理健康问题；而在 10～19 岁青少年群体遭受的疾病和伤害中，约 16% 由心理健康问题引发；在中低收入国家，这一群体中约 15% 曾有过自杀念头，自杀成为这一群体的第二大死亡原因。

在世界范围内，尤其是在低收入和中等收入国家，对心理健康服务的高需

① Prevalence of Mental Disorders in China: A Cross - sectional Epidemiological Study, The Lancet, Psychiatry, 2019.

求与心理健康治疗资源缺失之间的矛盾日益突出。大部分心理疾病患者由于种种原因无法得到治疗，这些原因包括：缺乏对心理治疗的认识、怀有羞耻心理以及缺乏容易获得的心理服务资源。精神心理问题造成的经济损失巨大，根据BlackDog研究所2018年7月对5047名澳大利亚各类工作者的调查显示，20%的工作者存在心理健康问题，由于心理健康状况不佳，每年造成的经济损失超过120亿澳元，其中包括2亿澳元的员工赔偿金。哥伦比亚大学教师学院成立了全球心理健康实验室，主要研究在资源不足的社会，如何预防和治疗心理健康问题。

（三）行业现状与存在的问题

心理健康管理和服务包括精神心理疾病的筛查、精神心理健康状况的评估、监测及风险预警、干预。其中针对不同程度的心理健康状况以及疾病发生发展过程，又可以采用不同形式或者工具，提供干预、咨询、治疗等不同的心理健康管理服务。发达国家的心理评估、咨询和治疗早在20世纪就已出现，体系完善。美国有临床心理医生、社会工作者和精神护理人员28万人，每1000人就有一个心理咨询师，许多家庭有自己的私人心理医生。有30%的人定期看心理医生，80%的人会不定期去（社区）心理诊所。基础心理咨询、心理治疗是由州政府设立的医保和商业保险承保，个人几乎不需要单独支付费用。

在中国，精神心理专科医院、科室严重匮乏，专业人员数量不足，国民病耻感强，对精神心理疾病、心理健康管理等知识缺乏科学认知，没有建立全生命周期的心理健康管理的体系。据不完全统计，健康体检机构开展心理健康服务的只占1%左右，并且基本停留在心理评估阶段，个别机构可借助报告解读、随访问卷、手机App等将心理健康管理纳入检后管理中，但在咨询、治疗、风险因素干预方面几乎无法提供服务。

表1　国内外社区心理健康服务的特点比较

主要特点	国外社区心理健康服务	国内社区心理健康服务
理论基础	起步早，历史绵长，理论基础扎实且雄厚，对不发达国家心理健康服务体系的建设具有很好的指导作用	起步晚，尚在初始阶段，需要学习西方的理论和经验。但是在举办社区心理服务活动和网络化建构方面，都非常有潜力

续表

主要特点	国外社区心理健康服务	国内社区心理健康服务
实践方面	特别注重实践的作用,如:生活技能培训中心、开放式提交系统、无领导管理的团体治疗方法等	侧重理论知识的学习,提出许多理论性的指导建议,但未将理论和实践进行充分的结合
预防观念	设有三级预防理论体系,注重整体的预防。政府提供大量的人力、物力和财力	注重个人的医治而忽视整体预防;政府对社区心理健康服务不够重视
服务体系	具有明确目标,服务人员专业,服务来源广,服务内容丰富,服务途径多样化,服务效果显著等特点	没有明确目标。专业人员的培养还未被正式提上日程,大学中社会工作者的培养人员非常少,且大多数学生毕业后都会转投其他行业,真正从事社区工作者的人员稀少。设备存在较大问题。服务途径较单一,以医院和心理诊所为主

三　心理健康服务面临的机遇

（一）政策支持力度加大

近年来心理健康服务政策和法规频频推出（见表2），心理健康服务的政策支持逐渐加大，深深体现了国家在国民心理健康、精神卫生方面越来越重视。

表2　近年来国家出台的相关政策

政策名称	出台时间与部门	相关要点
《中华人民共和国精神卫生法》	2012年10月26日,全国人民代表大会常务委员会	全国人民代表大会常务委员会为发展精神卫生事业,规范精神卫生服务,维护精神障碍患者的合法权益制定颁布《中华人民共和国精神卫生法》(中华人民共和国主席令第62号)
《全国精神卫生工作规划(2015～2020年)》	2016年6月18日,国家卫生计生委、中央综治办、发展改革委等十部门	提出以健全服务体系为抓手,以加强患者救治管理为重点,以维护社会和谐为导向,完善工作机制,推动精神卫生事业全面发展

续表

政策名称	出台时间与部门	相关要点
《关于加强心理健康服务的指导意见》（国卫疾控发〔2016〕77号）	2016年12月30日，国家卫生计生委、中宣部、中央综治办、民政部等22个部门	这是我国第一个对充分认识加强心理健康服务的重要意义、总体要求、大力发展各类心理健康服务、加强重点人群心理健康服务、建立健全心理健康服务体系、加强心理健康人才队伍建设、加强组织领导和工作保障等7部分的宏观政策指导
《严重精神障碍管理治疗工作规范（2018年版）》	2018年5月28日，国家卫生健康委员会	为充分发挥各级卫生健康行政部门、精神卫生防治技术管理机构、精神卫生医疗机构、基层医疗卫生机构在严重精神障碍患者管理治疗工作中的作用，明确各自职责、任务和工作流程，以提高精神障碍的防治效果，加强严重精神障碍患者发现、治疗、管理、服务，促进患者康复、回归社会
《关于印发全国社会心理服务体系建设试点工作方案的通知》	2018年11月16日，国家卫生健康委等十部门	是落实党的十九大报告提出的“加强社会心理服务体系建设，培育自尊自信、理性平和、积极向上的社会心态”的具体举措，旨在探索社会心理服务的模式和工作机制，为全国心理服务体系建设积累经验
《浙江省精神卫生条例》	2019年9月，浙江省十三届人大常委会第十四次会议审议通过	该条例将在国内率先将心理健康体检纳入体检常规项目，并提出构建社区康复服务体系，提高精神卫生人员待遇等举措
《关于开展2019年健康中国行活动的通知》（国卫办宣传函〔2019〕378号）	2019年4月15日国家卫生健康委等4部门	《健康中国行动（2019～2030年）》提出开展心理健康促进行动，到2022年和2030年，居民心理健康素养水平提升到20%和30%；失眠现患率、焦虑障碍患病率、抑郁症患病率上升趋势减缓
《健康中国行动——儿童青少年心理健康行动方案（2019～2022年）》	2019年12月18日，国家卫生健康委等12部门	提出到2022年底各级各类学校要建立心理服务平台或依托校医等人员开展学生心理健康服务，学前教育、特殊教育机构要配备专兼职心理健康教育教师。

（二）需求导向明显

当前我国正处于社会经济转型期，生活节奏加快，竞争压力加剧，心理问题引发的社会问题凸显。职业人群、儿童青少年、老年人、妇女、残疾人以及严重精神疾病患者等不同群体的心理健康服务与管理的需求巨大，导向明显。例如：职业人群工作节奏急剧加快，长期处于高压、高强度的工作环境中，睡眠质量下降，精神状态紧张，容易导致焦虑、抑郁、易怒等心理方面问题；空巢老人虽然在物质方面有基本的保障，但子女不在身边，精神方面得不到应有的关爱及关怀，容易诱发老年情绪问题；还有一些精神障碍患者、戒毒人员等特殊人群，多地未能开展对该类人群的日常管理、随访、危险性评估、服药指导等服务。

（三）国际风投驱动作用明显

过去，在整个健康医疗行业，心理健康可以说是风险资本关注较少的“角落”。以美国为例，在2009年只有7家相关公司获得融资。而在过去十年中，特别是自2015年以来，心理健康领域的风险投资开始蓬勃发展，直到2017年达到顶峰（见图1）。据PitchBook统计，2018年有超过5亿美元的风险资本投入心理健康领域，投资数量达到70起①。

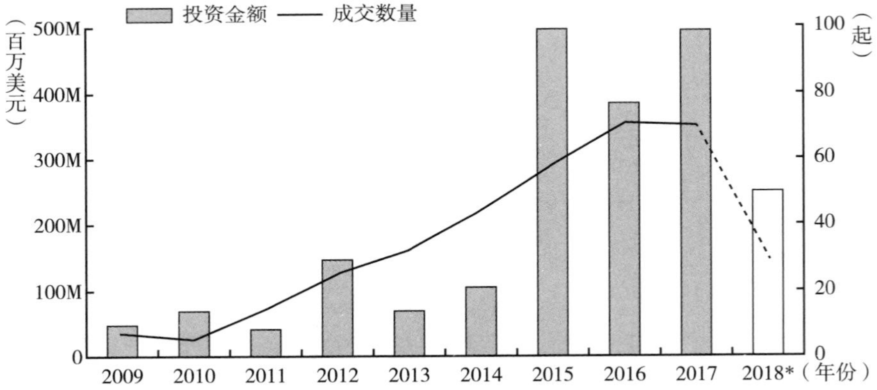

图1　美国心理健康领域风险投资趋势

注：数据截至2020年6月，

资料来源：PitchBook，西雅图的金融科技公司，专注于PE/VC/并购领域，向私募股权和风投机构提供研究数据和分析服务（评估目标）。

目前，全球心理健康市场规模已经突破2000亿元，市场潜力巨大，资本聚焦、互联网加持。2015年以来，健康科技成为医疗健康行业增长最快的领

① 《心理健康：从少有人关注的冷门到快速崛起的投资热点》，http：//www. coinsay. com/？p = 9299&preview = true。

域，精神心理是其中六大领域之一。而在2019年上半年，美国就已经有30家心理健康初创公司获得融资，美国对精神心理健康类公司的投资已经翻番，融资逾10亿美元。

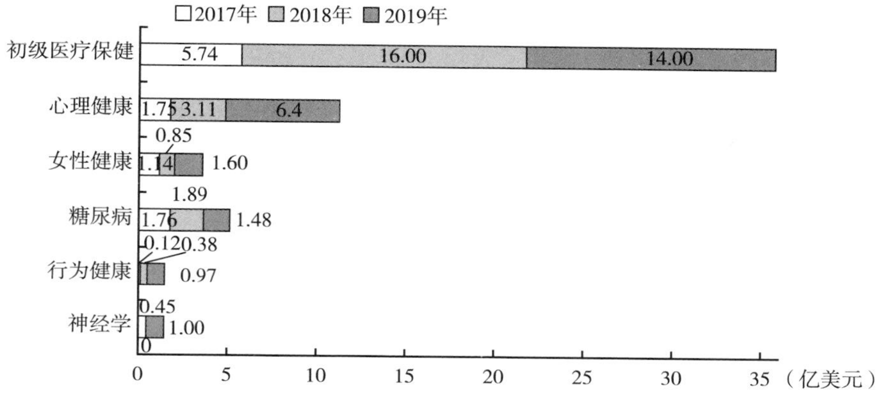

图2　医疗健康行业各个领域主要投资交易额

资料来源：《硅谷银行发布〈健康科技：新兴行业洞察〉报告》，http：//www. spd－svbank. com/cn/reportSummary/healthtech－report－2019. html？ newId＝2019H&pid＝36kr，浦发硅谷银行网站。

（四）国内行业开始发力

2017年我国精神心理卫生在医疗行业市场规模已经达到415亿元左右，而心理咨询起步较晚，受重视及接受程度等因素影响，2017年我国心理咨询行业市场规模仅为73.16亿元。随着在线心理咨询的发展，我国心理咨询行业市场规模快速增长，中国心理健康行业已经进入了快速发展的阶段。一是中国快速变化的社会经济环境促使国民心理问题进入易发期；二是由于购买力已经形成，我国发达城市国民的收入水平和消费结构与欧美等发达国家心理健康行业快速发展时期的结构一致，已经完全具备心理健康的消费能力，我国心理健康行业已经步入发展的快车道。

心理健康产业是未来10年的“大消费产业”，应用心理学发展得如火如荼，正处于从专业、商业转向产业蓬勃发展的时期。这两年风险资金正砸向以专业作背书的精神心理健康科技及服务商业公司。通过多年的发展与积淀，如今的心理服务与产品不断地得到丰富发展，并且与教育、健康、文化、社区服务、人工智能、大数据服务等众多领域渗透融合。

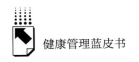

（五）数字医疗赋能心理健康产业、创新服务模式

随着科技的发展，云计算、大数据、移动互联网正在推动新经济时代的发展。新技术、新产品、新形态不断涌现，数字医疗正在赋能心理健康产业、创新服务模式。比如在商业模式上，以 Mindvalley、Sounds True 为代表的平台，建立起了线上课程、App 产品，线下社群及大会的全生态产业模式。在心理学与科技交叉领域，以 Trans Tech Lab、Consciousness Hacking 为代表的科技公司联盟，通过 VR、体感等前沿技术，创造了诸多优秀的工具/产品，用以提升人类幸福感。

1. 互联网、物联网、在线咨询平台

随着互联网、物联网的发展，2017 年 4 月 10 日，基于临床和实证研究，美国远程医疗协会（ATA）发布了两个专业（中风、儿童与青少年心理健康）新的实践指南。对于日益增长的远程医疗需求，新指南促进了远程医疗的科学发展，并确保为需要改善健康、挽救生命的患者，提供统一有效的服务。在我国，也涌现出了一批借助互联网技术提供心理健康管理、在线心理服务的企业。

2. 人工智能 AI 算法的应用

目前，在人工智能技术应用于心理症状识别与诊断的研究中，利用多模型（如视觉和听觉模型相结合）、多种信息融合（如面部表情和身体动作信息融合）的方法进行心理症状的识别和诊断已初具成果①。例如通过分析 Facebook 状态更新和医疗记录的 50 万条帖子后，人工智能能够识别出与抑郁症相关的语言特征，可以提前三个月预测抑郁症的发作与自杀风险。人工智能还可以标记用户可能的精神状况，并将情况提供给医生或转换为自助式的认知行为治疗程序，并通过患者创建的音频日志进行心理健康监测。人工智能工具可以提供一个更方便的解决方案降低医疗费用，还可以为人们提供 24 小时随时访问，不需要等待预约。

① 黄越、黄辛隐：《应用人工智能有助心理学发展》，《中国社会科学报》2018 年 8 月 14 日。

3. 虚拟现实技术（VR）的应用

移动 VR 头显的出现为远程医疗提供了精神卫生治疗的机会。最近的研究发现，单独使用 VR 疗法在治疗创伤后应激障碍、严重的妄想症、焦虑障碍、恐惧症、高功能自闭症、抑郁及冥想、压力释放等方面与药物 + VR 的疗法一样有效。VR 技术的优点是在实施暴露疗法和认知行为治疗时，能够以受控和安全的方法隔离与焦虑相关的刺激，用最真实的场景让用户体验。根据多年的科学研究，通过 VR 来改善心理健康的需求十分巨大。当前市场仍处于早期阶段，随着技术的进步及传感器技术、人工智能、机器学习的发展，虚拟现实在心理健康服务中的作用将会越来越大。

（六）心理“防疫”下的新挑战与新机遇

2019 年 12 月，新型冠状病毒肺炎疫情在武汉暴发并迅速波及全国，全国人民开始了一场轰轰烈烈、前所未有的抗疫、防疫“战斗”。这不仅仅是病毒在身体上的传播，也对全体国民的心理造成巨大的影响。例如：民众对于疫情的焦虑和恐慌、恐惧和担心引起过度洗手、过度防护，甚至有些出现了惊恐发作的现象；一线医护人员在高强度工作下面临感染的风险，压力巨大；长时间封闭在家，很多人出现情绪失调及亲子关系、家庭关系紧张等问题；因疫病失去亲人的人群以及在医院面临死亡病例较多的医护人员需要处理心理创伤、针对 PTSD 的危机干预。

心理抗疫、防疫受到前所未有的挑战和高度重视。为指导各地做好不同人群心理危机干预工作，国务院应对新冠肺炎疫情联防联控机制连续发文：2020 年 1 月 26 日印发《关于印发新型冠状病毒感染的肺炎疫情紧急心理危机干预指导原则》，3 月 18 日印发《关于印发新冠肺炎疫情心理疏导工作方案的通知》，4 月 8 日印发《关于印发新冠肺炎患者、隔离人员及家属心理疏导和社会工作服务方案的通知》；1 月 27 日，国家卫生健康委疾控局发布《关于印发新型冠状病毒感染的肺炎疫情紧急心理危机干预指导原则的通知》；3 月 5 日，国家卫健委和民政部联合发布《关于加强应对新冠肺炎疫情工作中心理援助与社会工作服务的通知》，对各省市医疗卫生、社会机构如何在疫情下开展心理工作做出了具体指导和要求，心理防疫的发展迎来新的机遇。

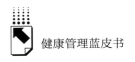

四　心理健康服务存在的问题及对策建议

（一）存在的问题

近年来，心理健康已经成为影响经济发展的公共卫生问题，发展和加强对重点人群的心理健康服务、建立和健全心理健康服务体系、加强人才培养等内容已经成为国家各级政府及企事业单位重点关注的问题。

1. 需求井喷，人才短缺导致供需不平衡

我国人民群众对心理健康问题的认知逐年提高，需求快速增长。我国心理健康行业刚刚起步，心理健康资源与经济及文化资源一样，存在严重的地区不平衡问题，全国将近3/4的心理健康需求者不能及时或有效地获得心理健康服务。另外，专业人才缺乏导致很多心理亚健康人群未能受到关注，更谈不上“治未病”，从而导致“病情恶化”。因此培养和锻造一支专业的心理健康服务队伍势在必行。这不仅需要把所有“可及的”专业人员，包括心理治疗师、咨询师、精神科医务人员、社工及志愿者组织起来，还要持续培育新的专业人员，打造一专多能复合型人才。

2. 心理健康服务的培训认证不规范

调查发现，虽然接受了专业理论知识培训、考取了资格证书，但我国心理健康服务人员未能获得长时间的连续性培训，学时不够充足，辅导及督导次数有限，最终出现专业知识片面、服务技能有待提高等多种问题。另外，心理咨询师培训市场的监督管理机制并不完善，缺乏严格的考评体系及上岗监管机制，导致心理健康服务行业可信度降低，同时延误了服务对象病情，造成严重后果。

3. 心理健康服务体系与机制尚处在摸索阶段

心理健康预防干预的服务机制、服务创新机制、人才保障机制、心理健康社会服务跟踪机制、信息化服务机制等尚在摸索之中。2001年WHO就提出要将精神心理健康管理纳入社区卫生服务，用整合服务弥补精神卫生服务的缺口，提高基层精神卫生服务的可及性。2012年以来，北京大学第六医院、中南大学湘雅二医院、首都医科大学附属安定医院等9个单位被正式认定为国家精神心理疾病临床医学研究中心。研究中心作为牵头单位整合覆盖区域内省市级的大型精神卫生机构组建联盟，构建规范化、高质量的协同研究网络和多中心研究平台，开展多中心、大规模、高质量的精神心理疾病临床研究，提高全国精神心理疾病预防、诊断、治疗和康复的综合服务水平，切实解决临床关键问题。但工作机制和体系处在探索阶段，有待进一步完善。

4. 防疫心理健康管理的短板与弱项

这场席卷全国的新冠肺炎疫情，给人民群众造成了极大的心理创伤，也让我们看到针对防疫的心理健康管理存在的短板。我国尚未建立危机干预的心理工作体系，自上而下的管理指导和自下而上的汇总报告响应不够迅速及时；社会化的心理健康管理工作机制和网络初步形成，但缺乏统筹管理和规范；互联网技术得到大量应用，但缺乏监管，提供的科学知识和心理援助服务质量参差不齐；有灾后心理危机干预经验的专家和掌握危机干预技能的心理工作人员严重缺乏，疫情之后国民心理健康管理更需得到进一步的重视和维护。

（二）对策建议

1. 构建网络化服务平台

完善服务体系，构建网络化服务平台，平台配备三层机制：基层为心理健康安全服务信息化、数字化平台，中间层为社会化心理健康服务机构，上层为专业医疗机构及专业队伍。通过数字化平台提供评测及训练工具，实现辅助治疗以及干预训练；依托健康服务机构为载体构建全面健康大数据平台；发挥专业医疗机构的专业技能，利用底层平台提供基础辅助决策数据支撑，使其更好地服务病患。通过基于网络化、信息化、智能化的服务平台，形成政府、社会、家庭的一体化模式，提高该人群的心理健康水平与社会适应能力。

2. 重视人才培养与评价

（1）高校人才培养及评价：当前临床心理学、应用心理学及相关专业的学科地位有待明确，应加强应用型专业人才培养，在建立标准的培养方案及管理机制的同时又不失个性化、层次化的发展，充分满足社会各阶层、各群体的迫切需求，与社会人才培养体系接轨，做到人才培养不脱节。应通过心理健康相关国家政策引导、专业知识的普及、人才供给现状、服务价值凸显等，吸引学生专业兴趣，选择报考相关专业。

（2）社会人才培养及评价：建立社会人才培养体系及机制，鼓励社会资源创办心理健康专业人才培训机构，各级政府及有关主管部门提供专业化、规范化的服务与监管。依托城乡社区医疗服务点、企事业单位卫生室、高校心理健康中心等社会医疗主体，面向社会人员提供心理健康服务知识再教育及专业技能培训工作。以全国健康管理（体检）机构为载体，提升健康管理机构心理健康服务的支撑能力，建立心理健康服务专业人才培养机制，最终实现面向不同人群提供筛查－评估－干预等全过程心理健康服务工作。

3. 健全心理健康服务体系

发展并健全心理健康服务项目，提高社会民众心理健康素养，全面开展心理健康服务教育、心理健康咨询、心理治疗、危机干预、心理援助工作，主动发现心理疾病源头，引导完成自身心身健康管理。关注重点群体心理健康，如失独老人、高危从业人员、孕产妇、残疾人、刑满释放人员等相关人群。开展心理健康科普讲堂，关心、关爱、帮扶该群体，提供社会家庭服务。健全服务体系，基层组织“建平台”，行业组织“一张网”，主管部门“建规则”，专业人员“搞培训”。通过城乡、社区、行业协会、各级卫生主管部门、专科医生和从业者共同联动建立健全整个社会的心理健康服务体系。

4. 加大科技支撑，创新推动产业发展

（1）加大科技投入和科研立项

基于国家未来五年的心理健康发展规划及数字化战略，面向心理健康领域的科技投入应进一步加大。创新心理健康“数字药物”，加大以信息化装备为载体的高端心理健康医疗“器械”的研发力度，同时要与生物、物联网装备技术深度融合。主要针对以云大物移智为载体的全民健康管理及服务数字化平台的建设，建立面向基因检测、生物指标监测、高端传感芯片、数字化管理平台、智能化评估及干预平台和健康风险防控平台等，为科技产业发展提供政策引导及金融服务。

（2）创新心理健康服务产品研发与转化

心理健康服务产品应主要围绕心理健康测评技术、体征监测技术、减压放松技术、自助训练技术、生物分析技术、虚拟场景营造技术进行创新，将科研成果转化为实用心理服务产品。

当前心理健康领域取得了一系列的科技成果，但是我国健康领域的科技创新能力和核心竞争力还有待提高。高端仪器设备制造方面，芯片研发、传感器等技术及成品依然依赖进口，心理健康新型诊疗技术转化问题仍然突出，优质的心理健康诊疗平台和服务依然不足等问题非常严峻。按照国家在健康领域实施创新驱动的战略要求，应切实加强产业科技创新，支撑产业发展，培育新的经济增长点，提升全民身心健康水平。

5. 重视防疫心理健康管理的服务供给

加大对与疫情相关的心理健康管理的服务供给，要提高心理防疫的工作地位，将心理健康相关工作纳入疫情防控整体工作部署，高度重视，完善工作机制；要加大对心理服务人员的心理危机干预能力、识别高危人员的能力及疏导能力等相关技能的培训，增加服务人员的数量，提高服务质量；需要加大服务产品的供给，包括大数据心理预警技术服务、人工智能心理健康诊断技术服务、互联网移动终端心理监测与干预技术服务、心理健康引导及自我训练放松技术服务等场景的应用。

B.8

健康管理/慢病健康管理典型案例报告

朱 玲 候慧慧 田利源*

摘 要： 健康管理/慢病健康管理是健康中国建设的重要内容，相关案例对于落实和指导健康管理实施具有重要的示范作用。本报告介绍了六项健康管理/慢病健康管理典型案例，这些案例涉及互联网+健康管理、健康管理工具、健康管理教育培训以及体检的检后干预等方面内容，这些典型案例对于深入开展健康管理/慢病健康管理工作具有重要的启示作用和借鉴意义。

关键词： 健康管理 慢病健康管理 典型案例

慢性非传染疾病成为威胁我国居民健康的重大公共卫生问题和疾病负担，回顾我国近50年的预防慢病历程，出现了首钢高血压管理模式、大庆糖尿病预防模式、开滦社区高血压综合干预模式，这些管理模式和经验享誉全球，对我国慢病防控发挥了重要作用。随着技术、互联网的发展，如何将经验与现代技术融合创新，是当前面临的重要挑战。为了落实《"健康中国2030"规划纲要》和《国务院关于实施健康中国行动的意见》提出的十五项专项行动以及《中国防治慢性病中长期规划（2017~2025年）》，引领慢病健康管理中国专家的共识落地，推动健康管理与慢病健康管理创新平台与智能智慧模式的融合发展，促进健康生活和健康自我管理能力的提升，解决当前我国健康管理与慢病健康管理缺少成功案例及大健康产业缺少实用、管用的产品和技术，公众健康

* 朱玲，北京医院主任医师，从事内科临床工作与健康管理（体检）以及健康产业政策与行业发展等方面的研究及实践近40年；候慧慧，中关村新智源健康管理研究院办公室助理；田利源，博士，中关村新智源健康管理研究院副研究员，从事健康管理研究。

素养低、健康自我管理能力弱等突出问题，健康管理蓝皮书编委会和中国慢病健康管理与大健康产业峰会组委会于2018年和2019年联合相关权威学术组织及媒体共同发起“健康管理与慢病健康管理成功案例”及“大健康产业技术产品应用案例”征集评比活动。本报告从征集的上百件案例评选出的优秀案例中精选出了六个健康管理的典型案例进行介绍，这些案例涉及健康管理与慢病健康管理的实践经验、模式、方法、技术、产品等，检验正确可行，已取得显著成效，具有创新意义和示范意义。

案例一　构建慢病健康管理传播模式——五湖健康会客厅

一　背景

新冠肺炎疫情突如其来，改变了所有人的生活。面对这场大考及之后的健康中国建设，怎样才能做好健康管理？如何补齐公卫防疫短板？健康管理与健康产业未来的发展方向会有哪些变化？针对这些热点问题，五湖健康大会特别行动——五湖会客厅，邀请医学专家、行业大咖、知名企业代表、媒体代表相聚五湖会客厅，围绕“聚焦健康管理，疫病慢病一起抓”主线开展一系列专题交流研讨，通过直播的形式，为学界、业界和公众传播健康管理新理念，把脉健康产业新发展。

五湖会客厅由“中国慢病健康管理与大健康产业峰会”（简称五湖健康大会）组委会主办，中国健康促进基金会、中国医师协会、中华中医药学会、全国卫生产业企业管理协会、中关村新智源健康管理研究院、国家卫健委百姓健康电视频道（CHTV）、《经济观察报》、医学论坛网共同协办，中华医学会健康管理学分会、《中华医学杂志》、《健康中国观察》等提供学术支持。

二　特点

1. 慢病疫病一起抓主题鲜明

五湖会客厅以“聚焦健康管理、疫病慢病一起抓”为主题，每期聚焦一个细分主题，已开播的三期分别聚焦呼吸健康管理、战疫体会收获与健康管理、消化健康管理。明确的主题，吸引感兴趣的观众积极参与。三期分别邀请了北京协和医院检验科主任徐英春教授、武汉大学人民医学呼吸与危重症医学二科胡克主任、中日友好医院李勇教授、中南大学湘雅三医院健康管理科陈志恒主任、郑州颐和医院健康管理中心贺明霞主任；武汉江汉方舱医院院长、武汉协和医院孙晖教授，广东省对口支援荆州医疗队副总指挥、援助洪湖医疗队总队长、南方医科大学南方医院朱宏教授，支援武汉福建护理队领队、福建省立医院李红教授；华中科技大学附属协和医院消化内科教研室主任侯晓华教授、中国医学科学院肿瘤医院内镜科主任王贵齐教授、浙江大学医学院附属第二医院国际保健中心/全科医学学科主任宋震亚教授。

2. 产学研网上互动热烈

五湖会客厅网上直播间既有专家学者、行业大咖，又有知名企业、媒体代表，五湖会客厅由中关村新智源健康管理研究院院长、中华医学会健康管理学分会前主任委员武留信，中关村新智源健康管理研究院副院长、中华医学会健康管理学分会副主任委员朱玲，第三军医大学西南医院原院长、中华医学会健康管理学分会副主任委员李景波主持。中国健康促进基金会名誉理事长、中国健康管理学科奠基人白书忠教授，中华医学会健康管理学分会副主任委员、武汉人民医院健康管理中心主任唐世琪教授，中华医学会健康管理学分会副主任委员、南方医科大学党委书记陈敏生教授，中华医学会健康管理学分会主任委员、解放军总医院第二医学中心健康管理研究院主任曾强教授，上海交通大学医学院附属仁济医院消化科主任医师、中华医学会健康管理学分会常务委员范竹萍教授，中华医学会健康管理学分会候任主任委员、浙江中医药大学原副校长郭清教授等著名专家学者互动点评、交流热烈。知名企业代表杭州诺辉健康、深圳中核海得威、广州华亘朗博在交流中也表示收获很大。

3. 回应疫情下公众关切，引领健康管理新理念

疫情之下如何提高呼吸健康素养、呼吸健康管理应如何开展、社区防疫模式对健康管理有什么启示、大数据如何发挥作用、如何居家开展胃肠道癌症的早筛、如何预防消化道传染性疾病，如何落实分餐？这些问题都是疫情下公众与业界的关注焦点，五湖会客厅回应关切，为疫情下和疫情后健康管理与健康产业发展提供新思路、新理念。

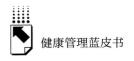

三　影响与意义

创新的交流传播模式、丰富精彩的互动内容受到业界的广泛关注，国家卫健委百姓健康电视频道、医学论坛网、《经济观察报》、《健康中国观察》杂志等都做了相关报道。网络互动、观看的人数屡创新高，为健康管理理念传播、提高公众对健康管理的认知度和参与度提供了新的有效模式。

案例二　PDCA 循环干预——正常高值血压人群管理新模式

高血压防治指南建议对高血压前期人群进行必要的生活方式干预，如限酒、限盐、戒烟、控制体重、适量运动等。尽管生活方式干预对控制血压有诸多益处，但大多数人对生活方式干预的依从性较差，实施现状不容乐观。中南大学湘雅三医院健康管理科借鉴美国质量管理专家戴明博士提出的 PDCA 循环理论，将其应用于健康管理生活方式干预，提高高血压前期人群血压控制效果。

一　PDCA 循环干预方法

PDCA 循环是质量管理的基本方法，是将质量管理分为计划（Plan）、执行（Do）、检查（Check）、处理（Act）四个阶段，把各项工作按照制订计划、实施计划、检查实施效果，经验总结，改善提高进入下一个循环。参照 PDCA 循环管理模式，对高血压前期人群进行生活方式干预实施基本路径为：高血压危险因素评估→针对性干预→再评估→干预方案调整→下一个循环。

1. 收集干预对象资料并制订实施计划。通过对干预对象的问卷调查，结合体检结果，评估其是否有肥胖、高血糖、高脂血症等高血压发生的危险因素，是否存在缺乏运动、喜好高盐高脂饮食、吸烟、饮酒等不良生活方式，并据此制订干预对象半年和 1 年的腰围、体重、血糖、血压、血脂等监测指标的目标值，以及生活方式改善建议和血压、体重的自我监测计划。以上内容分别从医护人员和健康教育对象角度整理成健康教育随访记录表和健康教育手册。

2. 计划的贯彻实施。随访医护人员根据制订的干预方案，对干预对象开展各种形式的健康教育，通过与干预对象之间的互动，改变其不良生活方式，根据实施进展不断完善健康随访记录表内容。

3. 干预效果检查。每季度随访医护人员检查干预对象对健康教育内容的执行情况，询问其复查生化指标的变化以及其血压、体重等的监测情况，每半年根据干预对象监测指标的动态变化情况，重新评估其高血压发生的危险因素。

4. 反馈处理和持续改进。随访医护人员对检查结果认真分析，找出影响健康教育效果的相关因素，并根据实际情况修正方法目标。对干预对象执行较好的生活行为给予鼓励，增强其参与的主动性；对执行不好的生活行为，耐心分析存在的问题，共同制定自我管理目标及实施措施，作为下一个循环干预的重点。

二 PDCA 循环干预成效

中南大学湘雅三医院健康管理科开展了一项大规模、长时间的功能社区高血压前期人群检后干预试验，充分证实了 PDCA 循环干预方法对血压控制具有显著成效。试验将社区血压正常高值人群分为干预组和对照组，组建医护合作小组对两组人群实施戒烟、限酒、低盐低脂饮食、运动、心理等方面的健康教育。干预组接受 PDCA 循环管理模式构建的健康教育计划，对照组只接受常规电话随访。干预内容包括两部分：健康教育方案手册以及电话随访。医护人员分别于基线、1 年后和 2 年后对干预对象进行问卷调查、人体学测量及血生化等实验室检查。评价指标包括生活行为方式的改变，以及体重、血压、血尿酸、空腹血糖和总胆固醇等指标的变化。

经过两年强化干预和随访，干预组和对照组血压与基线比较均出现明显降低（见表 1）。干预组较对照组正常血压转化率明显提高（干预组有 20.28% 的人员转变为正常血压，明显高于对照组的 15.59%），高血压转化率明显降低（干预组较对照组高血压转化率降低了近 10 个百分点）（见表 2），生活方式趋向于正向改变，危险因素监测呈现初步改善。

表 1 两组干预前后血压变化情况（均数 ± 标准差）

单位：mmHg

项目	基线	干预 1 年后	干预 2 年后
收缩压			
干预组	131.16 ± 4.12	125.86 ± 4.11[1)]	122.95 ± 4.56[1)]
对照组	131.72 ± 3.76	126.62 ± 4.26[1)]	124.88 ± 5.23
差值(95% *CI*)	0.60(−1.52 ~ 2.81)	0.76(−3.15 ~ 1.22)	1.93(−0.83 ~ 4.58)
舒张压			
干预组	81.76 ± 4.73	82.14 ± 3.88	79.54 ± 5.64
对照组	81.35 ± 4.21	81.78 ± 4.55	82.63 ± 4.67
差值(95% *CI*)	0.41(−2.92 ~ 1.97)	0.36(−2.25 ~ 2.13)	3.09(0.15 ~ 5.81)[1)]

注：差值为各次检查时两组血压均数差值；与基线比较，$P < 0.05$。

目前，相关干预随访方案已录入电子化信息系统，并申报了软件著作权《中华慢性病人群健康管理信息系统》（2013SR046058）。

表 2 两组干预后血压转归情况

时间	血压转归	干预组（n＝2776）		对照组（n＝2809）		X^2 值	P 值
		例数	转归率（%）	例数	转归率（%）		
干预 1 年后	正常血压	516	18.59	350	12.46	18.36	<0.001
	高血压	572	20.61	725	25.80	20.13	<0.001
干预 2 年后	正常血压	563	20.28	438	15.59	15.45	<0.001
	高血压	633	22.80	859	30.58	26.78	<0.001

三 意义和推广价值

运用 PDCA 循环模式对血压正常高值人群生活方式进行干预使繁杂的随访工作在实践中变得有组织、有条理、有目的、有针对性。找出问题、解决问题并提出新计划的健康管理思路，与健康管理强调循环、动态的实施不谋而合。PDCA 循环干预方法不同于传统单向的说教式教育，检后随访模式也是一种健康管理服务质量管理的模式，其更加注重与健康管理对象具体情况的结合，更加注重实施效果的评估以及实施措施的持续性改进。PDCA 循环干预方法不仅适用于高血压风险人群的健康管理，同样也适用于其他慢性疾病的健康管理，具有重要的推广价值。

案例三 糖尿病健康管理——糖尿病健康餐盘

传统的糖尿病治疗干预和管理主要是通过口头说服教育来改变一个人长期以来形成的生活习惯，缺乏科学精确的计量手段和统一规范的专业器具。糖尿病膳食治疗因其食物热量计算烦琐复杂，导致医嘱困难，又因其食物热量计量困难，导致医嘱依从性下降，糖尿病膳食治疗一直未能得到很好的落实，大大降低了糖尿病的治疗效果。糖尿病健康餐盘简化了糖尿病膳食治疗的医嘱过程，为糖尿病患者提供了膳食热量计量器具。

一 研究过程

1. 制定“糖尿病每日能量食物交换份速查表”。参考《中国糖尿病医学营养治疗指南》《临床营养学》《中国居民膳食指南》《中国食物成分表》《实用内科学》等资料中有关食物能量计算方法，对身高在 150～185 厘米，间隔 5 厘米的不同体型和体力活动类型患者，计算每日膳食总能量，转换为食物交换份后列表记录。相应身高行上的体重值，根据体型类型肥胖、超重、正常、体重不足和消瘦划分标准中间值，并且针对个别会导致计算误差的值进行偏值修正，制定出“糖尿病每日能量食物交换份速查表”（见表3），并对查表结果与经典细算法计算结果进行一致性评估。基于现代糖尿病患者很少从事重体力劳动的实际情况，将“食物交换份速查表”的适用范围确定为卧床、轻体力和中体力患者。

表3　糖尿病每日能量食物交换份速查

体力类型	身高（厘米）	肥胖		超重		正常		体重不足		消瘦	
		体重（千克）	食物份	体重（kg）	食物份	体重（kg）	食物份	体重（kg）	食物份	体重（kg）	食物份
卧床患者	150	56	13′	52	13′	45	13′	38	13′	33	13
	155	63	13′	58	13′	50	13′	43	13′	38	14
	160	69	13′	63	13′	55	13′	47	13′	40	15
	165	75	13′	69	13′	60	13′	51	13	44	17
	170	81	13′	75	13′	65	13	54	14	49	18
	175	88	13′	81	13′	70	14	59	16	52	19
	180	94	13′	86	13	75	15	64	17	55	21
	185	100	13′	93	14	80	16	67	18	60	22
轻体力患者	150	56	13′	52	13	45	15	38	18	33	18
	155	64	13	59	14	50	17	43	19	38	19
	160	69	14	64	15	55	18	46	21	41	21
	165	76	15	69	16	60	20	51	23	44	23
	170	81	16	76	17	65	22	54	25	49	25
	175	88	17	81	18	70	23	59	27	52	27
	180	95	18	86	20	75	25	64	29	55	29
	185	100	19	93	21	80	27	67	31	60	31

注：′若人体摄入能量低于1200卡路里（13食物交换份），基本的生命活动难以维持，所以计算结果低于13食物交换份的都取13份。

2. 制定“糖尿病不同能量级膳食一日三餐食物合理分配表”。正常合理膳食碳水化合物占总能量的比重为55%～65%、脂肪为25%～30%、蛋白质为15%～20%，根据《中国食物成分表》提供的各种食物营养素含量，取其代表性常见食物的平均值，计算出不同能量的膳食主食、蔬菜、水果以及蛋白质类食物的食物交换份数。由于主食和蛋白质类食物中含有较多的“隐形油脂”，实际能够食用的烹饪油仅占食物总能量的 10% ~12%。经过计算验证，制定出食物交换份数在 13~31 份的“糖尿病不同能量级膳食一日三餐食物合理分配表”，并计算出各能量级食谱中碳水化合物、蛋白质和脂肪等的含量，与《中国居民膳食指南》推荐比例进行比较，评估其科学性。

3. 测定代表性食物的熟食体积。根据《中国食物成分表》，把具有代表性的食物，按照 1 食物交换份可食部分（净重）转化成市场商品重量（毛重），烹饪冷却后装入保鲜袋，用筷子将其缓慢放入内盛自来水、水平面刻度为零的装置中，待熟食完全浸没后，读取装置的水平面刻度（毫升），即熟食体积（毫升）。蛋白质类食物和蔬菜类食物取其平均值。

4. 设计“糖尿病健康餐盘”。根据代表性食物 1 食物交换份熟食体积的平均值，设计“糖尿病健康餐盘”，餐盘上各个凹槽水平装入的相应熟食要接近该凹槽适宜计量的食物交换份，在每个凹槽刻上适宜盛放的食物名称和食物交换份数。餐盘设计应有多个不同大小的凹槽，以便组合计量各种食物，并达到精确计量食物的目的，方便为糖尿病患者提供科学合理的膳食。对设计的“糖尿病健康餐盘”与“经典细算和生重称重法”采用一致性比较来判断其科学性。

二 研究结果

通过“糖尿病每日能量食物交换份速查表”获得的食物交换份数与经典细算法计算结果基本一致；按照“糖尿病不同能量级膳食一日三餐食物合理分配表”提供的一日三餐食谱，符合三大营养素合理膳食的比例；使用“糖尿病健康餐盘”计量食物能量，能量计量“生重称重法”与“健康餐盘法”之间的比值为 0.96 ~1.22，总能量计量比值为 1.07，误差控制在 15% 以内。“糖尿病健康餐盘”的结构布局如图 1 所示。

三 成果应用

以一个身高 178 厘米，体重 82 千克，从事办公室工作糖尿病患者的中餐实施为例（见图2）。第一，计算患者每日食物交换份需求数。①患者是办公室工作人员，是轻体力活动者，选定范围在轻体力那一栏；②接近 178 厘米的是 180 厘米那一行；③接近 82 千克的是 86 千克那一列；④180 厘米行上的 86 千克“食物份”是 20 份，约 1800 大卡热量。第二，查 20 个食物交换份能量级中餐食谱，主食是 4 份，蔬菜是 0.5 份，蛋白质类食物是 1.5 份，油脂 0.5

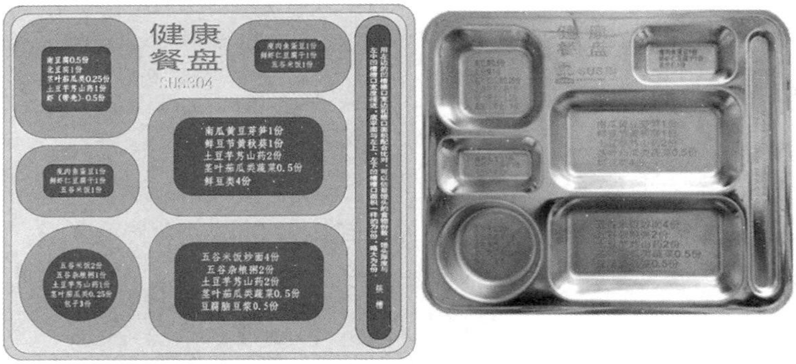

图 1　糖尿病健康餐盘

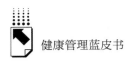

份，热量约 590 大卡，包括看不见的油脂 0.5 份，火腿肠和贻贝 1 份，梅童鱼 0.5 份，土豆 1 份，杂粮饭 3 份，花菜和香菇 0.5 份，共 8 种食物。为了增加饱腹感，这里把 1 份主食换成了土豆。

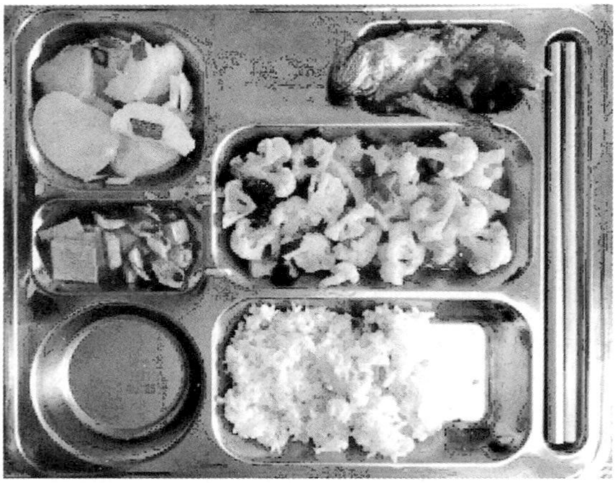

图 2　中餐示意

四　成果意义

糖尿病健康餐盘的问世，为糖尿病患者膳食治疗提供了简便的食物热量计量工具，增强了糖尿病患者膳食治疗的依从性，提高了糖尿病患者的治疗效果和生活质量。

案例四　高血压健康管理：《健康体检自测问卷》阶梯式筛查体检人群高血压

本案例采用《健康体检自测问卷》作为体检人群中高血压患者阶梯式筛查的初始检查方式，将卫计委《健康体检项目目录》中有关高血压的专项检查作为筛查项目，开展阶梯式分级筛查，按照不同筛查级别判断高血压危险分层情况，研究发现采用检前互联网问卷填写和筛查项目推送可以节省体检现场信息采集时间，而且在常规体检的基础上增加问卷项目，可以大幅增加高血压患者危险分层的检出率，还可以提高危险分层判断的灵敏度与特异性。

一　问卷使用方法

中华医学会健康管理学分会和《中华健康管理学杂志》组织全国健康管理方面的专家、学者及从业者近400余人，在武留信研究员承担的国家“十一五”“十二五”科技支撑课题研究成果的基础上，编制了一套适合中国健康体检人群使用的问卷，即《健康体检自测问卷》，并将此问卷与互联网相结合，制成可视化、智能化的外网填写问卷。体检前一周通过短信推送外网填写问卷的网站，受检者在家中自行填写。对于高血压的患病人群，系统根据采集的信息，自动对其高血压风险程度进行分级，针对不同级别推送高血压阶梯筛查项目。

二　问卷使用效果

对在中南大学湘雅三医院健康管理科完成体检的6715例高血压的患者进行分析，发现将不同的筛查方式收集到的健康信息对高血压患者进行危险分层（心血管风险水平），分层结果存在差异，用常规检查方式筛出低危患者占比9.38%，中危患者占比64.26%，高危患者占比9.13%，很高危患者占比17.23%。增加《健康体检自测问卷》后筛出低危患者占比7.04%，中危患者占比54.55%，高危患者占比14.83%，很高危患者占比23.57%。筛查出的高危患者占比明显增加。经过统计计算，常规检查判断中危患者的灵敏度为95.56%，特异度为45.51%，增加问卷自测后，灵敏度为100%，特异度为45.51%，判断中危患者的灵敏度明显提高；常规检查判断高危患者的灵敏度为15.03%，特异度为96.28%，增加问卷自测后，灵敏度为30.03%，特异度为99.14%，判断高危患者的灵敏度增加了1倍；常规检查判断很高危患者的灵敏度为15.03%，特异度为100%，增加问卷自测后，灵敏度增加5倍多，升至94.45%，特异度未变。

三 《健康体检自测问卷》的使用优势

1. 优化体检流程。对于每天体检200～300人的体检机构，应用互联网+问卷的形式，在检前进行健康信息收集，能节省大量现场体检时间，优化体检流程。

2. 提高工作效率。通过检前信息的采集，系统自动对高血压患者进行分层、分级，并自动推送相应的梯级筛查项目，提高了受检者进一步筛查的完成率，提高了工作效率，节约了体检机构医务人员的工作量。

3. 提高高危人群筛查率。在常规体检的基础上增加问卷自测项目，可以大幅提高高血压患者危险分层的检出率，而且还可以提高中危、高危、很高危患者检出的灵敏度、特异度等。

四 《健康体检自测问卷》的主要价值

《健康体检自测问卷》是开展健康体检基本项目服务的重要内容之一，自测问卷获取的健康信息以及数据与医学检查设备获取的健康信息同等重要，均是形成健康体检报告首页的重要内容，为检后健康评估与个性化健康管理服务提供基础信息。主要价值包括以下几点。

1. 有助于简便、全面、快速掌握受检者健康资料。健康体检自测问卷在设计中目的明确，已经将与个体健康有关的各系统问题进行详细的考虑，通过问诊健康体检医生就可以方便、快捷地获得受检者的许多健康资料。

2. 有助于为受检者制定专业化、个性化的体检套餐。专业化、个性化的健康体检套餐是指根据受检者的具体情况而量身定制的健康体检项目的组合。在制定个性化套餐时需要考虑的具体情况包括年龄、性别、家族史、既往史、症状表现、职业特点、心理状态、生活习惯、运动习惯、睡眠情况等，体检医生通过综合掌握以上资料，按照受检者当前健康状况和慢性病危险因素的存在程度而进行专业化、个性化体检项目选择。

3. 有助于对受检者进行准确的健康评估。健康评估，一是指对受检者生理、心理与社会适应能力的整体系统评估和对健康或疾病风险的预测评估，二是指对个体或群体既往健康状况、当前健康状态与未来健康走向及疾病风险进行分析、估测与综合评价，三是指以健康信息的调查、收集与数据采集为前提，并为健康干预方案的科学指导提供依据。健康评估的核心是评估受检者健康状况，识别个体疾病风险因素，从而通过有效干预达到延缓发病或不发病的目的。在健康管理中，我们面对的对象主要是非患病人群和慢性非传染病患病人群。非患病人群，他们多数身体相对健康，没有明确的疾病。慢性非传染病人群，可能会有1~3个慢性病诊断，如高血压、糖尿病、高血脂等，但不影响日常生活。对于这些人群，如果从临床诊疗的角度出发，能够采取的措施比较有限，但从健康管理的角度，我们需要详细了解他们的健康史、饮食习惯、运动情况等，寻找致病风险和保护因素，对有利的因素加以利用，对不利因素加以消除或减少，从而延缓疾病的发生。

4. 有助于为受检者量身定制专业化的干预方案。目前在我国，健康体检之后都会有一个体检报告，部分健康体检机构可能会提供一份干预方案给受检者。但多数情况下，这种干预方案往往没有针对性，究其原因主要是对受检者的情况不掌握，不能够按照受检者的需要进行准确的设计。医生只有在准确掌握受检者生活方式、饮食习惯、运动情况等信息后，才能对受检者生活方式、饮食习惯和运动情况的改变提出一些建议。

5. 有助于提高受检者健康素养。在进行问卷填写的过程中，其实是受检者与自身健康状况的对话过程，在每一道问题的回答中，都需要进行一定的思考和回忆，在完成一份问卷填写时，受检者就可以对其整体健康状况有一个相对全面的掌握，至少可以知道医生在关注我哪些方面，为了自身健康，我可能也需要关注这些方面。

6. 有助于积累健康数据，开展健康管理研究。临床医生在自己的从业过程中积累了无数的病例，形成了自己庞大的数据库。但在日常实践中我们发现，部分医生在论文撰写时却发现自己数据缺乏。分析原因，多数是因为基线数据的缺失或匮乏。因此，通过问卷填写，医生可以积累健康数据，开展健康管理研究，从而撰写高质量的健康管理学论文。

案例五　健康管理教育培训——健康大学

一　健康大学成立背景

为紧密结合国家《“健康中国2030”规划纲要》，落实“一带一路”推进

“健康之路”的重大决策部署，实现由“被动健康”向“主动健康”的转变，实现疾病防控的关口前移、重心下沉，2018年10月18日由内蒙古卫生健康委员会主办、内蒙古自治区人民医院承办、依托内蒙古自治区人民医院健康管理中心（体检中心）创建了全国首家政府主导的公益性大学——内蒙古自治区健康大学。大学秉承“推名师、出精品、建体系”的创建理念，打造内蒙古地区的健康科普名师，推出科学的、实用的、易于接受及通俗易懂的健康科普课程，并打造完善的媒体传播体系、教学培训体系及持续支持后备（人、财、物）体系。

二 健康大学概况

内蒙古自治区健康大学具有明确的教学目的和教学对象、完善的规章制度、丰富的教学内容和雄厚的师资力量。

1. 教学内容：提供优秀健康教育课程，并运用网络和新媒体提供健康理论、疾病预防与管理、用药常识、健康管理等服务。教学内容体现了公益性、科学性、可行性及精准性。

2. 教学效果：通过健康教育、健康管理与健康促进培训前后数据进行阶段性评价分析。

3. 教学对象：依托“医联体”“健联体”培训更多健康教育与健康管理从业者（即健康传播者）；进而面向内蒙古自治区大众进行专业、科学的健康科普活动。

4. 教学方式：采取线上、线下相结合的方式。在内蒙古自治区人民医院设置固定教学场所（100平方米左右）和教学时间（每周四下午），由内蒙古自治区健康大学专家进行健康科普知识讲座；同时定期走进社区、党政机关、高校、部队、企事业单位进行健康教育讲座和健康指导；借助网站、微信平台、手机App等新传媒方式及“远程医疗体系”推出线上课程。

5. 教学目的：培养更多健康科普人才；制作出不同形式的科学性强、通俗易懂的科普作品，真正将健康知识传播到百姓心里。树立疾病预防及自我健康管理的意识，提升民众整体健康素养，努力使内蒙古自治区居民健康素养水平在2020年达到20%，为助力“健康内蒙古”、早日实现“健康中国梦”做出应有的贡献。

6. 组建师资团队：目前内蒙古自治区健康大学健康教育讲师团成员近200人，

均具有副高以上职称，同时向社会及各医疗机构广泛征集优秀人才充实教学团队，逐步提升教学品质。

三　健康大学健康教育活动

内蒙古自治区健康大学是一所没有围墙、没有年龄限制、没有时间限制，同时突破面对面授课限制的大学，秉承“推名师、出精品、建体系”的创建理念，通过自主选课及线上线下授课相结合等多种自由模式，对全区各级健康从业人员进行规范化培训，提升其健康教育能力及健康管理从业水平，进而面向内蒙古全体大众进行专业、科学的健康科普活动；内蒙古自治区健康大学由内蒙古人民医院健康管理中心（体检中心）牵头，联合“医联体”“健联体”中各联盟医院共同开展工作。

自成立以来，每周四下午3点在内蒙古自治区人民医院A座7楼内蒙古自治区健康大学教室准时开课，邀请知名专家讲授老百姓最关心的医学健康问题，通过内蒙古自治区健康大学公众号可以免费在线或回放观看，向老百姓及健康从业者科普健康知识。

内蒙古自治区健康大学定期派专家走进机关、社区、学校、企业等单位进行了20余场健康教育讲座、义诊。受益人群包括学生、机关干部、企业工人、基层医护人员达2000余人，发放宣教手册500余册。同时通过开设健康小屋，设置中国居民平衡膳食宝塔、食物模型、营养知识展板以及设立健康促进休闲广场等，进行健康宣教。

四　健康大学的未来发展

今后内蒙古自治区健康大学将一切从老百姓出发，不断探索适合自治区特点的健康管理策略，开展科普方法技巧培训，创作出科学实用、通俗易懂的科普作品，弥补健康教育中知识结构的缺陷，避免健康教育内容过于专业化及学术化；对健康从业者陆续开办培训班并举行健康科普技能大赛，增加内蒙古自治区健康大学的群众关注度，从中选出金牌讲师为广大老百姓做科普。另外逐渐编写完善出一套优质的教材，促进健康管理学科发展。“积土成山、积水成渊”，通过不断的努力，旨在将健康知识实实在在传播到老百姓心中，逐渐提升自治区老百姓的健康素养、自我健康管理及慢性病管理能力，同时为“健康内蒙古”注入新动力。

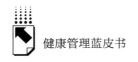

案例六　“互联网+全程健康管理”：华西健康 App 应用实践

一　App 开发背景及目的

规范和推动“互联网+健康医疗”服务是健康中国建设的任务之一。随着医疗大数据时代的到来，借助信息技术及“互联网+”手段、现有医疗资源、医疗大数据等构建健康体检人群个性化健康管理，使为体检客户提供健康、亚健康、疾病前期、疾病诊断、治疗、管理、康复等全周期的个性化、精准化健康服务成为可能；同时，健康管理有了信息化的支撑，可以实现检前、检中及检后全程健康管理服务智能化、可视化，真正实现健康管理服务的内涵。

四川大学华西医院健康管理中心自成立以来参加健康体检的人次数最高达到 19 万人次/年，其中，忠诚客户（每年都在中心体检）的人数比例高达 60%。中心采用的现场体检套餐预约及缴费、标准化体检套餐制、纸质体检报告、医生面对面咨询、人工电话预警等服务模式已经不能满足体检客户日益增长的健康管理服务需求。为了优化中心服务流程，进一步提高用户体验，积极响应国家“互联网+”战略，从智慧医疗着眼，四川大学华西医院健康管理中心自主研发了“华西健康”App。

二　产品设计及功能介绍

“华西健康”App 直接依托于医院自身服务，全面覆盖检前、检中及检后的全程健康管理服务，将现代化的移动互联网及数据库、大数据、云计算等各种最新概念与手段，集成到健康管理体系中来，推动健康管理中心服务模式由一次性体检转变为持续性的个人健康管理，提供多元化的健康增值服务。用户可随时随地查看最新体检报告、历年体检报告智能比对分析、重要指标趋势分析，可不受距离限制进行网上预约及缴费，获得华西专家在线健康咨询门诊等优质、高效、快捷、个性化的体检服务，让健康管理变得更加简单、方便。通过线上、线下一体化健康管理服务平台，优化医疗资源配置，最大限度地提高中心工作效率。同时通过客户端健康自评问卷及随访问卷调查，收集健康人群生活方式等疾病风险数据，推进各数据系统的联合与共享。

对于用户来说，体检前可以在手机客户端在线查看体检项目、预约体检、一键缴费；并可以完成检前健康问卷调查，完成个性化体检套餐定制并构建个人健康危险因素档案。App 还具有临检提醒、检前注意事项等信息推送及体检项目简介、体检流程简介、一键导航至体检医院等功能（见图 3）。

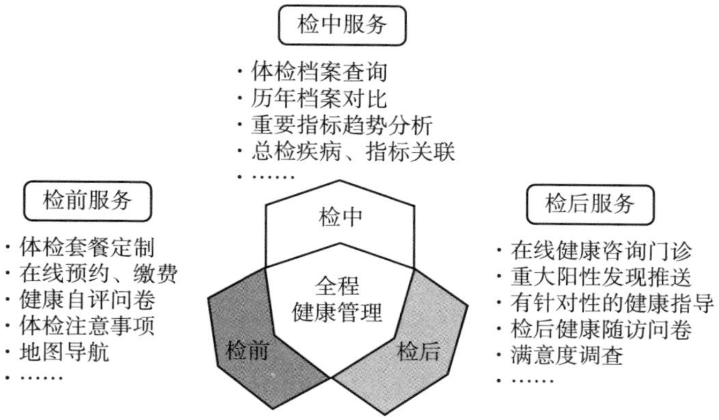

图 3 “互联网 + 全程健康管理”设计理念

体检中用户可以随时查阅体检报告、体检档案，并可以实现对历年体检档案对比分析、重要体检指标趋势分析，了解体检报告关联疾病、指标知识库。

体检后用户通过 App 可以在线健康门诊咨询，接受体检发现的重大阳性预警信息以及个性化、有针对性的健康指导信息，还可以实现检后重大慢病随访、健康随访问卷调查、客户满意度调查和意见反馈。

三 产品应用成效

“华西健康” App 于 2016 年在四川大学华西医院正式上线，至今平稳安全运行。目前平台共承载体检用户 45 万余人、120 万多人次体检记录、近 3 亿项体检单项数据；App 下载量 50 万多人次，注册用户十多万人；日平均下载量 450 多人次，日注册用户 200 多人。

“华西健康” App 上线满一年后，通过在线及现场定性访谈收集客户反馈意见及满意度调查，分析结果表明有 98% 的用户对中心推出的“华西健康” App 表示“非常满意”。个人预约客户在项目推出之前，至少要前往体检中心 3 次（预约、现场体检、检后领取报告），项目推出后，客户仅需要前往体检中心参加现场体检，可在手机客户端完成预约缴费及报告查看。应用效果得到用户的一致认可。

四 推广应用价值与意义

“华西健康” App 深入结合广大患者日常就医需求，高效整合线上线下资源优势，有效改善人民群众就医体验，为广大体检者提供“优质、高效、快捷”的体检服务，大大解决了以往看病难、就医难的尴尬状况。

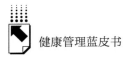

“华西健康”App平台从智慧医疗着眼，制定体检客户所需的个性化服务，致力于打造四川人群专属的健康管理平台，并通过逐步发展覆盖全国，为政府、医疗机构、药研企业、公益机构提供专业、有效、系统化的医疗健康解决方案，对智慧医疗在全国的发展有重要影响。

B.9
我国健康智库发展现状与展望

曾 渝 黄小玲 徐 硕*

摘　要： 健康智库是指通过研究卫生健康政策和卫生健康领域的热点问题，从而建立的专业研究咨询机构或平台。我国健康智库可分为官方健康智库、机构健康智库、高校健康智库和民间健康智库等。自健康中国上升为国家战略以来，健康智库的研究和咨询作用凸显。我国健康智库发展的现状和趋势是以政府层面研究机构为主导，高校和科研院所为主体，第三方社会组织和研究机构为补充，初步形成协同和融合发展的局面。健康智库联盟成为多方协同共建共赢的发展平台，是推动健康智库和卫生事业发展的重要力量。

关键词： 智库　健康智库　卫生健康　健康产业

2015 年 1 月，中共中央办公厅、国务院办公厅印发了《关于加强中国特色新型智库建设的意见》，为我国健康智库的建设与发展提供了明确的发展思路，指明了具体目标与发展方向，2015 年被称为“中国智库元年”。随着健康中国实施行动步伐的加快和健康产业发展需求的牵引，健康智库在卫生健康政

---

* 曾渝，博士、教授/研究员，现任海南南海健康产业研究院院长、海南医学院教授、健康管理学科带头人、硕士研究生导师，曾任海南省卫生厅副厅长、海南省食品药品监督管理局局长、海南医学院常务副校长，主要研究方向为卫生（药物）经济与政策、健康服务与管理、健康产业发展等；黄小玲，硕士、教授，现任海南医学院教授、经济与管理教研室主任、硕士研究生导师，兼任海南南海健康产业研究院秘书长、海南省健康管理协会副会长，主要研究方向为卫生经济与政策、健康服务与管理等；徐硕，海南医学院公共卫生硕士（在读），主要研究方向为公共卫生与全球健康治理。

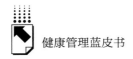

策研究和健康产业咨询引领方面发挥着越来越重要的作用。积极推进我国健康智库体系建设，推动卫生健康治理体系和治理能力现代化，促进医疗卫生领域与健康产业的快速发展，对全面建成小康社会有着重要的理论指导意义和积极的实践意义。

一　健康智库的内涵与界定

根据资料记载，“智库”自古以来便通过各种各样的形式影响着一个国家的政治、经济发展方向，特别是在军事、外交领域中，“智库”担任着重要的角色。“智库”一词最早被记录于第二次世界大战期间，在当时的美国，人们常常用它来形容一种安全而隐秘的环境，以便聚集各类专家商讨军事战略、分析军事机密，后来逐渐被用来形容可为决策者提供政策建议的研究机构。智库也被称为“智囊团”“思想库”，主要由该领域的研究人员、专家学者组成，通过对公共政策的深度研究，为决策者提供有参考价值的思想建议和专业知识。智库是体现一个国家和民族软实力与国际影响力的重要标志之一，它能够在政府决策、国际地位、社会舆论等方面产生广泛而深刻的影响，其产生的思想价值对公共知识的广泛传播起到推动作用。

2014 年 10 月，习近平总书记主持召开了中央全面深化改革领导小组第六次会议，会上审议了《关于加强中国特色新型智库建设的意见》，强调“智力资源是一个国家、一个民族最宝贵的资源。必须从党和国家事业发展全局的战略高度，把中国特色新型智库建设作为一项重大而紧迫的任务，采取有力措施，切实抓紧抓好。”① 随着健康中国上升为国家战略，为缓解当前卫生健康领域的突出问题与矛盾，我们迫切需要建立科学、专业的健康智库，因此健康智库的研究和咨询作用逐渐凸显出来。关于健康智库的定义，虽然国内多位学者做出了解释，但是目前还没有统一的界定。本文认为健康智库是指以维护和促进人民群众身心健康为基本出发点，通过研究卫生健康政策和卫生健康领域的热点问题，运用科学专业的手段与方法在卫生健康领域开展研究活动，为党

① 《关于加强中国特色新型智库建设的意见》，http：//www. gov. cn/xinwen/2015 - 01/20/content_ 2807126. htm。

和政府及健康产业发展提供决策咨询、评价、分析和建议的专业研究咨询机构或平台，其成果用以促进卫生政策、卫生经济、医疗保健及服务质量的提升，推动卫生健康治理体系和治理能力现代化，促进医疗卫生领域与健康产业的快速发展，对全面建成小康社会有着重要的理论指导意义和积极的实践意义。健康智库主要以卫生健康领域的专家为主，以跨学科专家为补充，在人力与科研能力方面有着独特的优势，具有运作独立性、团队专业性、研究成果多样性等特点，能够为健康领域提供科学引导和智力支持。

二　国际健康智库的发展

2020 年 1 月《全球智库报告 2019》发布，它是由美国宾夕法尼亚大学“智库研究项目”（TTCSP）研究编写的，报告显示 2019 年共统计全球智库 8248 家，其中欧洲 2219 家（26.9%）、北美洲 2058 家（25%）、亚洲 1829 家（22.2%）、中美洲和南美洲 1023 家（12.4%）、撒哈拉以南非洲地区 612 家（7.4%）中东和北非 507 家(6.1%)[①]。美国以 1871 家依然稳居榜首，印度智库数量迅猛增长，以 509 家位列第二，中国智库紧随其后，以 507 家位列第三。由此可见，欧洲和北美洲依然是全球拥有智库数量最多的地区。

近年来，卫生健康领域的话题随着国际社会的关注，热门程度不断提高，卫生事业的发展也逐渐被各个国家重视起来，与卫生健康政策有关的决策、咨询、分析的服务需求日渐增多，各国对于健康智库发展的关注度也逐渐提高，重视程度日渐加深。根据智库的组织类型，可将国外的健康智库大致分为两类，一类为专业型健康智库，如美国国立卫生研究院、约翰·霍普金斯大学布隆博格公共卫生学院和英国剑桥健康服务研究中心等，它们是专门解读卫生政策、研究卫生健康问题的专业型智库；另一类为综合型智库，如美国著名的兰德公司，它是一家综合型的研究咨询机构，下设多个研究分部，最主要的咨询业务是军事方面，其业务范围也涉及卫生

① 《〈全球智库报告 2019〉发布》，http：//www.drc.sz.gov.cn/zkhz/Content/post_ 6857398.html。

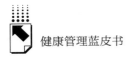

健康领域，其中“兰德健康事业部”就是专门从事健康研究的部门①。

由于历史背景、文化环境的不同，加之政治、经济等多重因素的影响，国外健康智库的组织形式与发展趋势呈现与我国健康智库不同的特点。在经费来源方面，国外健康智库的经费主要依靠市场化运营，也有一些依靠政府、企业、个人捐赠及基金会等给予资助，最典型的国家当属美国，其资金来源除依靠市场化运作外，还依靠企业及个人捐赠，因此美国的健康智库具有较强的独立性，并且按照企业的模式进行管理，可以保障其研究结果的客观性。相比之下，欧洲健康智库的经费来源要单一得多，比如德国健康智库主要依附于政府或政党，因此独立性相对较弱。日本健康智库的资金来源也是以市场化运作为主，手段灵活、类型多样。

在卫生政策研究方向与专业领域方面，国外的健康智库更多地倾向于研究与本国医疗保健系统相关的财税金融政策、医疗保健服务质量标准及其评价方法等。如，英国剑桥健康服务研究中心侧重于研究提高卫生保健质量的相关政策及方法；美国凯撒卫生政策永久学院则将世界各国的卫生政策作为研究的重点内容；美国普林斯顿高等研究院、日本东京大学研究生院健康管理与政策研究所、德国慕尼黑技术大学运动与健康管理研究院等，这些研究机构更加注重对卫生健康政策本身的研究，特别是在卫生健康领域内对卫生政策做出专业决策方面，其研究成果能够为本国的卫生事业发展起到关键的促进作用②。

在健康智库人才体系建设方面，各国普遍呈现来源国际化、结构多元化、培养方式多样化等特点。由于国外健康智库的研究内容趋于国际化，他们更加注重研究过程与结果的客观性，因此招聘目标从本国扩大到全世界各个国家，这些人除具有不同国籍外，还具有不同的历史文化背景、不同的生活和风俗习惯、不同的宗教信仰等。虽然健康智库以研究卫生健康领域问题为主，但也需要进行多学科融合，使研究结果更全面。为满足这一要求，国外健康智库的团队往往融合了具有不同学科背景的研究人员，能够大大提升团队的研究实力，

---

① 陈婷、刘伟、吴曙霞、吴东：《国内外医药卫生专业化智库建设比较》，《中华医学图书情报杂志》2014 年第 10 期。

② 王悦、李静：《中国健康智库建设的价值探析》，《医学与哲学》2017 年第 2 期。

实现优势互补。如，美国凯撒卫生政策永久学院的研究队伍中，不仅有医务人员，还有卫生保健人员、经济学家、政策分析专家和通信专家等；美国国立卫生研究院设有独立的实验室，这些实验室专门用来进行医学研究，研究院还支持来自各大学、医院等的科研项目，开展多方面的科学研究工作。此外，国外健康智库还派遣本国的科研人员到政府部门、企业、学校或其他智库培训学习、开阔眼界，促进医学信息的交流。

国外健康智库的研究成果表现形式多种多样，如召开学术研讨会、举办论坛，出版发行书籍、发布权威报告或在权威期刊上发表文章等，还通过网络媒体解读国际热点问题、分析公共卫生政策，产生舆论进而影响决策。除此之外，国外健康智库还渴望得到社会的认可，希望其核心成员能被吸纳到政府决策部门工作或到权威机构任职。如美国约翰·霍普金斯大学布隆博格公共卫生学院，它培养出了多位世界级科学家和医疗卫生领域的管理人才，包括美国卫生部部长、美国总统顾问和美国国家科学院院士①；哈佛大学公共卫生学院卫生政策与管理系也有着类似的成果，他们致力于培养和激励骨干力量，成为下一代健康保健的领导者。

三　我国健康智库发展现状

（一）党和政府高度重视，政策环境优良

自 2016 年以来，党中央、国务院陆续出台了《“健康中国 2030”规划纲要》《国务院关于实施健康中国行动的意见》等文件，进一步明确了党中央实施健康中国战略的坚定决心。习近平总书记在党的十九大报告中明确提出：“深化马克思主义理论研究和建设，加快构建中国特色哲学社会科学，加强中国特色新型智库建设。”这一重要指示高度体现和突出党中央对于建设和发展中国特色新型智库的重视，也为推动我国健康智库的建设提供了强大的政策支持②。面对当

① 胡苏云：《布隆博格公共卫生学院：公共卫生领域的顶级智库》，《光明日报》2016 年 2 月 17 日。

② 孙蔚、杨亚琴：《论习近平智库观与新时代中国特色新型智库的理论范式》，《南京社会科学》2018 年第 9 期。

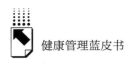

前卫生健康领域的突出问题，我们迫切需要建立一系列专业化的咨询、决策、评价机制，这是缓解我国人口老龄化、疾病谱改变、慢性病高发、健康服务供给不足以及重大突发公共卫生事件等诸多严峻问题的重要手段之一。在这样的政策背景下，建立新型健康智库是大势所趋。

（二）以政府为主导、高校为主体，社会组织机构广泛参与

在党中央对智库建设的重点内容做了明确指示之后，我国各级有关政府部门、各大高校、专业学（协）会以及相关科研机构纷纷以多种形式建立健康智库，如成立研究院、所、中心等，也不乏社会力量参与其中，形成了以政府层面研究机构为主导，高校和科研院所为主体，第三方社会组织和研究机构为补充的发展形态。随着我国健康智库数量的不断增加，类型也日趋多元化，根据健康智库的不同组成形式和运行机制，大致可将其分为四种类型：官方健康智库、机构健康智库、高校健康智库和民间健康智库（见表1）。官方健康智库通常是以政府为背景，服务于党政机关，经费来源于政府拨款，往往有政府官员参与决策。机构健康智库与官方健康智库略有不同，经费不完全来源于国家，因此具有一定的独立性，可承担政府课题，开展咨询、评价、研究服务工作，对政府决策产生一定的影响。高校健康智库隶属于大学，这些大学大多具有医学背景，因此从人员组成上看，多为高校专家、学者和科研人员，经费来源包括政府资助，也可通过申请科研课题筹集资金。民间健康智库可以是企业模式的智库，也可以是非企业法人型的智库，其运营模式与资金来源具有灵活性，是我国健康智库的重要组成部分。各类健康智库根据我国卫生健康事业发展的战略需求，围绕国内外卫生健康领域的现实环境分析卫生健康政策，充分发挥着“智囊团”的作用，积极地为我国医疗、卫生、健康事业建言献策。

（三）健康智库研究结果对政府决策和产业发展作用明显

随着社会的发展，我国的政治文明与经济水平已上升到了新的高度，中国特色社会主义新时代的人民群众在健康服务需求方面有了更多的期望，提出了更高的要求。然而，我国全面深化改革正处在改革中的深水区和攻坚期，全面建成小康社会也面临着严峻的挑战，卫生健康领域的环境极为复杂。在这样的

背景下，就要求党和政府决策更加高效、透明，这就需要健康智库从第三方视野为党和政府出谋划策。健康智库作为一个立场独立的咨询平台，更能提出客观的想法与建议供决策者参考，通过提供卫生政策咨询、发布研究报告、参加论证会等多种方式表达自己的看法，逐渐成为推动卫生健康领域发展不可或缺的力量。健康智库可作为政府与群众沟通的桥梁，促进政府决策专业化、科学化，促使卫生健康治理体系和能力现代化。

表1　健康智库的分类

分类	国内知名健康智库
官方健康智库	国家卫生健康委员会卫生发展研究中心、统计信息中心、深圳卫生健康发展研究中心等
机构健康智库	中国医学科学院卫生政策与管理研究中心、中国中医科学院中医药信息研究所、中国健康管理协会、中华医学会等
高校健康智库	武汉大学全球健康研究中心、中南大学健康管理研究中心、安徽省健康发展战略研究中心、西安交通大学全球健康研究院、清华大学公共健康研究中心等
民间健康智库	中关村新智源健康管理研究院、海南南海健康产业研究院、四川天府健康产业研究院、上海创奇健康发展研究院、浙江长三角健康科技研究院等

在大健康与大数据日益融合的时代背景下，我国健康产业的发展势头十分迅猛，在国民经济的比重中不断提高，市场占有率逐年上升。健康智库在健康产业中有着举足轻重的地位，在一定程度上影响着健康产业发展的方向和发展速度。在健康全球化的今天，健康智库可为健康产业搭建世界级交流平台，其成果可加强国际的交流与合作，促进全球健康产业相互融合，促进我国健康产业如居家养老、医养结合等，向特色化、创新型发展。健康智库的研究成果将成为推进健康中国战略走向新高度的重要组成部分。

（四）健康智库对政府和企业成功案例

我国健康智库以国内实际情况作为基本出发点，开展了大量的研究工作，其成果表现形式多种多样，如通过承担政府课题、开展学术研究、发布研究报告、引导社会舆论及出版图书、发表文章、召开学术会议等形式展现成果。中国医学科学院卫生政策与管理研究中心作为国内卫生健康领域的知名智库，曾参与国家医疗卫生服务体系规划与“健康中国2020”战略规划等的编制，充分利用自身的资源优势，整合相关学科的顶级专家为我国卫生事业的发展提供决策咨询服务；中关村新智源健康管理研究院联合中南大学健康管理研究中心共同发布了《健康管理蓝皮书——健康管理与健康产业发展报告》（2018、2019），理论联系实际，从专业的角度深度剖析我国健康产业的发展状况，成为政府部门及企业制定卫生健康规划的重要依据；武汉大学全球健康研究中心创立了英文期刊《全球健康研究与政策》（*Global Health Research and Policy*），吸纳高质量的研究论文，不仅可以让师生们与世界同行进行交流以扩大视野，还能聚焦世界热点问题，对全球健康状况进行深刻的思考，同时还举办“全球健康热点问题对策建议”智库研判会、“全球健康青年领袖”圆桌会等；中华医学会受国家卫生健康委员会委托，组织医学专家于2017年制定并发布了覆盖23个专业的202个病种的临床路径，为临床医学规范化发展、降低医疗成本做出了巨大贡献；中国中医科学院为我国同世界的学术交流做出了表率，先后与世界上60多个国家签署了80多项合作协议，借鉴不同国家的先进管理理念，结合我国深厚的文化底蕴开展新的研究项目；国家卫生健康委员会卫生发展研究中心参与了“中挪医疗合作与展望论坛”“中非南南卫生合作创新研讨会”等活动①，此外国家卫生健康委员会卫生发展研究中心每年组织研究人员到欧美地区进行学习交流，为我国在世界卫生健康领域争取更大的发展空间，培养更加专业的科研人才。

虽然我国健康智库的发展有着强大的政策支持与丰富的实践经验，但相对西方国家而言仍存在一定差距，四种类型的健康智库齐头并进、协调发展的新格局还未完全到来，不足之处主要体现在国际化程度略低、国际影响力不足、智力成果的产权意识还有待提升等方面。因此，我们既要寻找适合我国国情的发展路径，还要借鉴国外经验将健康智库做出特色，结合医学与健康的专业特点，深度挖掘医药卫生健康领域相互之间的关系，统筹专业的科研人员和卫生资源开展研究，鼓励大数据的开发并充分利用。支持医学院校利用自身的学科优势、人力资源优势、图书资源优势与科研优势等成立健康智库，深入开展研究，这不仅有益于我国卫生健康事业的发展，也可为医疗器械、药品等行业做出贡献。

① 王伟苗：《健康智库建设的价值、现状与路径》，《智库理论与实践》2019年第1期。

（五）健康智库在疫情防控中发挥的作用

2020 年初，一场令世界人民关注的新冠肺炎疫情大规模暴发，这次疫情不仅考验了我国的治理体系和能力，同时也带给大众焦虑和恐慌的心理，正如中共中央政治局常委会在 2 月 3 日召开的会议上所强调的："这次疫情是对我国治理体系和能力的一次大考。"健康智库作为研究卫生健康政策和卫生健康领域的专业咨询机构或平台，是参与社会决策的重要力量，在面对突发公共卫生事件时，更应该背负起智库应有的责任与担当，为政府和人们提出切实的政策建议。卫生健康领域的许多学者通过网络、媒体等渠道发声，积极引导大众理性面对疫情。中关村新智源健康管理研究院武留信院长表示在本次疫情之下，大健康产业发展遇到的既是危机也是机遇；上海创奇健康发展研究院创始人蔡江南教授就如何有效利用医疗资源的问题发表了自己的看法。此外，海南南海健康产业研究院曾渝院长牵头组织省内外医学高校，以成立研究课题组的形式就疾病防控、疫情救治、医疗保障和救助、医疗卫生物资保障及卫生队伍人才建设体系等方面进行了积极的探讨，提出了有价值的建议，公开发表并出版专著。除政策层面外，武汉大学全球健康研究中心毛宗福主任参与编写了《新型冠状病毒感染基层防控指导意见》（第一版），从自己的专业技术角度积极建言献策。

这次疫情中涌现出了许多"智库力量"，在政策研究、防控手段、科学研发、信息传播等领域均能够发挥积极作用。在这次疫情考验之后，健康智库将会进一步提升咨询、决策能力，将更多有价值的思想成果输送给决策机构和社会大众，充分发挥健康智库咨询和决策助手的战略作用。

四　我国健康智库发展展望

（一）健康智库共同体引领健康智库高水平发展

中共中央办公厅、国务院办公厅在 2015 年发布的《关于加强中国特色新型智库建设的意见》中提道："到 2020 年，统筹推进党政部门、社科院、党校行政学院、高校、军队、科研院所和企业、社会智库协调发展，形成定位明晰、特色鲜明、规模适度、布局合理的中国特色新型智库体系”，这为健康智库共同体的建立营造了良好的政策环境①。健康智库共同体也可被称为“健康智库联盟”，是指由拥有共同利益、目标及责任的多个健康智库组成，制定统一的准则，自愿遵守并且团结协作，为卫生健康领域建言献策的团体。健康智库共同体的发展前景极为广阔，成员们既要保持个体的独立性又要在不同之处寻找共同点，从而相互协作互为补充。保持独立性是为了让成员们找准自己的定位与特点、发挥自身的独特优势，用自己擅长的方法对卫生政策切入分析，而协作则体现出成员之间的互动与交流，能够进一步实现各项资源的优化，形成有效互补，进而提高健康智库共同体的整体研究和服务能力。

健康智库共同体的构建，不仅对我国卫生健康领域的发展起到促进作用，还能树立大国品牌形象，提升国际地位，引领健康智库向更高的水平发展。共同体能够整合卫生健康领域的人力资源，充分发挥成员特长，在相互支持与信任的基础上，开展多种形式的卫生健康政策研究、咨询及传播服务，以专业化、科学化的合作为纽带，促进健康智库产业化发展，带动健康产业的发展，推动医学创新，引导健康智库向创新型智库的方向转变，努力攻克新医改的难题，助推卫生健康事业的发展与繁荣，提高在全球范围内的参与度与话语权，在卫生健康领域发挥积极重要的作用。

（二）健康智库创新模式日益成熟

在大健康、大数据的时代背景下，健康智库通过互相协作建立多元化、开放性的平台，积极开展对外交流与合作，承担政府、企业课题进而提升自身影响力，设立创新基金吸引卫生健康领域人才加入等方式，创新模式日渐成熟。多个健康智库结成健康智库联盟，以共同体的形式进行整合发展。参与主体多样性，既可来自政府机构也可来自高校及民间，因此在提供咨询服务时带有不同的创新色彩，这些创新色彩中包含技术手段的创新、资金来源的丰富、人力资源的整合、管理模式的突破等。健康智库还运用大数据，打破学科限制，整合数据资源，提高行业竞争力，做出高质量的创新成果。

---

① 房莹：《高校智库学术共同体建设路径研究——基于 6 所国家高端高校智库建设经验的分析》，《智库理论与实践》2017 年第 5 期。

健康智库创新模式的发展不是一蹴而就的，健康智库研究的大多是卫生健康领域复杂的问题，建设新型健康智库体系，离不开打造更为宽广的交流平台，为智库成果拓展应用渠道。因此，健康智库创新模式的意义在于增强卫生健康咨询的科学性、实用性，增强政府决策的有效性，对提高健康智库建设水平具有推动作用，对于了解民众心声、提高民族智慧和健康智库产品质量具有促进作用。因此，健康智库的创新模式是未来新型健康智库发展的必经之路。

（三）智库与产业融合平台构建提速

随着社会主要矛盾的改变，人们对于健康的需求逐渐加大，大健康时代应运而生。它是根据我国当前的卫生健康形势而形成的一种价值理念，它所要求的健康不仅仅是身体上的健康，还包括生理上与心理上的健康，以及社会健康、环境健康和道德健康等多个维度上的健康。特别是近年来，从大健康的概念衍生出了大健康产业的概念，并且大健康产业呈现蓬勃发展的势头。根据对健康中国战略规划的估计，到 2020 年，大健康产业的市场规模将达到 10 万亿元；到 2030 年有可能超过 16 万亿元，将会是现在健康产业市场规模的 3 倍。由此可见，大健康产业在未来 10 年中将会迅速发展，健康智库在这一发展过程中将起到举足轻重的作用。联合国千年发展目标健康中国行专家委员会主任委员、世界健康产业大会执行委员会主席黄明达认为："大健康产业是永不落山的朝阳。"健康产业发展形势越来越趋于高水平、高标准和专业化，这就需要健康智库为健康产业提供智力保障，在健康产业中扮演越来越重要的角色。

健康智库为健康产业构建国际化发展平台，用健康智库科学、专业的决策引导健康产业的积极发展，推动我国健康产业链融合发展。在健康智库与健康产业的融合引导下，根据健康产业发展需求，开展大健康产业人才教育、学术交流、科研项目开发及成果转化等产学研合作，促进医疗产业、非（跨）医疗产业、新型健康产业、健康管理产业、保健品食品饮料产业、医药产业等的全面发展。健康智库在卫生健康产业的政策研究、国际环境趋势分析、咨政服务等方面继续加强研究合作、学术交流、成果转化、评价认证等，为引领我国健康产业与健康事业向创新型、高质量的发展提供智力支持。

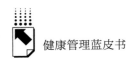

（四）健康智库成果多样化、多方位支撑作用明显

一方面，健康智库成果的呈现形式多种多样，信息交流机制也日趋完善，基本可实现信息、资源共享，能够为政府有关部门及企业提供健康产业政策解读、发展咨询等服务，就政策问题、热点难点问题共同开展研究，为政府和企业发展提供有价值的参考。

另一方面，健康智库的多方位支撑作用明显。根据自身的人力资源优势，聚集医学领域人才建立健康智库专家库，打造一支高水平的创新科研队伍；根据行业发展需求，输送骨干研究人员参与国际或国内交流；根据市场需要，建立健康智库数据库，积极开展健康讲堂、编写健康手册等宣传教育活动，对设定的目标人群存在的卫生健康问题进行有针对性的指导，推动科研成果的产业化发展；主动承担政府部门委托的课题，完善卫生健康领域的科研管理体系，响应国家“一带一路”政策，积极引进海外健康产业的最新技术和高质量的核心资源；构建信息共享平台和大数据中心，开展健康管理信息服务和健康大数据的挖掘与利用服务，提升国内健康产业的创新水平；转化科研成果的应用方式，积极开展健康智库成果转化的共享机制，完善智库成果转化应用的制度环境，发挥市场优化资源配置的功能等；构建决策咨询信息共建共享、决策咨询供需对接对话、决策咨询课题协作协同、决策咨询成果转化转换、智库与政策机构互通互动机制。总之，健康智库成果的展现形式越丰富，应用成果所起到的作用就越广泛、越深刻。

（五）健康智库人才队伍不断壮大，研究咨询能力明显提升

健康智库对政治、经济、文化及卫生领域的融合起到了促进作用，开拓了新的研究思路和研究方法，在壮大健康智库人才队伍的同时，也提高了研究水平和成果质量。健康智库充分发挥学科专业性的特点、优势和影响力，建立由高端人才组成的队伍，加强对科研人员和技术骨干的教育培训、提升学习能力。在各医学院校、健康产业单位设立实习培训基地，积极引导卫生健康领域相关专业的人员进行实习、实践、技术交流等活动。参与培训人员可在政府、企业之间进行互动，不仅提升了实习基地的培训能力和水平，促使实习基地增强业务能力，还促进了人才队伍的培训专业化、结构合理化。在拓宽平台的同

时，通过加强与世界各国医学院校、科研机构之间的交流与合作等能够多渠道获取专业知识。

健康智库的专业人才不断增加，健康智库的咨询能力也会更加强大。在人才培养的过程中，健康智库注重与时俱进，通过举办学术会议、专题讲座等方式，引进国际上最新的医学理念，为我国卫生健康学科提供前卫的理论指导。在未来的健康智库人才管理中，淘汰机制显现出来的作用将会日趋明显，进而增强专业人才的竞争力。将我国健康智库研究人员输送至国内外高校、知名企业和政府部门，乃至发达国家的研究所进行实践研究，为以后工作的开展打下坚实的理论基础，以便更好地推进健康产业和服务业的发展。

（六）平战结合下健康智库的使命与担当

随着我国综合国力的提升，健康智库作为新时代背景下的专业咨询机构，将发挥越来越重要的作用。在“平战结合”的理念之下，健康智库应在体制建设、人才队伍建设方面进行积极的探索。“平时”通过完善健康智库发展体系，组建健康智库共同体，提高专业水平，并将知识成果广泛服务于大众，提高全社会的健康意识，在促进健康产业发展的同时可获得一定的经济收益；“战时”可将经济收益用于科学研究或重大疫情的防控工作之中，在突发公共卫生事件面前能够随时建立一支专业的队伍，使智库成果得到最大价值的发挥。

总而言之，中国健康智库的发展是大势所趋，是健康理念和思想解放与创新的重要途径。建设好创新型、特色型的健康智库，离不开党和政府的大力支持，也离不开社会各界力量的参与和奉献。在未来的发展中，健康智库要紧跟党和政府提出的各项政策要求并结合我国实际，借鉴国外创新经验，不断探索新的发展路径，让健康智库在可持续发展的道路上越走越远，成为我国卫生健康事业蓬勃发展最坚实的智力后盾。

调查报告

Investigation Reports

B.10

中国公立三级医院健康管理（体检）机构竞争力报告

田利源　罗　芸　朱　玲　王兴琳*

摘　要： 本报告对广州艾力彼医院管理研究中心和中关村新智源健康管理研究院联合开展的2019届中国内地公立三级医院健康管理（体检）机构竞争力评价的结果——竞争力100强的地域、区域分布特点、相关影响因素和竞争力构成要素进行了分析。从分布上看，100强分布主要集中于东部地区，以华东最多，省份（直辖市）以北京、广东、上海最多，从省内分布看，广东、浙江、江苏、山东发展较为平衡；从竞争力要素分析看，检后服务能力和信息化水平有进一步提升，人才队伍有

* 田利源，博士，中关村新智源健康管理研究院副研究员，从事健康管理研究；罗芸，管理学硕士，艾力彼医院管理研究中心；朱玲，中关村新智源健康管理研究院副院长，主要从事健康管理（体检）及健康产业政策与行业发展等方面的研究；王兴琳，广东省卫生经济学会绩效管理与评估分会会长，艾力彼医院管理研究中心。

所加强，学术科研水平仍偏薄弱。

关键词： 健康管理（体检）机构　竞争力　质量控制

2019 年《健康中国行动（2019－2030）》正式启动，3000 多家医院试点建设健康促进医院，“以治病为中心”向“以人民健康为中心”的转变持续推进，公立医院特别是三级医院的健康管理（体检）机构无疑是落实健康中国行动的重要力量。广州艾力彼管理顾问有限公司与中关村新智源健康管理研究院联合开展的中国三级医院健康管理（体检）机构竞争力评价研究已连续开展两年。本次评价继续秉承“用数据说话、用时间说话、用趋势说话”的第三方评价原则，在 2018 年评价的基础上对评价指标体系进一步优化，相信评价结果（见表 1）将为健康管理（体检）机构的发展建设提供有价值的参考与借鉴，助力行业良性发展与竞争力的持续提升。

表 1　2019 届中国医院竞争力·公立三级医院健康管理（体检）机构 100 强

名次	医院	省份	城市	得分
1	四川大学华西医院	四川	成都	857.88
2	浙江大学医学院附属第二医院	浙江	杭州	846.14
3	中南大学湘雅三医院	湖南	长沙	840.20
4	北京协和医院	北京	北京	823.53
5	南方医科大学南方医院	广东	广州	820.22
6	武汉大学人民医院	湖北	武汉	817.12
7	天津医科大学总医院	天津	天津	816.40
8	重庆医科大学附属第一医院	重庆	重庆	804.31
9	安徽省立医院	安徽	合肥	795.88
10	上海交通大学医学院附属瑞金医院	上海	上海	764.79
11	四川省人民医院	四川	成都	760.13
12	江苏省人民医院	江苏	南京	746.48
13	北京医院	北京	北京	742.22
14	中南大学湘雅医院	湖南	长沙	737.72
15	江苏省太湖疗养院	江苏	无锡	731.89
16	华中科技大学同济医学院附属同济医院	湖北	武汉	727.96

续表

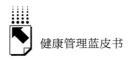

名次	医院	省份	城市	得分
17	青岛大学附属医院	山东	青岛	721.18
18	新疆医科大学第一附属医院	新疆	乌鲁木齐	711.02
19	哈尔滨医科大学附属第一医院	黑龙江	哈尔滨	700.08
20	山东大学齐鲁医院	山东	济南	693.26
21	上海交通大学医学院附属仁济医院	上海	上海	679.08
22	吉林大学中日联谊医院	吉林	长春	671.46
23	浙江大学医学院附属邵逸夫医院	浙江	杭州	666.02
24	复旦大学附属中山医院	上海	上海	665.73
25	深圳市人民医院	广东	深圳	664.52
26	河南省人民医院	河南	郑州	663.13
27	上海市第六人民医院	上海	上海	661.81
28	中国医科大学附属第一医院	辽宁	沈阳	660.84
29	北京大学第三医院	北京	北京	659.99
30	西安交通大学第一附属医院	陕西	西安	659.42
31	温州医科大学附属第一医院	浙江	温州	658.95
32	上海交通大学医学院附属新华医院	上海	上海	656.19
33	中国医科大学附属盛京医院	辽宁	沈阳	655.63
34	郑州大学第一附属医院	河南	郑州	652.03
35	苏州大学附属第一医院	江苏	苏州	651.55
36	华中科技大学同济医学院附属协和医院	湖北	武汉	650.89
37	首都医科大学附属北京安贞医院	北京	北京	649.62
38	福建中医药大学附属第二人民医院	福建	福州	649.17
39	中南大学湘雅二医院	湖南	长沙	644.64
40	武汉大学中南医院	湖北	武汉	644.22
41	山东省千佛山医院	山东	济南	643.43
42	广东省中医院	广东	广州	643.13
43	首都医科大学附属北京同仁医院	北京	北京	643.12
44	吉林大学白求恩第一医院	吉林	长春	642.95
45	华东疗养院	江苏	无锡	642.85
46	首都医科大学宣武医院	北京	北京	642.65
47	浙江省人民医院	浙江	杭州	642.16
48	南京医科大学附属南京医院	江苏	南京	641.87
49	安徽医科大学第一附属医院	安徽	合肥	640.99
50	河北省人民医院	河北	石家庄	640.84
51	河南省中医院	河南	郑州	639.16

续表

名次	医院	省份	城市	得分
52	大连医科大学附属第二医院	辽宁	大连	637.91
53	上海中医药大学附属曙光医院	上海	上海	636.35
54	福建医科大学附属协和医院	福建	福州	634.68
55	天津医科大学第二医院	天津	天津	634.60
56	湖南中医药大学第一附属医院	湖南	长沙	634.02
57	广州医科大学附属第二医院	广东	广州	633.89
58	兰州大学第二医院	甘肃	兰州	633.49
59	广东省第二人民医院	广东	广州	633.41
60	山西医科大学第一医院	山西	太原	633.18
61	山东省立医院	山东	济南	633.02
62	贵州医科大学附属医院	贵州	贵阳	627.83
63	上海市第十人民医院	上海	上海	627.11
64	湖南省人民医院	湖南	长沙	625.93
65	南昌医科大学附属第一医院	江西	南昌	624.63
66	福建省立医院	福建	福州	624.01
67	广西医科大学第一附属医院	广西	南宁	622.24
68	广州中医药大学第一附属医院	广东	广州	622.08
69	北京航天总医院	北京	北京	620.55
70	南方医科大学珠江医院	广东	广州	620.17
71	广西壮族自治区人民医院	广西	南宁	620.10
72	天津市第一中心医院	天津	天津	619.62
73	厦门大学附属第一医院	福建	厦门	619.18
74	内蒙古医科大学附属医院	内蒙古	呼和浩特	617.12
75	陕西省人民医院	陕西	西安	616.84
76	河南中医药大学人民医院	河南	郑州	616.72
77	新疆维吾尔自治区人民医院	新疆	乌鲁木齐	616.68
78	大连医科大学附属第一医院	辽宁	大连	615.71
79	河北医科大学第一医院	河北	石家庄	613.67
80	江西省人民医院	江西	南昌	613.03
81	西南医科大学附属医院	四川	泸州	612.39
82	黑龙江省医院	黑龙江	哈尔滨	612.18
83	天津市天津医院	天津	天津	611.03
84	内蒙古自治区人民医院	内蒙古	呼和浩特	610.92
85	山西省人民医院	山西	太原	610.22
86	青海省心脑血管病医院	青海	西宁	609.42

续表

名次	医院	省份	城市	得分
87	甘肃省人民医院	甘肃	兰州	608.72
88	宁夏回族自治区人民医院	宁夏	银川	608.70
89	汕头大学医学院第一附属医院	广东	汕头	608.50
90	天津市人民医院	天津	天津	608.14
91	新疆维吾尔自治区中医医院	新疆	乌鲁木齐	607.75
92	海口市人民医院	海南	海口	606.64
93	云南省第二人民医院	云南	昆明	606.25
94	济宁医学院附属医院	山东	济宁	606.09
95	西南医科大学附属中医医院	四川	泸州	604.76
96	遵义医学院附属医院	贵州	遵义	603.47
97	丽水市人民医院	浙江	丽水	603.44
98	九江市第一人民医院	江西	九江	601.74
99	北京电力医院	北京	北京	590.41
100	兰州市第一人民医院	甘肃	兰州	581.22

一 公立三级医院健康管理（体检）机构100强

（一）地理分布

健康管理（体检）机构100强医院按东部、中部、西部地区划分，分布很不平衡，在30强中，东部地区占一半以上，达17家，中部、西部分别为8家和5家。100强中东部占54家，中部、西部相近，分别为24家和22家，与东部、中部、西部地区2018年度健康体检人数的分布趋势基本一致（见图1）。与2018届100强比较，东部地区增加3家，中部减少1家，西部减少2家①。

将健康管理（体检）机构100强按东北、华北、华东、华南、华中、西北、西南七大区划分，在前10名中，华东地区入围最多，为3家，东北和西

① 田利源、刘剑文、朱玲、王兴琳、武留信：《2018 中国三级医院健康管理（体检）机构竞争力报告》，《健康管理蓝皮书：中国健康管理与健康产业发展报告 No. 2（2019）：健康服务业发展新趋势》，社会科学文献出版社，2019，第123页。

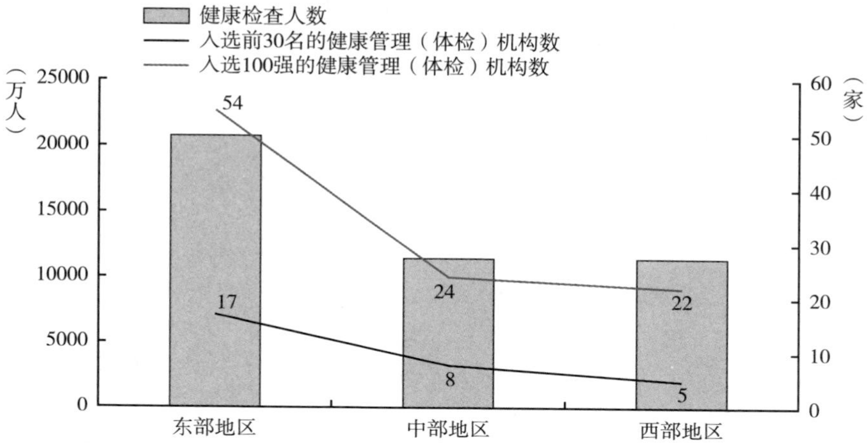

图1　东、中、西部地区体检人数与健康管理（体检）机构竞争力100强分布

资料来源：中关村新智源健康管理研究院数据库、艾力彼医院管理研究中心数据库、2019年中国卫生健康统计年鉴。

注：东部地区包括北京、天津、河北、辽宁、上海、江苏、浙江、福建、山东、广东和海南等11个省（市）；中部地区包括山西、吉林、黑龙江、安徽、江西、河南、湖北、湖南共8个省（市）；西部地区包括四川、重庆、贵州、云南、西藏、陕西、甘肃、青海、宁夏、新疆、广西、内蒙古12个省（区）。

北地区无医院入选。前30名中，七大区均有入选，华东区一枝独秀，达到12家，其他各区较为相近。100强中，华东区达到31家，华北、华中次之，分别为19家和13家，华南、西北、西南、东北入选医院8～11家不等。根据2019年中国卫生健康统计年鉴的统计数据，健康体检人数同样是华东区最多，超过了紧随其后的华南区与华中区健康体检人数的总和，西南、华北次之，西北、东北依次递减。除了华北外，其他地区健康管理（体检）机构100强分布数量与各地区健康体检人数分布趋势基本吻合。华北入选100强数量相对较多，主要是京津两地入选100强13家，这与京津地区人口稠密、人均GDP位于全国前列、健康服务需求大、三甲医院数量多、医疗综合实力强、健康管理（体检）发展较好有关。

（二）省份分布

从省份分布来看，仅西藏自治区无医院入选100强。入选省份（或直

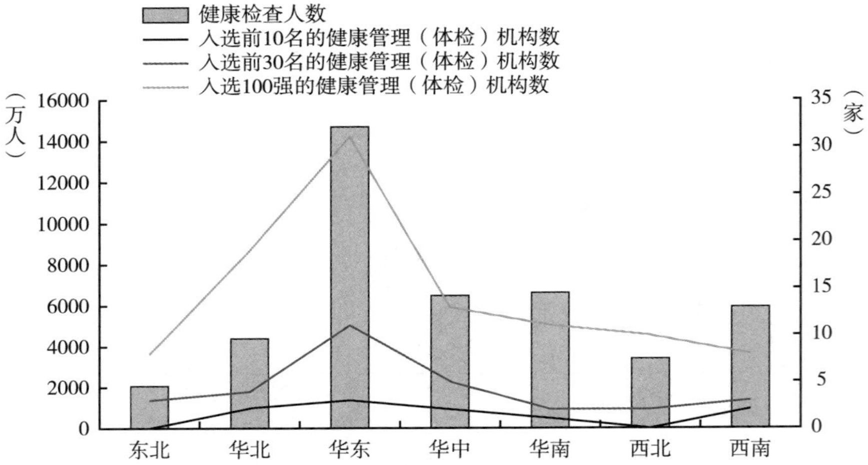

图 2　七大区体检人数与入选健康管理（体检）机构竞争力 100 强分布

资料来源：中关村新智源健康管理研究院数据库、艾力彼医院管理研究中心数据库、2019 年中国卫生健康统计年鉴。

辖市）中，北京、广东、上海位于第一梯队，均有 7～8 家医院入选，江苏、山东、四川、河南、浙江、湖南、天津、湖北、福建、辽宁 10 个省份位于第二梯队，均有 4～5 家医院入选，其他省份（或直辖市）有 1～3 家医院入选。从体检人数分布上看，广东省体检人数最多，江苏、山东、四川、河南、浙江体检人数次之，其他省份位于第三梯队。从 100 强和前 30 强的省份分布看，主要集中于体检人数多的省份，如广东、江苏、河南、山东（见图 3）和人均地区生产总值较高的地区，如北京、上海、浙江、福建（见图 4）。

（三）城市分布

从城市分布来看，2019 届健康管理（体检）机构 100 强中有 84 家医院位于直辖市或省会城市，其中 38 家集中于京津、长三角、珠三角。直辖市与省会外仅有 13 个城市入选（见表 2），较 2018 届减少 3 个城市，其中广东、浙江、江苏、山东省域内发展均衡性较好，均有 3 个城市入选。

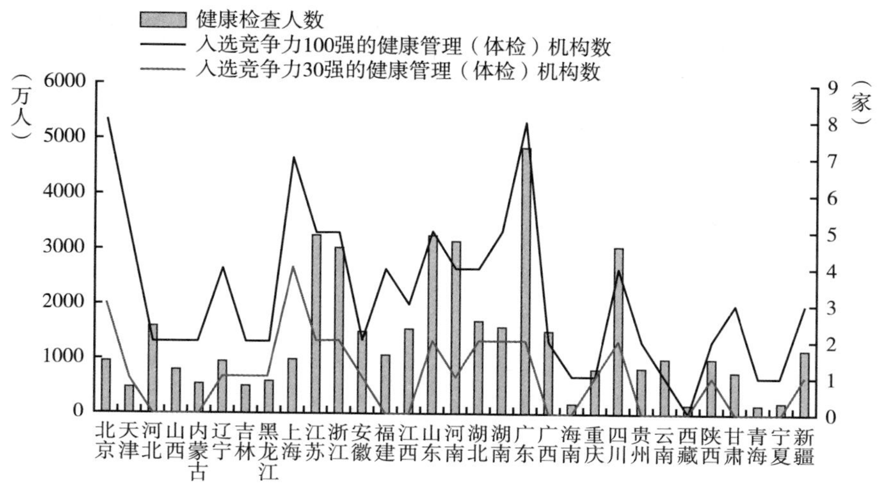

图3　各省（自治区、直辖市）体验人数与入选竞争力100强的健康管理（体检）机构数

资料来源：中关村新智源健康管理研究院数据库、艾力彼医院管理研究中心数据库、2019年中国卫生健康统计年鉴。

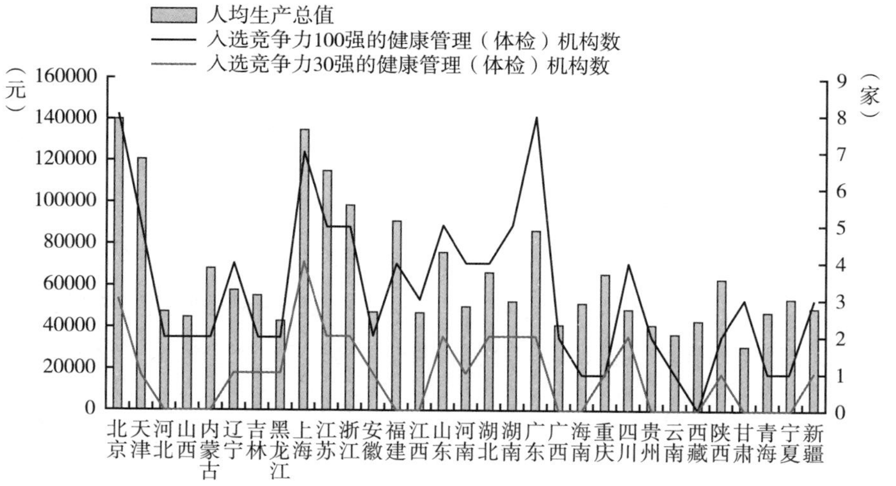

图4　三级医院健康管理（体检）机构100强省份分布与各省人均生产总值

资料来源：中关村新智源健康管理研究院数据库、艾力彼医院管理研究中心数据库、2019年中国卫生健康统计年鉴。

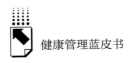

表 2 所在城市位于直辖市、省会城市之外的健康管理（体检）100 强医院

医院	省份	城市	医院认证(级别/星级认证等)
深圳市人民医院	广东	深圳	三甲
汕头大学医学院第一附属医院	广东	汕头	三甲
厦门大学附属第一医院	福建	厦门	三甲
温州医科大学附属第一医院	浙江	温州	三甲
丽水市人民医院	浙江	丽水	三甲/星级医院
青岛大学附属医院	山东	青岛	三甲
济宁医学院附属医院	山东	济宁	三甲/JCI/HIMSS6
苏州大学附属第一医院	江苏	苏州	三甲
江苏太湖疗养院	江苏	无锡	三级
华东疗养院	江苏	无锡	三级
九江市第一人民医院	江西	九江	三甲
大连医科大学附属第一医院	辽宁	大连	三甲
大连医科大学附属第二医院	辽宁	大连	三甲/星级认证
西南医科大学附属医院	四川	泸州	三甲
西南医科大学附属中医医院	四川	泸州	三甲/星级认证
遵义医学院附属医院	贵州	遵义	三甲

资料来源：艾力彼医院管理研究中心数据库、中关村新智源健康管理研究院数据库。

（四）所属医院分析

健康管理（体检）机构 100 强中，所属医院有 96 家为三级甲等医院（另 4 家为三级医院），其中有 65 家所在医院为中国顶级医院 100 强上榜医院，较 2018 届健康管理（体检）机构 100 强增加了 4 家，其余 31 家医院中有 2 家位于省会市属/计划单列市医院 30 强，5 家入选地级城市医院 100 强，5 家入选中医医院 100 强①（见图 5）。这些医院的综合实力为健康管理（体检）中心的发展提供了品牌背书与专业支撑，同时也体现了健康管理（体检）机构在医院的整体建设中日益受到关注与重视，成为医院竞争力的重要组成部分。

① 庄一强主编《中国医院竞争力报告（2018～2019）》，社会科学文献出版社，2019。

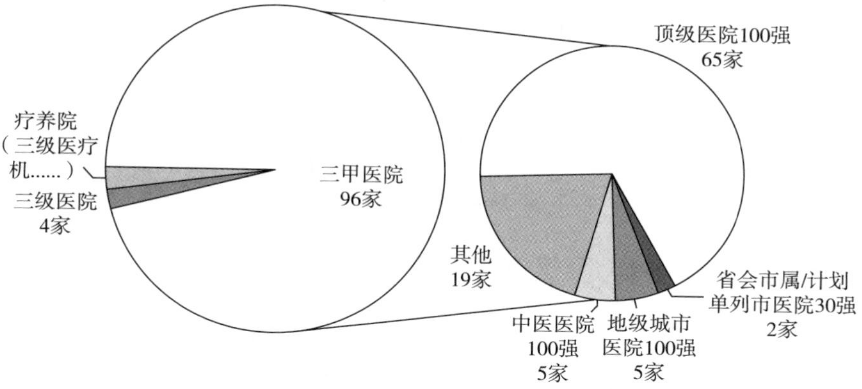

图5　健康管理（体检）机构100强所属医院竞争力

资料来源：艾力彼医院管理研究中心数据库、中关村新智健康管理研究院数据库。

（五）竞争力要素分析

根据竞争力排名TOPSIS模型，健康管理（体检）机构竞争力包括资源配置、服务能力、服务质量、学术水平4个要素，以下选取部分要素指标进行分析。

1. 资源配置

人力资源是资源配置的核心。2019届健康管理（体检）机构100强的人才队伍较2018届略有提升，其中研究生学历职工人数/职工总人数的比例中位数为0.167（2018届为0.166），高级职称人数/职工总人数的中位数为0.202（2018届为0.194），虽然仍低于中国顶级医院100强中位数0.239，但高于省会市属/计划单列市医院100强中位数0.144和地级城市医院100强中位数0.155（见图6）。

2. 学术水平

学术产出分析主要考察健康管理（体检）机构2018年度发表论文的质量、数量及主持或参与的国家级、省级、市级课题、奖项的情况。就整体而言，健康管理（体检）机构的学术水平仍有待提升，主要表现为“牵头主持的课题少，参与性课题多，国家级课题少，省市厅级课题多，课题资助额度不

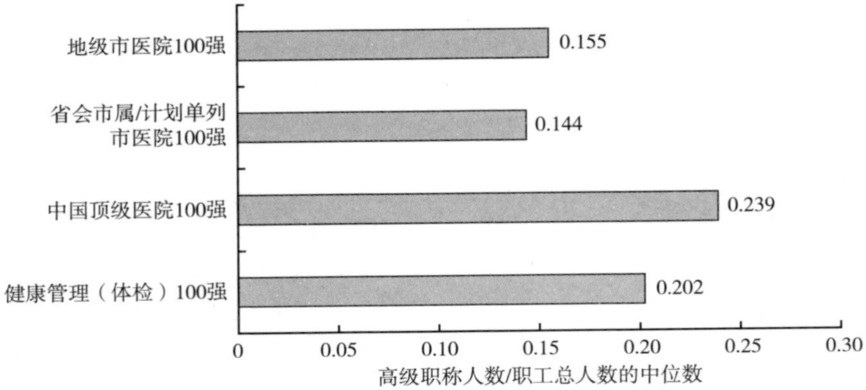

图6　高级职称人数占比

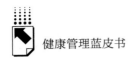

资料来源：艾力彼医院管理研究中心数据库、中关村新智健康管理研究院数据库。

高”等，但随着国家对“以人民健康为中心”的重视，越来越多的健康管理（体检）机构参与到主动健康、健康养老、健康评估、早期筛查、检后干预等课题研究中（代表性课题见表3），引领健康管理（体检）机构从经营性科室向学科专业型科室发展。

表3　健康管理（体检）机构主持或承担的代表性研究课题

所在医院	课题名称	主持或参与课题情况
浙江大学医学院附属第二医院	基于机器学习构建胃癌风险评估模型的研究	国家自然科学基金青年基金项目
中南大学湘雅三医院	供需联动导向下基于智能检后随访的慢性肾脏病早筛流程重组研究	国家自然科学基金青年基金项目
天津医科大学总医院	乳腺癌早期筛查、风险人群管理及预警模型构建	国家自然科学基金青年科学基金项目
四川省人民医院	基于国产诊疗装备支撑的主动健康型医联体跨区域规模化应用示范	国家重点研发计划“数字诊疗装备研发”重点专项子课题
重庆医科大学第一附属医院	育龄人群重大疾病筛查资源库建立及孕期生殖道微生物与妊娠结局的关联研究	国家人口与生殖健康科学数据中心子课题
北京医院	我国人群增龄过程中健康状态变化特点与规律的研究	国家重点研发计划“主动健康和老龄化科技应对”子课题

续表

所在医院	课题名称	主持或参与课题情况
吉林大学中日联谊医院	东北区域自然人群队列研究	国家卫生健康委医药卫生科技发展研究中心卫科专项
广西医科大学第一附属医院	糖尿病的危险因素早期识别、早期诊断技术与切点研究	国家重点研发计划项目子课题
上海中医药大学附属曙光医院	中医智能舌诊系统研发	国家科技部重点研发计划
安徽省立医院	外泌体 miRNA 检测在膀胱癌早期诊断中的应用	安徽省重点研究与开发项目子课题
安徽医科大学第一附属医院	非医疗性健康促进服务关键技术研究与示范应用	安徽省科技重大专项子课题
浙江大学附属邵逸夫医院	运用跨理论模型的肥胖人群 D－E－F－S 精准化体重管理模式构建和软件开发	浙江省公益技术应用研究
广东省第二人民医院	全生命周期人工智能大健康管理平台建设	广东省课题

资料来源：各单位填报数据、中关村新智源健康管理研究院数据库。

另外健康管理（体检）机构作为健康科普宣传的重要阵地，在 2019 届的评价体系中增加了“出版著作（含科普著作）”的指标，涌现出了一些有代表性的成果，如安徽省立医院健康管理中心编写的科普读物《图说中国公民健康素养 66 条》，通过通俗的讲解，提升公民健康素养。中南大学湘雅三医院健康管理中心等单位参编的《健康管理蓝皮书》连续荣登皮书电商销售榜前 10 名，广受关注。

3. 服务能力

健康管理（体检）机构已从单纯体检向检后健康管理服务延伸。100 强全部都开展了检后服务，包括开展检后报告解读、咨询服务及健康教育、危险因素干预等延伸服务。开设健康管理门诊，成为检后健康管理服务重要模式。天津医科大学总医院在开展检后心血管疾病风险管理的基础上，率先开展了智慧化高血压健康管理项目（iHEC HM），通过设备智慧化、流程规范化、采集精准化、数据标准化，实现对高血压患者及高危人群危险因素的干预管理。南方医科大学附属南方医院、中南大学湘雅医院、湘雅三医院、复旦大学附属中山医院、新疆医科大学健康管理院、河南省人民医院、安徽医科大学第一附属医院等医院开设了健康管理门诊，开展高血压、糖尿病及糖耐量受损等健康管理与非药物干预体重管理等服务，对处于疾病前期的高危人群进行早期干预，中南大学湘雅三医院还首创了体检后多学科专家健康问题会诊。吉林大学中日联谊医院体检中心开展少儿体检及检后服务，提供生长发育指导及评估，眼保健、听力保健，体质监测和运动、营养处方等服务。

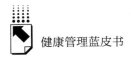

广东省中医院、广东中医药大学第一附属医院、福建中医药大学附属第二人民医院、湖南中医药大学第一附属医院等9家中医体系的健康管理（体检）机构入选100强，将中医“治未病”的思想融入健康管理（体检）之中，将西医的检验检查与中医的体质及健康状态辨识相结合，注重发挥按摩、推拿、药膳、膏方、中药香囊、中医五音等中医特色健康干预手段在健康促进方面的优势，提升健康管理（体检）的服务效能。

4. 服务质量

健康体检质量控制是保障服务质量的核心环节，特别是体检报告总检建议、重大阳性结果预警、感染管理、检后健康增值服务等关键点，也是竞争力评价的关键要素。

（1）质量控制中心

100强基本涵盖了目前已建立的省级健康体检质量控制中心的挂靠单位（不含部队医院和独立的体检机构）和部分市级健康体检质量控制中心挂靠单位（见表4）。2019年陕西、甘肃、山西、吉林等省新成立了省级健康管理（体检）质控中心，反映了健康管理（体检）中心（科）更加注重质量建设的发展趋势。已成立的各省（市）级健康体检质量控制中心通过制定健康体检评价标准规范，开展体检质控培训、督导检查、经验交流等活动有力地促进了所在省市健康体检质控水平的提升，省级健康体检质控中心挂靠单位及其专委会成员所在机构代表了较高的质控水准。

表4 100强中省级健康体检质量控制中心的挂靠单位

编号	省份	省级健康体检质量控制中心挂靠单位
1	天津市	天津医科大学总医院
2	河北省	河北省人民医院
3	内蒙古自治区	内蒙古医科大学附属医院

续表

编号	省份	省级健康体检质量控制中心挂靠单位
4	辽宁省	中国医科大学附属第一医院
5	安徽省	安徽省立医院
6	福建省	福建省立医院
7	江西省	江西省人民医院
8	山东省	山东千佛山医院
9	河南省	河南省人民医院
10	湖北省	武汉人民医院
11	湖南省	中南大学湘雅三医院
12	广东省	南方医科大学附属南方医院
13	广西省	广西壮族自治区人民医院
14	海南省	海口市人民医院
15	重庆市	重庆医科大学附属第一医院
16	四川省	四川省人民医院
17	贵州省	贵州医科大学附属医院
18	云南省	云南省第二人民医院
19	新疆维吾尔自治区	新疆医科大学第一附属医院
20	山西省	山西医科大学第一医院
21	陕西省	西安交通大学附属第一医院
22	吉林省	吉林大学中日联谊医院
23	甘肃省	兰州大学第二医院
编号	市级	市级健康体检质控中心挂靠单位
1	九江市	九江市第一人民医院

资料来源：中关村新智源健康管理研究院数据库。

（2）医疗质量认证

对健康管理（体检）机构100强进行认证情况的分析，目前与健康管理（体检）相关的认证，除了依据我国新版的《三级综合医院评审标准》开展的医院等级的认证外，还有星级认证、信息化认证及与体检化验质量相关的检验科实验室ISO15189认证等。这些认证尽管评价的指标体系和侧重点不同，但均以促进医疗质量管理与持续质量改进，提高患者满意度为其主要目标，与健康管理（体检）服务质量密不可分。100强中有68家医院通过了健康管理（体检）相关的质量认证（含检验科ISO15189认证57家，艾力彼星级医院认证4家等）（见图7）。

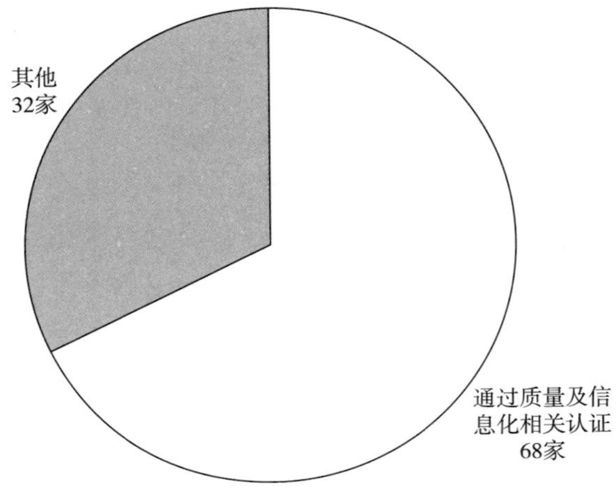

图7　健康管理（体检）机构100强通过质量及信息化认证的情况

资料来源：中关村新智健康管理研究院数据库、艾力彼医院管理研究中心数据库。

二　结语

（一）主要发现

1. 三级医院健康管理（体检）机构竞争力发展与区域经济发展水平及公众健康需求相适应，呈现地区发展不平衡的特点。三级医院健康管理（体检）机构100强主要分布于经济发达或健康体检人数多的省份或区域，如经济发达的东部地区的三级医院健康管理（体检）机构在100强占比超过一半，达54家，其中华东区占31家。城市分布则集中于京津、长三角、珠三角，共计38家，只有16家100强分布于直辖市和省会城市之外的13个城市。

2. 三级医院健康管理（体检）服务涉及医院各个专科体格检查，机构竞争力与所在医院综合医疗水平和竞争力相关，且与医院重视程度相关。一般而言，三级医院综合医疗实力越强，对健康管理（体检）机构的建设越重视，健康管理（体检）中心的竞争力越强。

3. 在健康管理（体检）中心竞争力要素构成中，仪器设备、场地面积、质量控制相对较强，而专业技术人才、科研水平及岗位能力等相对偏弱。构成竞争力的各主要要素（资源配置、服务能力、服务质量和学术水平）之间发展不协调、不充分的问题仍比较突出。

4. 承担国家卫健委健康体检质控管理任务和开展第三方医疗质量认证是提高健康管理（体检）质量与品质、增强竞争力的重要措施与有效途径。健康管理（体检）100 强基本涵盖了目前的全国省级健康体检质量控制中心、部分省级健康体检质控专委会专家所在单位和部分市级健康体检质量控制中心，代表了较高的体检质控水准与信誉度①。

附录　三级医院健康管理（体检）机构竞争力评价方法与指标体系

（一）竞争力评价指标体系的建立

公立三级医院健康管理体检机构竞争力评价指标主要参考艾力彼医院管理研究中心医院综合及专科竞争力评价方法，同时借鉴了英国 BUPA 健康体检中心认证评价标准、日本综合健诊医学会（Japan Society of Health Evaluation and Promotion, JHEP）② 对优良综合健诊机构认证标准及相关研究成果，如基于 AHP－模糊综合评价模型的健康体检中心评价指标体系研究③，经过三轮专家研讨论证，确定了如下指标体系（见图 8）与权重，包含了资源配置、服务能力、服务质量、学术水平 4 项一级指标和开展检前问卷占比、官网或公众号、服务号建设、运营水平等 20 项二级指标。根据专家意见，对 2018 届竞争力评价的指标体系进行了优化，删去了是否有独立的低剂量 CT 等指标，增加了正式出版物（含科普著作）等指标。随着健康管理（体检）机构竞争力评价研究的深入开展，将为我国健康管理（体检）行业的质量建设和认证评价体系构建提供平台支持和数据支撑。

---

① 田利源、刘剑文、朱玲、王兴琳、武留信：《2018 中国三级医院健康管理（体检）机构竞争力报告》，《健康管理蓝皮书：中国健康管理与健康产业发展报告 No. 2（2019）：健康服务业发展新趋势》，社会科学文献出版社，2019，第 123 页。

② https://jhep.jp/jhep/top/index.jsp.

③ 李青：《基于 AHP——模糊综合评价模型的健康体检中心评价指标体系研究》，中南大学硕士学位论文，2009。

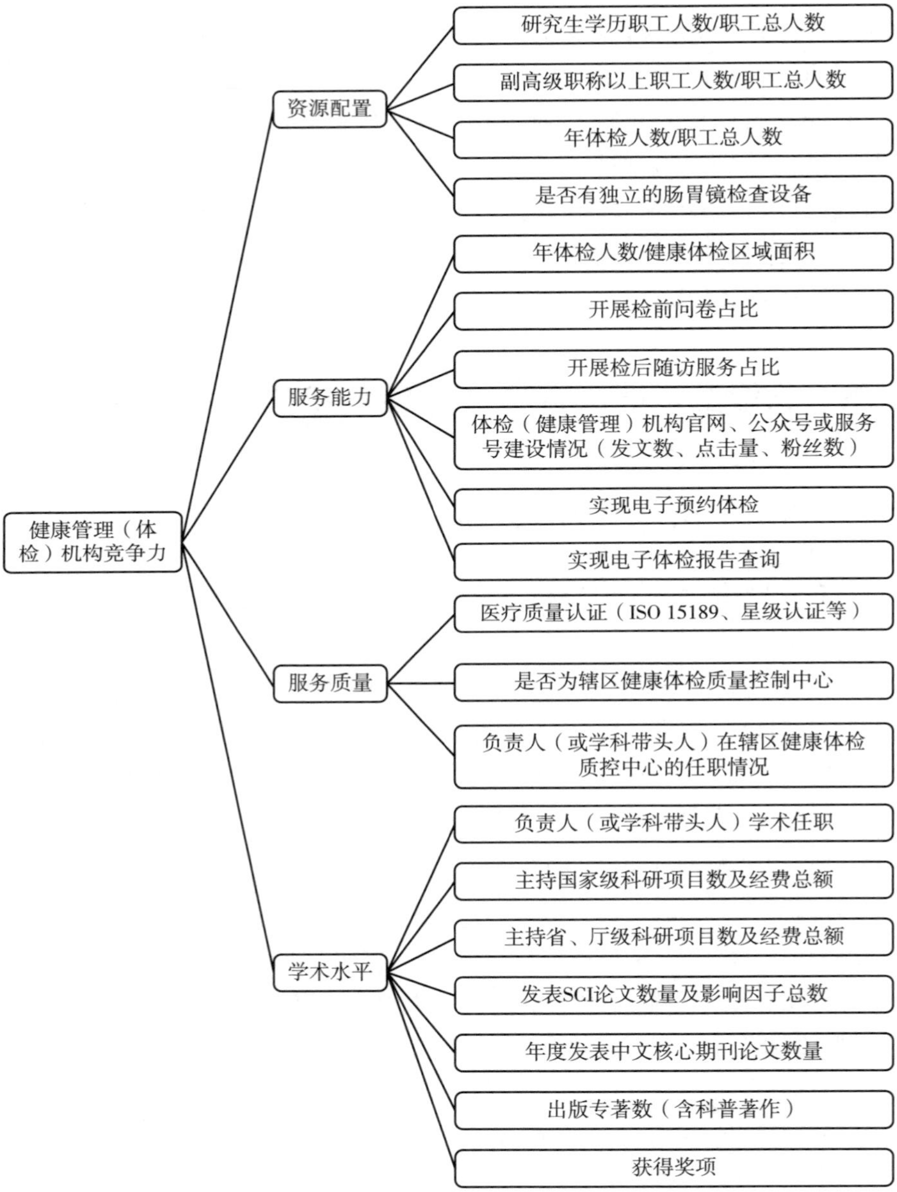

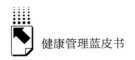

图 8　健康管理（体检）机构竞争力评价体系

（二）评价方法

1. 数据的采集

多渠道收集评价对象的数据，数据来源于以下几个部分：各健康管理（体检）机构填报的数据①；艾力彼医院管理研究中心数据库；全国和各省市卫生健康委员会（卫生局）的统计数据；医院官网、公众号、媒体报道、健康管理（体检）界会议等来源的数据；年度发表文章、电子预约、报告查询等公开可查询的数据；其他来源的数据。

数据填报的时间窗：一般为每年的8月，详情关注微信公众号“中关村新智源健康管理研究院”和“艾力彼观察”。

2. 本次评价范围

公立三级医院的健康管理（体检）机构，未包括港澳台地区的医院，也不包括独立的体检机构，另外由于部队医院的部分数据不向社会公开，因此也不含部队医院的健康管理（体检）机构。

3. 数据的采信与处理

对单一来源而未经清洗的数据不予采信，对经过验证、清洗后的数据进行分析。数据的分析处理由艾力彼医院管理研究中心完成。

---

① 2018 中国健康管理（体检）机构竞争力评价数据采集表，http：//www. xzy - health. com/Details. aspx？ id = 194。

B.11

2019年中国县域医院健康管理（体检）机构竞争力报告

李 莹　杨沁雨　吕 晶*

摘　要： 本报告为健康管理蓝皮书编委会和中关村新智源健康管理研究院共同研究发布的2019年中国内地县域医院健康管理（体检）机构竞争力评价研究。从分布上看，100强分布很不均衡，主要集中在华东和华中地区，以山东、江苏、湖南省最多。从竞争力要素分析看，100强虽已形成初步的人才梯队，但专业服务能力有待加强，质量控制仍处于起步阶段，学术水平薄弱。依托第三方竞争力评价和等级认证，已成为持续改进质量、提升竞争力的有效途径。本报告针对县域医院健康管理（体检）机构100强竞争力要素存在的问题提出了相应的改进建议。

关键词： 县域　健康管理　体检机构　竞争力　质量控制

“健康是幸福之基”，李克强总理在《2015年政府工作报告》中指出健康一直是影响我国居民幸福感最重要的因素。《“健康中国2030”规划纲要》① 更是大篇幅论述优化健康服务的相关内容，将健康服务的发展作为实现“健

---

* 李莹，医学博士，中南大学湘雅三医院健康管理科，助理研究员，主要研究方向为心血管疾病的健康管理；杨沁雨，硕士研究生，中南大学药学院；吕晶，硕士研究生，中南大学药学院。

① 《中国中央 国务院印发〈“健康中国2030”规划纲要〉》，2016年10月，http://www.gov.cn/xinwen/2016－10/25/content_5124174.htm，最后检索时间：2020年5月16日。

康中国2030”目标的重要途径。

健康管理（体检）机构作为实施“健康中国战略”、助力医疗卫生服务模式向以健康为中心转变的重要平台，近年来得到了前所未有的发展。同时，健康管理（体检）机构的服务能力及质量也受到了广泛关注。2017年，复旦大学医院管理研究所首次将健康管理作为一门专科进行排行。2019年，中关村新智源健康管理研究院以及艾力彼联合发布了《2018中国三级医院健康管理（体检）机构竞争力报告》①。这对促进健康管理（体检）品牌建设和学科发展起到了极大的推动作用。

随着国家分级诊疗制度建设的实施，县域医院的服务能力与质量成为当前医改的重中之重。国家卫生健康委员会（原国家卫生计生委）《关于印发全面提升县级医院综合能力工作方案（2018～2020年）的通知》要求，至2020年力争90%的县医院和县中医院达到综合能力建设基本标准要求。毋庸置疑，县域医院已成为中国医疗卫生体系的重要组成部分。在此背景下，健康管理蓝皮书编委会和中关村新智源健康管理研究院秉承“用数据说话、用时间说话、用趋势说话”的第三方评价原则，首次对中国县级医院健康管理（体检）机构进行100强排名，以进一步引领、推动县域健康管理（体检）机构的品牌建设与质量效益的持续改进。

一　县域健康管理（体检）机构竞争力评价指标体系与评价方法

（一）竞争力评价指标体系的建立

县域医院健康管理（体检）机构竞争力评价指标主要参考了艾力彼医院管理研究中心医院综合及专科竞争力评价方法，综合既往三级医院健康管理（体检）机构竞争力评价经验和县域医院健康管理（体检）机构特点，经过三轮专

① 田利源、刘剑文、朱玲、王兴琳、武留信：《2018中国三级医院健康管理（体检）机构竞争力报告》，载武留信主编《健康管理蓝皮书：中国健康管理与健康产业发展报告 *No.*2（2019）：健康服务发展新趋势》，社会科学文献出版社，2019，第123～145页。

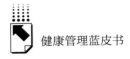

家验证讨论，确定了指标体系与权重（见图 1）。具体包括资源配置、服务能力、服务质量以及学术水平四个方面。二级指标包括：是否有独立体检区域及使用面积，高级职称以上职工人数/职工总人数，是否提供高血压病、糖尿病、老年人等基本公共卫生服务项目，年度检前问卷数量/年体检人次，是否通过医疗质量认证，是否为区域质控中心委员单位，是否采用了质控工具，机构负责人或核心医疗专家社会学术兼职，承担或参与地市级以上科研项目数及经费总额，年度发表论文数量等共计 16 项。本次排名将为我国县域医院健康管理（体检）机构行业质量建设和认证评价体系构建提供平台支持和数据支撑（见图 1）。

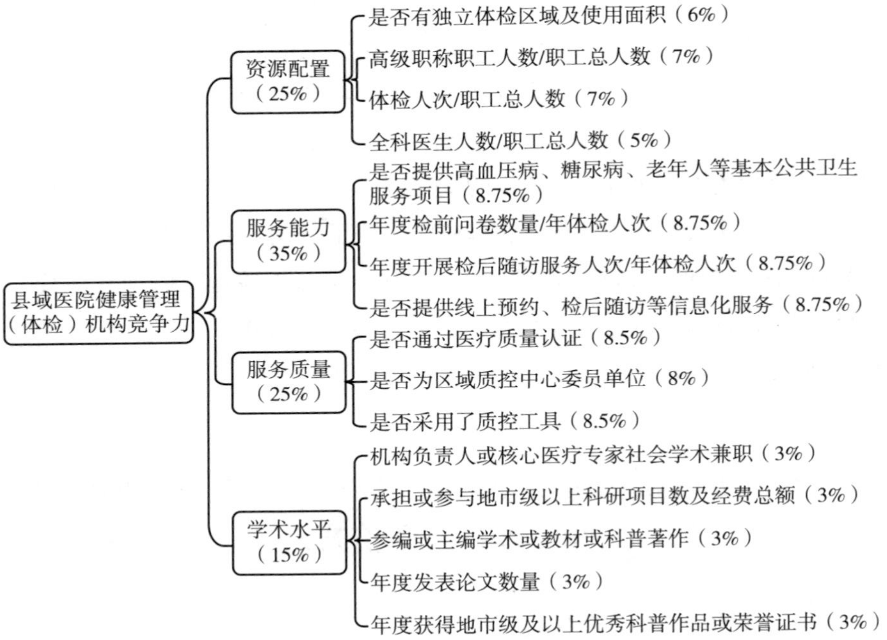

图 1　县域医院健康管理（体检）机构评价指标体系与权重

（二）评价方法及结果

1. 数据的采集

本报告采取多种途径进行调查，主要包括：①通过中关村新智源健康管理研究院发送填报的数据，由满足条件的各机构填报；②艾力彼医院管理研究中心数据库；③全国卫生健康委员会的统计数据；④媒体报道以及健康管理（体检）专业相关会议来源数据；⑤专业学术网址可检索的学术论文以及科普作品；⑥医院官网、公众号等途径中关于电子预约、报告查询等信息；⑦其他来源数据。

数据填报的时间：2019 年 8 月 15 日至 10 月 31 日。详情关注微信公众号“中关村新智源健康管理研究院”。

2. 本次评价的范围

县域即以县为行政区划的地理空间范围内的健康管理（体检）机构，包括公立医院和民营医院，未包括港澳台地区的医院，也不包括独立的体检机构。另外，由于北京、天津以及上海没有设县，故不在本次评选范围内。

3. 数据的质控

对未提供证据或不能予以验证的数据不予采信。数据由健康管理蓝皮书编委会和中关村新智源健康管理研究院统一质控。

4. 评价结果

表 1　2019 年中国县域医院健康管理（体检）机构 100 强

单位：分

名次	医院	得分	省份	城市
1	滕州市中心人民医院	880. 95	山东	滕州
2	瑞安市人民医院	836. 46	浙江	温州
3	宜兴市人民医院	821. 47	江苏	无锡
4	信宜市人民医院	785. 12	广东	茂名
5	张家港市第一人民医院	770. 23	江苏	苏州
6	温岭市第一人民医院	754. 81	浙江	台州
7	潍坊市益都中心医院	754. 20	山东	潍坊
8	神木市医院	700. 95	陕西	榆林
9	石门县人民医院	689. 49	湖南	常德
10	汝州市人民医院	672. 04	河南	省直管
11	荣成市人民医院	654. 15	山东	威海
12	常熟市第一人民医院	651. 29	江苏	苏州
13	仙桃市第一人民医院	621. 29	湖北	省直管
14	曹县人民医院	589. 90	山东	菏泽
15	慈溪市人民医院	564. 75	浙江	宁波
16	肥城市中医医院	548. 77	山东	肥城
17	太仓市第一人民医院	539. 88	江苏	苏州
18	博兴县人民医院	529. 72	山东	滨州

续表

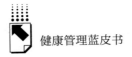

名次	医院	得分	省份	城市
19	鹿邑县人民医院	528.25	河南	周口
20	乐清市人民医院	520.36	浙江	温州
21	丹阳市人民医院	509.83	江苏	镇江
22	梅河口市中心医院	504.65	吉林	通化
23	永兴县人民医院	500.98	湖南	郴州
24	广饶县人民医院	500.74	山东	东营
25	江阴市中医院	487.43	江苏	无锡
26	昌邑市人民医院	469.05	山东	潍坊
27	安仁县人民医院	458.95	湖南	郴州
28	新泰市人民医院	451.28	山东	泰安
29	临武县人民医院	449.50	湖南	郴州
30	张家港市中医医院	447.49	江苏	苏州
31	禹城市人民医院	434.77	山东	德州
32	海门市人民医院	433.37	江苏	南通
33	宜章县中医医院	429.48	湖南	郴州
34	常熟市中医院	427.83	江苏	苏州
35	德清县人民医院	425.29	浙江	湖州
36	如皋市人民医院	423.53	江苏	南通
37	上栗县人民医院	422.11	江西	萍乡
38	溧阳市人民医院	421.49	江苏	常州
39	通城县人民医院	420.37	湖北	咸宁
40	简阳市人民医院	418.84	四川	成都
41	平邑县人民医院	408.59	山东	临沂
42	濮阳县人民医院	405.37	河南	濮阳
43	莒县人民医院	404.34	山东	日照
44	开平市中心医院	401.88	广东	江门
45	靖江市人民医院	400.95	江苏	杭州
46	兰陵县人民医院	398.48	山东	临沂
47	新昌县人民医院	398.44	浙江	绍兴
48	祁东县中医医院	397.93	湖南	衡阳
49	莱西市人民医院	397.69	山东	青岛
50	汉寿县人民医院	396.33	湖南	常德
51	兴化市人民医院	395.98	江苏	泰州
52	台山市人民医院	395.12	广东	江门
53	安丘市人民医院	394.48	山东	省直管
54	遵化市人民医院	394.00	河北	唐山
55	莱阳市中心医院	393.88	山东	烟台
56	浏阳市人民医院	393.74	湖南	长沙

续表

名次	医院	得分	省份	城市
57	普宁市华侨医院	393. 23	广东	揭阳
58	茌平区人民医院	393. 19	山东	聊城
59	临泉县人民医院	392. 73	安徽	阜阳
60	嵊州市人民医院	392. 49	浙江	绍兴
61	晋江市医院	390. 48	福建	晋江
62	石门县中医医院	390. 05	湖南	常德
63	东台市人民医院	389. 35	江苏	东台
64	兴义市人民医院	388. 61	贵州	省直管
65	启东市人民医院	384. 39	江苏	南通
66	河津市人民医院	381. 48	山西	运城
67	象山县第一人民医院	378. 84	浙江	宁波
68	太和县人民医院	376. 49	安徽	阜阳
69	垫江县人民医院	364. 84	重庆	重庆
70	瓦房店市第三医院	360. 33	辽宁	大连
71	澧县人民医院	358. 93	湖南	常德
72	枣阳市第一人民医院	354. 57	湖北	襄阳
73	蓬莱市人民医院	346. 47	山东	烟台
74	石狮市医院	345. 28	福建	泉州
75	涿州市医院	343. 69	河北	保定
76	凤凰县人民医院	342. 73	湖南	湘西土家族苗族自治州
77	都江堰市人民医院	342. 56	四川	成都
78	北流市人民医院	342. 48	广西	玉林
79	宁城县中心医院	342. 33	内蒙古	赤峰
80	宣汉县人民医院	341. 85	四川	达州
81	沂南县人民医院	341. 43	山东	临沂
82	射洪县人民医院	340. 47	四川	遂宁
83	红安县人民医院	336. 65	湖北	黄冈
84	惠东县人民医院	336. 30	广东	惠州
85	桐乡市第一人民医院	335. 67	浙江	嘉兴
86	浏阳市中医医院	334. 87	湖南	长沙
87	个旧市人民医院	334. 39	云南	红河哈尼族彝族自治州
88	大石桥市中心医院	334. 12	辽宁	营口
89	高州市人民医院	333. 98	广东	茂名
90	天门市第一人民医院	333. 78	湖北	省直管
91	泰兴市人民医院	333. 21	江苏	省直管
92	蒲城县中医医院	332. 92	陕西	渭南
93	烟台芝罘医院	331. 16	山东	烟台
94	普宁市人民医院	330. 84	广东	揭阳

续表

名次	医院	得分	省份	城市
95	义乌市中心医院	329.67	浙江	金华
96	宜章县人民医院	328.32	湖南	郴州
97	永康市第一人民医院	327.56	浙江	金华
98	沭阳县人民医院	325.89	江苏	省直管
99	攸县中医院	324.11	湖南	株洲
100	仁怀市人民医院	319.48	贵州	仁怀

二　县域医院健康管理（体检）机构100强分析

（一）分布分析

1. 七大区分布：华东地区独占鳌头

将县域医院健康管理（体检）机构 100 强按照东北、华东、华北、华中、华南、西南以及西北七大地理地区进行划分①，结果显示县域医院健康管理（体检）机构分布显著不均衡。华东地区县域医院健康管理（体检）机构在榜单中独占鳌头，共占据 53 席。华中、华南以及西南地区分别占据 22 席、8 席和 8 席。华北、东北以及西北地区分布较少，分别占据 4 席、3 席和 2 席。

华东地区入围 100 强的 53 家县域健康管理（体检）机构在各阶梯分组（1～10 名为第一组，11～20 名为第二组，以此类推）分布不均匀，前 50 强共计 33 家，每组分布 6～8 家不等。华南地区也出现类似情况，前 50 强共计 12 家。而东北、华北以及西南地区总体分布在后 50 强中居多。

2. 行政区域分布：超六成百强县来自鲁苏湘浙，7个省份缺席

如表 2 所示，县域医院健康管理（体检）机构 100 强主要分布在山东、江苏、湖南以及浙江四个省份，分别为 20 家、17 家、14 家以及 11 家。另外，

① 注：东北地区：黑龙江省、吉林省、辽宁省；华东地区：上海市、江苏省、浙江省、安徽省、福建省、江西省、山东省；华北地区：北京市、天津市、山西省、河北省、内蒙古自治区；华中地区：河南省、湖北省、湖南省；华南地区：广东省、广西壮族自治区、海南省；西南地区：四川省、贵州省、云南省、重庆市、西藏自治区；西北地区：陕西省、甘肃省、青海省、宁夏回族自治区、新疆维吾尔自治区。

有共计7个省份没有入围的机构，分别为黑龙江、甘肃、青海、宁夏、新疆、海南、西藏（北京、天津以及上海没有设县，不在评选范围内）。

表2　2019年中国县域医院健康管理（体检）机构100强省份分布

单位：家

省份	山东	江苏	湖南	浙江	广东	湖北	四川
入围机构数	20	17	14	11	7	5	4
入围县总数	20	15	11	11	6	5	4
全省县总数	81	41	79	51	54	61	125
省份	河南	安徽	福建	贵州	辽宁	陕西	河北
入围机构数	3	2	2	2	2	2	2
入围县总数	3	2	2	2	2	2	2
全省县总数	106	61	56	61	33	77	115
省份	吉林	江西	内蒙古	山西	云南	重庆	广西
入围机构数	1	1	1	1	1	1	1
入围县总数	1	1	1	1	1	1	1
全省县总数	36	74	28	92	83	8	59

资料来源：国家卫生健康委员会：《2019中国卫生健康统计年鉴》，中国协和医科大学出版社，2019。

此外，我们发现在同一县域内可能入围多家健康管理（体检）机构。江苏省常熟市、张家港市，湖南省浏阳市、石门县以及宜章县，广东省普宁市分别入选两家机构。因此进一步以入围县域为单位进行分析，同时以全省内县总数做矫正，排名前5的省份分别为江苏、山东、浙江、湖南以及广东省。

（二）与地区总体检量的相关性分析

根据《2019中国卫生健康统计年鉴》数据①，2019年广东省体检人数最多，江苏、山东、河南、四川、浙江、湖北、河北、湖南、江西体检人数次之（见图2）。这与本次县域医院健康管理（体检）100强分布存在一定出入。这主要由于本次指标评价体系中体检数量只占不到10%的权重，单纯从体检数量上不足以反映健康管理的质量和水平。这也提示在未来健康管理学科进一步

① 国家卫生健康委员会：《2019中国卫生健康统计年鉴》，中国协和医科大学出版社，2019。

发展的过程中，应重视除体检人数增长以外的指标，如信息化程度、质量控制能力以及学术水平等。

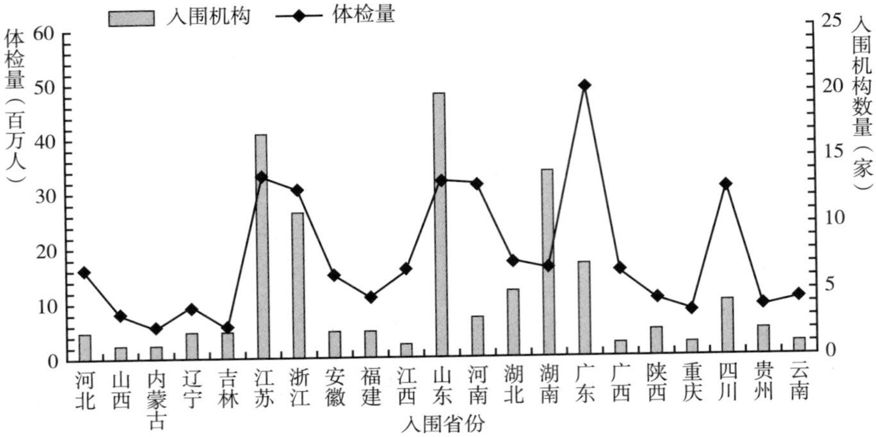

图 2　各省份体检量与入选县城竞争力 100 强的健康管理（体检）机构数（2019 年）

资料来源：国家卫生健康委员会：《2019 中国卫生健康统计年鉴》，中国协和医科大学出版社，2019。

（三）与县域综合发展能力的相关性分析

根据《2019 中国卫生健康统计年鉴》① 数据，2019 年江苏省人均地区生产总值最多，浙江、福建、广东、山东、内蒙古、湖北、重庆、陕西、辽宁次之。这与本次县域医院健康管理（体检）100 强分布出入较大（见图 3）。考虑全省发展可能与县域发展不匹配，进一步根据 2019 年中国中小城市高质量发展指数研究课题成果②，分析县域综合发展能力与县域医院健康管理（体检）100 强的相关性。结果显示：本次县域医院健康管理（体检）机构 100 强所在县域进入 2019 年度全国综合实力百强县市的共有 33 家。

① 国家卫生健康委员会：《2019 中国卫生健康统计年鉴》，中国协和医科大学出版社，2019。

② 王兴琳、梁婉莹、邓兆盈：《县级医院报告》，载庄一强主编《医院蓝皮书：中国医院竞争力报告（2018～2019）：国家医疗地理俯瞰》，社会科学文献出版社，2019，第 193～210 页。

值得注意的是，福建省作为人均地区生产总值位列第3的省份，全国综合实力百强县市中共占据6席，但本次入围县域医院健康管理（体检）机构100强的只有2家。湖南省人均地区生产总值并未进入前10，但是在百强县域医院健康管理（体检）机构中占据14席。这可能与当地医疗卫生发展水平、人民群众健康意识等多种因素相关。可见，包括经济水平在内的县域综合实力对县域医院健康管理（体检）机构的发展起到一定作用，但不是决定性因素。

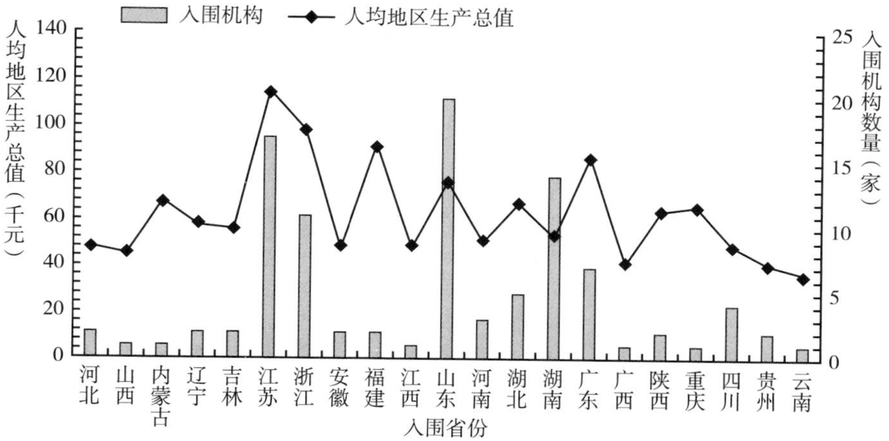

图3　各省份人均地区生产总值与入选县城竞争力100强的健康管理（体检）机构数（2019年）

资料来源：国家卫生健康委员会：《2019中国卫生健康统计年鉴》，中国协和医科大学出版社，2019。

（四）竞争力要素分析

根据本次评价指标体系，县域医院健康管理（体检）机构竞争力包括资源配置、服务能力、服务质量以及学术水平四个方面，现选取重要指标进行分析。

1. 资源配置

人力资源是资源配置的核心。县域医院健康管理（体检）机构100强高级职称人数/职工总人数的平均值为0.13，100强中共计5家机构没有高级职称人员。医师、医技、护士的占比分别为45%、16%和39%。全科医生占比极低，平均不到1%，仅有25家健康管理（体检）机构配备有全科医生。

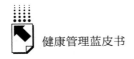

与三级医院类似，县域医院健康管理（体检）机构同样存在“人才借力”现象。一方面，在健康管理学科早期发展阶段，借助各个医院的优势科室力量，极大地促进了健康管理（体检）医疗、科研、教学等多方面发展。另一方面，如果长期依靠医院兄弟科室的力量，健康管理不作为独立学科进行发展，其将很难在今后取得更好的成绩。

2. 服务能力

（1）年体检量

年体检量是体现县域医院健康管理（体检）机构服务能力的重要指标之一。本次健康管理（体检）机构100强年体检量均值为26286人次，共计8家健康管理（体检）机构年体检量超过5万人次。2019年全国体检量达到430万人次，主要集中在大中城市，但随着分级诊疗制度的实施，医疗资源不断下沉，县域医院健康管理（体检）机构将肩负更多的健康管理（体检）任务，为县域人民提供健康服务。

（2）“互联网+”服务

“互联网+健康管理（体检）”服务包括体检的电子预约、体检报告的电子化查询以及公众号、服务号运营。100强中有71家机构已经实现网上、微信公众号等途径的预约、查询等服务，充分体现了健康管理（体检）服务的信息化、便捷化。

随着移动互联网的兴起，微信已成为健康信息传播的重要工具。健康管理（体检）公众号、服务号或App可通过健康教育宣传、提供个性化检前咨询以及检后服务等内容提升大众健康素养，提高体检效能及疾病检出率，降低慢病患病率。但是，与三级医院健康管理（体检）机构的公众号、服务号或App相比较，县域机构的服务内容相对比较单一，多为科室介绍、体检指南（体检须知、常用套餐）以及相关健康资讯推送。体检套餐设置多根据不同疾病分为高血压、糖尿病等，为受检者提供合理的指导。但推送的文章多为转发，原创的文章很少。

（3）检前问卷

检前问卷作为健康管理中重要的一环，在三级医院健康管理（体检）机构中已引起足够重视。连续两年的调查中，90%以上的三级医院健康管理（体检）机构都在检前设置了检前问卷，了解受检者的基本情况。遗憾的是，本次调查的县域100强中仅有17家健康管理（体检）机构设置了检前问卷，而且问卷的内容并不统一，存在较大的提升改进空间。

（4）检后服务

检后服务包括检后健康咨询、报告解读以及其他相关服务。在本次调查中开展检后服务的机构共计46家，但仅有8家机构为100%的受检者提供检后服务。相比三级医院健康管理（体检）机构开设的诸如膳食运动、营养评估、心理咨询、常见慢病管理、健康咨询与亚健康等特色门诊，县域医院目前所开展的检后服务内容也大多局限于检后常规咨询，尚未形成从单纯体检向检后健康管理服务的全链条延伸扩展。

3. 服务质量

健康管理（体检）质量控制是保障服务质量的核心环节，也是竞争力评价的关键要素。各省（市）级健康管理（体检）质控中心不断建设及完善，其在制定健康管理（体检）评价标准规范，开展体检质控培训、督导检查、交流从业经验等方面开展了多项活动，为提升全国健康管理（体检）水平做出了贡献。以湖南省为例，2016年经湖南省卫生和计划生育委员会批复、挂靠中南大学湘雅三医院的“湖南省健康管理质量控制中心”正式挂牌成立。经过3年来不断发展建设，湖南省健康管理质量控制中心已完成11家地市级质控中心的建设，包括石门县人民医院、宜章县人民医院、耒阳市人民医院等共计31家县域医院健康管理（体检）机构负责人在其中担任了副主任、委员等职务，极大地推动了县域医院健康管理（体检）机构的质量管理工作。

本次县域医院健康管理（体检）机构100强中只有56家机构建立了质量控制组织构架及工作流程，根据健康管理（体检）不同环节特点制定质控内容，定期召开质控会议，采用质量环、品管圈等质控工具。同时，共计36家参与了省、市级健康管理（体检）质控工作。这些结果提示县域医院健康管理（体检）质量控制工作处于起步阶段，仍有待在今后的工作中予以加强。

4. 学术水平

与三级医院健康管理（体检）机构学术水平评价指标不同的是，县域医院健康管理（体检）机构学术水平主要增加了科普作品这一项目。此外，还将地市级学术兼职和科研课题、统计源论文等纳入评价指标。遗憾的是，本次100强机构中学术评分为0的有52家。超五成机构负责人或学术带头人无任何学术职务，科研课题和发表学术论文情况更为惨淡。这与县域医院科研意识薄弱、基础水平较差有关。

同时我们也看到，排名前10的县域医院健康管理（体检）机构在不同学术领域有所建树（见表3），特别是潍坊市益都中心医院在学术水平上表现非常突出，机构负责人或学术带头人担任6项省市级学术机构职务，获得市级科研课题1项，主编或参编专著2本，发表学术论文3篇（其中CSCD 2篇）。因此，县域医院仍有从经营型科室向学科型科室发展的可能。

表3　县域医院健康管理（体检）机构科研产出前10名（2019年）

名次	所属医院	科研产出量值
1	潍坊市益都中心医院	150.00
2	信宜市人民医院	68.65
3	滕州市中心人民医院	61.30
4	汉寿县人民医院	51.75
5	荣成市人民医院	45.82
6	红安县人民医院	43.35
7	禹城市人民医院	28.17
8	濮阳县人民医院	28.17
9	宜章县人民医院	28.17
10	石门县人民医院	21.57

三　主要发现与对策建议

（一）主要发现

1. 县域健康管理（体检）机构蓬勃发展

本次调查首次对县域医院健康管理（体检）机构进行量化评估。从总体提交数据看，县域医院通过设立健康管理（体检）机构为区域内民众提供基础健康管理服务处于蓬勃发展阶段。在2018年艾力彼县域医院100强榜单中①，有

① 《2019年度中国中小城市高质量发展指数研究成果发布》，人民网，http：//house.people.com.cn/n1/2019/1008/c164220－31386603.html，最后检索时间：2020年5月16日。

89 家医院设立了独立的健康管理（体检）机构，有相对独立的体检区域、相对合理的医护人员队伍、相对优化的体检套餐及流程设置。少数优秀的县域健康管理（体检）机构还参与了健康管理学科建设等工作，有力地促进了从“以治病为中心”向“以健康为中心”的转变。

2. 县域医院健康管理（体检）机构竞争力发展不平衡

从地域分布看，华东地区竞争力最强，无论是总占比数还是名次梯队排名都明显高于其他区域。华中地区位列第二。华北、东北以及西北竞争力较弱。从省份分布看，山东、江苏、湖南三省竞争力位居前 3。共计 7 个省份无机构入围。

总体来看，县域医院健康管理（体检）机构竞争力与所在省份、县域的经济、县域医院的综合实力、区域体检量存在一定关联，但不是决定性因素。

3. 县域医院健康管理（体检）机构竞争力要素发展不协调

县域医院健康管理（体检）机构的环境资源以及医疗设备与临床科室相当，但人力资源配置、专业服务能力，特别是学术科研水平总体比临床科室弱。在县域医院健康管理（体检）机构竞争力要素构成中，总体较强的是资源配置，服务水平以及质量有待改进，而学术水平较差。100 强总体评估分值差距很大，尤其是学术水平发展不平衡、不充分的问题比较突出。

（二）主要结论与改进建议

1. 主要结论

这是首次专门针对我国县域医院健康管理（体检）机构竞争力的评价研究。研究构建了健康管理（体检）机构竞争力第三方评价指标体系及方法，同时基于数据评选出了县域医院健康管理（体检）机构 100 强。这一结果将对引领和推动我国健康管理（体检）机构与行业规范有序地向着更高水平、更优质量、更好效益的目标迈进产生积极影响。

2. 改进建议

（1）优化人力资源配置，提高核心岗位能力。人力资源与专业人才是健康管理（体检）机构竞争力组成的核心要素。目前县域医院健康管理（体检）机构的医护团队多来自临床科室，对健康管理专业可能存在理解不充分、岗位能力不足等现象，一方面应重视把优秀的专业人才和技术骨干引进健康管理行业，另一方面特别要重视开展或组织与健康管理与慢病健康管理相关的岗位能力、专业技术以及职业技能培训，可通过参观进修、经验交流等多种方式提升健康管理（体检）整体技术水平与服务能力。

（2）提升信息化水平，优化体检流程。体检不仅是为了查病，更是为了促进健康。因此，检前问卷、检中评估、检后干预和随访是健康管理服务的核心环节，也是健康管理（体检）机构专业性的重要体现。一方面，我们建议根据《健康体检自测问卷数据集》《健康体检报告首页数据集》等健康管理团队标准，制定符合规范的体检流程。另一方面，我们建议借助信息化工具实现检前预约，根据问卷制定个性化的体检项目，检后给予自动的风险评估、干预指导等服务，提升健康管理服务的专业内涵，树立整体思维，真正把预防关口前移落在实处，做到早发现、早预防、早诊断、早干预、早治疗。

（3）开展质量控制，提高健康服务水平。健康管理（体检）工作需要多名医务工作者的共同参与和协作，流程环节复杂，工作周期长，涉及临床多个科室。因此，建立符合健康管理（体检）机构的方案、法规、规章、规范等质量管理制度是健康管理（体检）科的重中之重。本次调查中暴露出县域医院健康管理（体检）机构质量控制工作非常薄弱，这将对其长期发展产生巨大影响，需引起足够的重视。

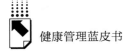

总之，在我国医疗服务体系中，县级医院处在承上启下的关键位置。党的十九大报告及全国卫生与健康大会中，多次强调要加快推进医疗优势资源下沉，将“县域医疗”推向医疗改革的新阶段。本报告聚焦县域医院健康管理（体检）机构的竞争力，力图通过评价认证，助力县域医院健康管理（体检）机构不断提高服务能力与质量，提升竞争力。但是由于是首次开展针对县域医院的健康管理（体检）机构竞争力评价研究，可能存在一定的局限性和不完整性。今后将在现有工作的基础上，进一步征询改进意见，优化评价指标体系，改进评价方法，拓展评价范围，使之更为客观、精准和适宜。

B.12 2019年社会办健康管理（体检）机构发展报告

王雅琴　王建刚　朱小伶*

摘　要： 在政策指导、资本催化、医生资源市场化、互联网+新技术应用和支付方式的持续改善下，健康管理（体检）机构已形成以公立医院为主、社会办为辅的格局。但在社会办健康管理（体检）机构蓬勃发展、迅速膨胀的背后，也暴露出一些行业发展中的乱象，如地区间、机构间服务的内容和质量存在明显差异，总体专业化服务水平有待提升。本报告主要对中关村新智源健康管理研究院开展的2019年“社会办健康管理（体检）机构竞争力评价研究”调查结果进行梳理。调研当前社会办医院下设的健康管理（体检）机构和社会办独立健康管理（体检）机构的运行状况，从资源配置、服务能力、质量安全和名牌诚信四个维度，深入剖析社会办健康（体检）机构建设取得的初步成绩及痛点、堵点问题，并提出相应的对策建议；同时，预测行业规模化、数字化、产业链延伸化、服务生态闭环化的发展趋势。

关键词： 社会办健康管理（体检）机构　第三方评价机构　竞争力评价

* 王雅琴，临床医学博士，中南大学湘雅三医院健康管理科，副研究员，主要研究方向为慢病风险评估与健康管理；王建刚，临床医学博士，中南大学湘雅三医院健康管理科主任，副主任医师，硕士生导师，主要研究方向为高血压、心力衰竭、心血管病风险评估与干预；朱小伶，硕士研究生（软件工程硕士），中南大学湘雅三医院健康管理科副护士长，主管护师，主要研究方向为健康管理大数据。

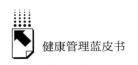

一　社会办健康管理（体检）机构界定与发展历程

（一）社会办健康管理（体检）机构概念界定

1. 社会办健康管理（体检）机构定义

社会办健康管理（体检）机构指除公立医院以外，由企事业单位、社会团体或其他社会组织和个人，利用非国家财政性经费举办或参与举办的以健康体检为主要业务的医疗卫生机构，也可以理解为以社会为主办单位的健康管理（体检）中心。按照机构的归属情况，分为社会办医院下设的健康管理（体检）机构、社会办独立健康管理（体检）机构和混合所有制的健康管理（体检）机构三类。

2. 社会办健康管理（体检）机构与公立健康管理（体检）机构

社会办健康管理（体检）机构与公立健康管理（体检）机构具体区别[①]如表1所示。

表1　社会办健康管理（体检）机构与公立健康管理（体检）机构对比

类型	社会办健康管理（体检）机构	公立健康管理（体检）机构
设备技术	对比大医院先进硬件设备条件相对不足，但近年来设备条件逐渐改善	技术设备力量较强
功能定位	以健康体检为主要业务	以临床、科研、教学为主要功能定位，体检业务仅作为其中业务之一
服务	服务理念较强，检后增值服务多，但规范化的慢病健康管理服务还比较稀缺	在服务理念、服务质量等方面存在一定弱势
运作模式	通过各种主动市场化营销手段，与潜在客户接触，了解各方面健康体检需求，制定个性化健康体检产品，满足市场需要	以提供筛查为主，集辅助诊断、治疗为一体的综合服务
经营模式	业务体系可标准化，便于连锁复制，规模性扩张	一般处于单点经营状态，不具备连锁经营的条件
品牌信任	鉴于国民传统思想，需要长期培育客户群体，经营品牌	国民在传统思想上较为依赖和信任

① 王振宇、周雪萍、金苏：《公立与民营体检中心运营效益比较分析》，《中国卫生经济》2018年第5期。

（二）社会办健康管理（体检）机构诞生背景

随着人们健康素养的逐步增强，健康体检市场迎来巨大的发展前景。在政府鼓励社会资本进入医疗市场的大背景，社会办健康管理（体检）机构开始涌现。下面，让我们剖析其诞生的背景环境。

1. 健康体检成为健康中国“刚需”服务①

在我国早期健康体检大多等同于“社会性体检”，主要包括招生、入职、入托、入学、入伍、出入境、特种职业、行业、商业体检等。但随着我国人口老龄化和慢病防治的严峻形势，中国健康体检从“社会性体检”到“预防性体检”快速转变。首先，我国人口老龄化速度持续加快。预计到2020年，全国60岁以上老年人口将增加到2.55亿人，占总人口比重达到17.8%左右。其次，我国慢性病防控形势严峻。根据2018年“国家癌症中心”发布癌症最新统计报告，全国平均每天有超过1万人、每分钟有7人被确诊为癌症；据2018年《中国心血管病报告》推算，我国现患心血管病2.9亿人，因心血管病死亡的人数占居民疾病死亡人数的40%以上。因此，针对未病、初病或将病的健康或亚健康人群的“预防性健康体检”需求巨大，吸引了越来越多的民营机构和社会资本的目光。

2. 个体医疗保健支出增加，健康文化兴起

个人收入水平和健康理念提升是体检行业需求剧增的又一重要因素。改革开放40年以来个人收入水平得到大幅度提升，到2018年我国人均可支配收入达到2.8万元/年，相比2013年1.8万元/年，提高了56%。随着个人可支配收入的增加，人们健康观念也发生了深刻的变化。当前社会高速发展，“健康养生文化”在国民中兴起，主要体现为年人均医疗保健支出的提高。据分析，1995年人均医疗保健支出110元/年，2013年912元/年，2018年达到1685元/年，医疗保健支出水平较2013年提高了85%，医疗保健支出的增长速度远超个人收入水平的提高速度。

3. 健康管理（体检）市场前景可期

国家卫健委于2009年8月发布《健康体检管理暂行规定》，自此我国健康体检行业开始蓬勃发展。随后又陆续出台了一系列鼓励规范健康体检行业发展的政

① 韩小红：《我国健康体检行业的现状与发展趋势》，《第四届中国健康产业论坛》，2007。

策，党的十九大报告也做出“实施健康中国战略”的重大决策，大健康观的提出顺应时代的发展。根据《中国卫生健康统计年鉴》（2009～2018 年）数据显示，2017 年全国健康体检人次在 4 亿人左右，全国体检总覆盖率为 30% 左右。2008～2017 年健康体检人次增长快速，年复合增长率达到 7.55%（见图 1、图 2）。虽然健康体检人次增速显著，但对比德国、美国、日本等健康管理高度成熟的发达国家（健康体检的覆盖率均超过 70%），还是存在较大差距，表明我国健康体检仍处于初级发展阶段，健康体检人次增长仍具备亿级成长空间。

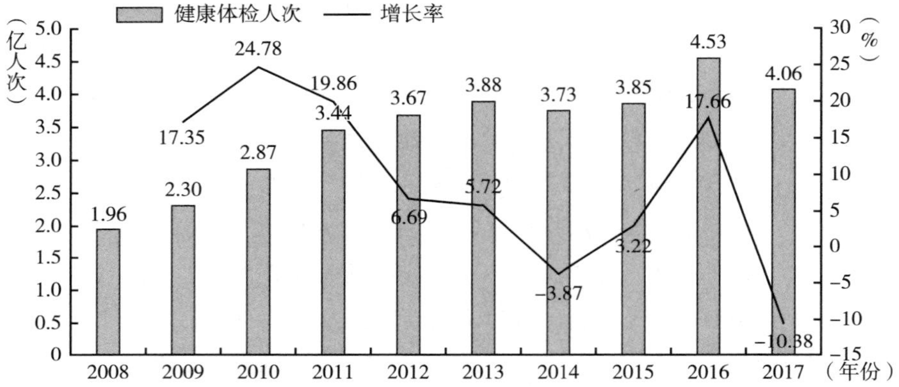

图 1　2008～2017 年我国健康体检总人次及年增速

资料来源：《中国卫生健康统计年鉴》（2009～2018 年）。

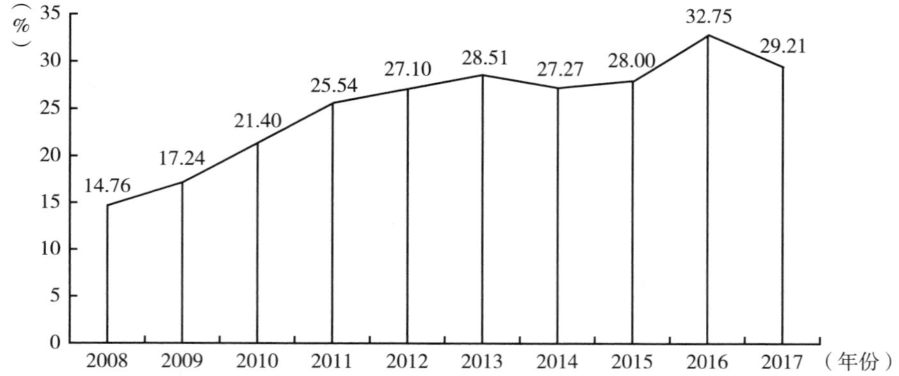

图 2　2008～2017 年我国健康体检覆盖率

资料来源：《中国卫生健康统计年鉴》（2009～2018 年）。

2010～2017 年我国健康体检实施的主要机构集中在医院和基层医疗卫生机构，两者占据体检行业的主体部分（见图 3）。医院主要包括综合医院、专科医院、中医医院等，形成以公立医院为主，社会办医院为辅的格局（见图 4）。基层医疗卫生机构主要包括社区卫生服务中心（站）、卫生院、村卫生室和门诊部等，其提供的健康体检服务多限于基础体检项目或单项检查等初级检测，与慢病的早期筛查和健康管理相距甚远。社会办健康管理（体检）

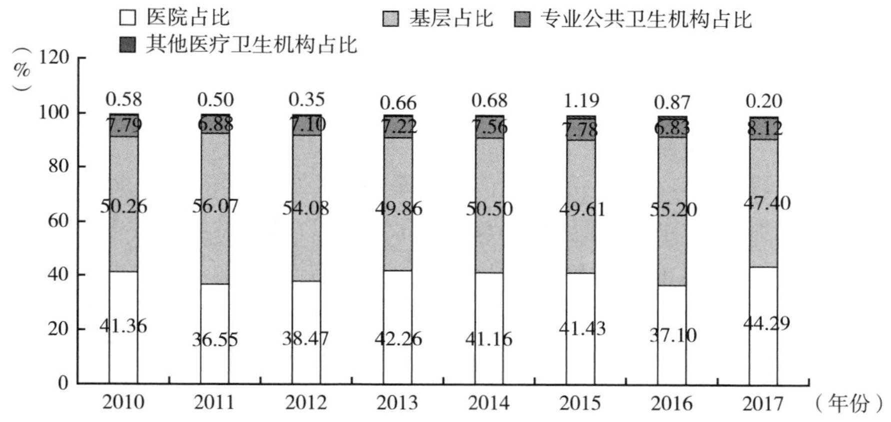

图 3　2010～2017 年我国健康体检人群结构组成

资料来源：《中国卫生健康统计年鉴》（2011～2018 年）。

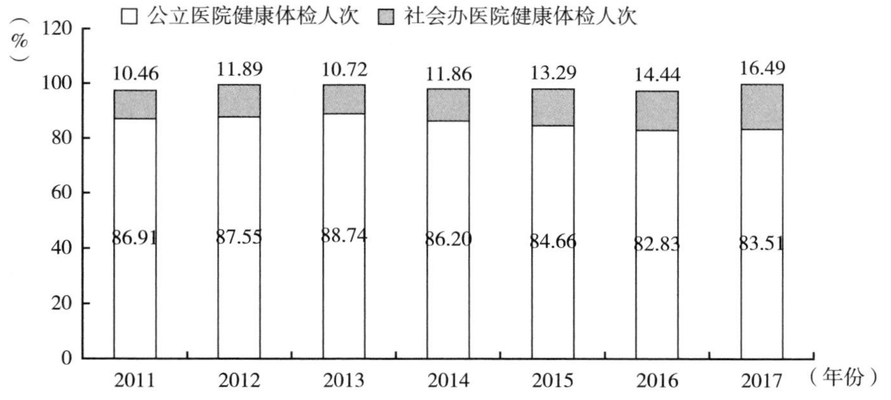

图 4　2011～2017 年公立医院和社会办医院健康体检人次概况

资料来源：《中国卫生健康统计年鉴》（2012～2018 年）。

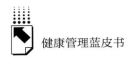

机构作为社会办医的主要组成部分，一方面补充基层区域和三、四线城市的医疗资源，降低医疗成本，保证医疗资源的有效供给；另一方面为中高收入人群提供差异化服务，满足高端健康管理（体检）服务的需求，发展前景可期。

4. 国家政策红利释放不断

从《卫生事业发展“十一五”规划纲要》到《关于促进社会办医加快发展的若干政策措施》和《关于支持社会力量提供多层次多样化医疗服务的意见》，再到2019年国家卫健委等10个部门联合印发《关于促进社会办医持续健康规范发展的意见》，政府强调拓展社会办医空间、扩大用地供给、推广政府购买服务、落实税收优惠政策等，为社会办医持续开“绿灯”。社会办健康管理（体检）机构作为社会办医领域重要组成部分，在提供优质、多元和特色化健康管理服务方面具有巨大的优势和潜力，能有效缓解慢病健康管理、老年病等医疗服务稀缺问题；同时，对市场需求更为敏感，在捕捉创新“个性化、特色化和前沿化”服务模式方面更具灵活性。因此，社会办健康管理（体检）机构无疑是市场化程度最高的社会办医子行业。

5. 专科门槛要求相对较低

社会办健康管理（体检）机构相较于社会办综合医院和社会办专科医院，其专科门槛较低，运营模式相对成熟，复制性强；要求医生的专业学术背景不高，重在服务质量与服务水平，通过差异化服务和连锁经营规模化来获得竞争优势。2016年底，国家卫健委连续发文，医学影像、医学检验、血液净化和病理中心、安宁疗护中心成为单独设置的医疗机构，作为独立法人承担相应的法律责任。2017年8月在此基础上又新增健康体检中心等5类中心成为独立医疗机构。2018年6月出台《健康体检中心管理规范》和《健康体检中心基本标准》，对独立健康体检机构的诊疗科目、科室设置、人员配置、基本设施和分布布局等均做了相关要求和规定。

6. 高额利润的诱惑

虽然社会办健康管理（体检）机构行业内的成本相差比较大，行业利润空间具体数值不好获取。但可以确证的是，社会办健康管理（体检）机构出现爆发式增长，无疑与整个行业的高额利润有关。据财务数据显示，普通体检机构毛利润可达30%以上，部分甚至高达50%以上①。此外，单纯健康体检服

① 陈予燕：《透视体检行业》，《理财》2014年第6期。

务只是盈利的“敲门砖”，体检后的差异化增值服务才是真正的利益增长点。因此，体检行业的暴利和巨大的发展空间使得大量的民营资本加入健康体检洪潮中，社会办健康管理（体检）行业市场快速发展。

总之，有利政策的支持、资本的青睐、健康体检消费需求的持续攀升和丰厚的收益回报，有力地推动了社会办健康管理（体检）行业的迅猛发展。

（三）社会办健康管理（体检）机构发展历程

1. 2003～2009年导入期

这一阶段社会办健康管理（体检）机构处于萌芽期。“非典”过后，群众对健康体检的需求呈现逐年递增的趋势，社会办健康管理（体检）市场快速升温。2004年，国家卫生主管部门对北京等10个地区的15个城市健康体检服务现状进行调查。结果显示，2000～2004年，健康体检机构增长至27家，2005年以后上升速度更是呈几何倍率①。社会办健康管理（体检）机构典型代表有：2004年，4家慈济体检门诊整合组建了体检管理公司北京慈济，并同年完成首轮融资；2007年，中国领先的健康管理机构爱康网和中国领先的健康体检机构上海国宾合并，成立爱康国宾健康管理集团。以上标志着中国真正意义上健康管理集团的诞生。

2. 2010～2012年快速增长期

由于公立医院一般处于单点经营状态，不具备连锁经营和扩展辐射的条件。而社会办健康管理（体检）机构在服务理念、服务质量以及专业化经营方面均存在明显优势，且具备连锁复制的条件。因此，这时期体检市场逐渐由公立医院向社会办快速转向，部分社会办健康管理（体检）机构从单点业态演变为连锁业态，从区域性竞争演变为跨区域竞争。其中，以美年大健康②、慈铭体检、爱康国宾健康管理集团为代表的体检机构已经开始了跨连锁化和跨地区化的尝试，并取得傲人成绩。

3. 2013～2015年缓慢增长期

我国医疗行业进入医保控费期，加之我国城镇人口增速放缓，国有单位人

① 陈广晶：《民营体检机构的艰难之路》，《首都医药》2012年第13期。

② 于佳：《美年大健康体检中心营销策略研究》，吉林大学，硕士学位论文，2019。

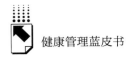

员数量自2013年起逐年减少，总体检人次增长缺乏后续动力。在健康体检增速放缓的背景下，社会办健康管理（体检）机构也进入缓慢增长期。因此，这一阶段社会办健康管理（体检）机构的竞争模式从初级的价格竞争逐步过渡到品牌效应的竞争，受检者不再仅仅关注体检价格，而是更关注市场上具有先发优势、规模优势，且体检质量水平较高的社会办健康管理（体检）机构。

4. 2016～2019年结构性成长期

这一阶段公立健康管理（体检）中心趋于饱和。一线城市居民相对偏好高端体检；二线城市居民收入尚可，高端体检消费能力相对较弱，更注重常见癌症和心血管疾病的筛查；三、四线及以下城市则主要开展基础体检，追求高性价比和体检内容的普适性。在优质公立医院聚集的一、二线城市，社会办健康管理（体检）专业机构与公立医院相比不具备优势，但是相对于公立医院较少的三、四线城市，民营机构的市场空间广阔。因此，社会办健康管理（体检）将市场发力点聚焦到三、四线的蓝海城市，这是对基层医疗卫生资源的有益补充，也成为改善中国医疗环境的新模式。

二　社会办健康管理（体检）机构发展趋势

1. 从单一机构（门店）过渡到跨区域连锁化、集团化发展趋势

社会办健康管理（体检）机构具备专业化体检、市场化运作、经营机制灵活、市场服务意识强等特点，为集团化和连锁化发展奠定了基础。从政策环境看，在持续加码鼓励社会资本办医的背景下，综合医院扩展空间有限，导致资金和技术壁垒较低的健康体检行业呈现高速增长；从资金门槛看，体检行业资金门槛相对降低，单体门店投资3000万～5000万元即可实现经营；从业务模式上看，相较于综合医院和专科医院，体检行业对于医疗人力资源专业化依赖程度相对较低，业务易实现标准化和流程化；从经营模式上看，连锁经营相对单体具有更大规模、更大体量优势，形成上游议价（提高设备议价能力）、下游销售（降低客户销售、医疗风险等隐性成本）的能力。此外，通过连锁化运营可以实现集团内资源合理配置和优势互补。因此，社会办健康管理（体检）机构经过近10年的快速发展，目前进入了龙头整合阶段，集中度的提升将是未来社会办健康管理（体检）机构的主流趋势。

2. 从单一健康体检过渡到健康管理生态圈服务趋势

体检只是一个手段，通过体检发现问题，及时解决，达到降低慢病发病风险、提高健康水平才是目的。因此，专业化的慢病筛查和检后健康管理才是实现这一目的的根本途径。近年来，人们意识到以周期性健康体检为入口，以检后跟踪干预为核心的健康管理服务才是目的所在。因此，我们应从“周期性健康体检”模式过渡到“检、管、医、保”健康管理服务生态圈模式，将健康体检业务融入健康管理，提供更加多样化和差异化的检后服务（会员服务、健康家庭服务、慢病管理服务、抗衰老服务、特殊人群个性化健康管理服务等），向更深入的健康管理、增值服务等领域全方位发展；同时，结合绿色就医、远程医疗、海外医疗等医疗服务及商业保险，实现多元化支付体系，提高受检者黏性。因此，健康管理全景生态圈服务将成为社会办健康管理（体检）机构业绩增长的另一个重要突破口。

3. 从单一需求过渡到规模化需求拉动上游产业和新技术发展趋势

健康体检服务行业的上游行业主要为医疗设备行业及医用消耗品行业。医疗设备主要包括基础检查设备、医学检验设备、医学影像类设备、口腔科、眼科设备、电子胃肠镜、心血管检查设备等其他功能检查设备。医用消耗品主要为一次性医用材料和耗材类产品，以及检验试剂类，包括血常规试剂、生化试剂、免疫试剂等。随着社会办健康管理（体检）机构的集团化和规模化发展，医疗设备和医用消耗品市场需求剧增。此外，公立医院对新技术、新产品接受度不高，而社会化健康管理（体检）机构作为市场化运营主体，管理机制更灵活，更愿意接受并应用推广疾病筛查和风险评估的新技术和新产品，如病理人工智能技术、第三方机构影像中心等，以达到丰富服务类型、提高医疗服务水平和质量的目的。因此，规模化的社会办健康管理（体检）机构，一方面成为健康服务产业的催化剂和孵化器，实现产业链上合作伙伴的互利共赢；另一方面通过集团内联合议价，以较低价格购入原本高价的医疗设备，降低投资和耗材成本，提高医疗健康的可及性、可负担性和性价比。

4. 从单一线下服务过渡到大数据 + 人工智能引领服务趋势

社会办健康管理（体检）机构有规模化客户群体，具备健康体检大数据的应用基础。在不侵犯个人隐私的前提下，将体检大数据进行深度分析，有利于医疗服务质量和医疗绩效的评价，辅助管理者及时发现问题，科学决策；有利于制定科学的商业保险政策和保费费率；有利于医疗辅助诊断、慢病管理纵向业务发展；有利于老年康养、精准医疗等横向业务延伸。此外，在科技驱动创新的大环境下，人工智能逐渐从前沿技术转变为现实应用，应用场景越发丰富。如通过智能移动可穿戴设备，实现健康数据实时监测和即时管理；通过人工智能，辅助医生诊疗，有效缓解漏诊误诊和医生供需缺口大的问题。因此，基于以上的健康服务和技术的优势，未来社会办健康管理（体检）机构将深耕科技创新，探索健康管理服务新模式和新途径。

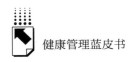

三 社会办健康管理（体检）机构现状调查

（一）调查方法

1. 数据采集

调查数据主要来源于以下几个方面：社会办健康管理（体检）机构自填报信息，数据填报的时间窗为2019年9月10日至10月11日，详情关注微信公众号“中关村新智源健康管理研究院”非公健康管理（体检）机构评价研究数据填报邀请函；全国和各省市卫生健康委员会统计数据；医院官网、公众号、媒体报道、健康管理（体检）相关会议；发表文章、电子预约、报告查询等公开的数据；其他来源的数据。

2. 调查范围

全国50家非公健康管理（体检）机构，含非公医院下设的健康管理（体检）机构、非公独立健康管理（体检）机构和混合所有制健康管理（体检）机构，连锁品牌以门店为单位填报，不含港澳台地区。

3. 数据采信与处理

对单一来源而未经清洗的数据不予采信，对经过验证、清洗后的数据进行分析。数据的分析处理由中关村新智源健康管理研究院完成。

（二）调查结果分析

以下将从资源配置、服务能力、质量安全和品牌诚信4个维度进行分析。

1. 资源配置

（1） 人力资源配置

人力资源是健康管理（体检）机构资源配置的核心部分。机构职工总人数中位数为77人次，其中社会办独立健康管理（体检）机构为80人次，稍高于社会办医院下设的健康管理（体检）机构的72人次（见表2）。机构高级职称人数/职工总人数的中位数为9%，硕士以上学历职工人数占比中位数为1%，其中社会办独立的与社会办医院下设的健康管理（体检）机构人力资源配置相差不大，均远低于中国顶级医院100强中位数24.2%，且不管是独立的还是下设的健康管理（体检）机构人力资源中取得健康管理师资质的不足10%（见图5）。

表2　社会办健康管理（体检）机构职工总数和体检面积配置概况

类型	职工总人数（人次）	体检区域面积（平方米）	体检区域面积/职工数(%)
全部社会办健康管理(体检)机构	77	3000	38.9
社会办医院下设的健康管理(体检)机构	72	3500	48.6
社会办独立健康管理(体检)机构	80	2916	36.5

备注：表中数据为职工总人数（人次）、体检区域面积（平方米）和体检区域面积/职工数（%）的中位数。

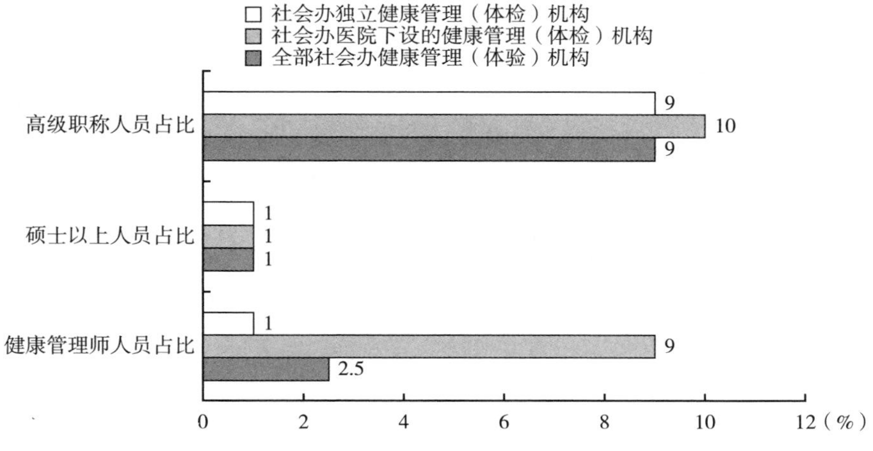

图5　社会办健康管理（体检）机构人力资源配置概况

备注：图中数据为高级职称人员、硕士以上人员、健康管理师人员占比的中位数。

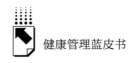

调查发现，社会办医院下设的健康管理（体检）机构“人才借力”现象比较普遍，即通过轮班派驻专业人员到健康体检中心承担相关的体检任务。这种“借力”利弊兼顾，有利的方面是充分发挥优势资源的协同效益，但弊端就是不利于健康体检科规范化医疗质控工作，且部分人员迟到早退现象严重。

（2）体检场地配置

专业体检场地面积的中位数为3000平方米，其中医院下设的健康管理（体检）机构面积稍大于独立健康管理（体检）机构（见表2）。

（3）仪器设备配置

调查机构中，超声仪器配置数量的中位数为6台，社会办独立的与社会办医院下设的健康管理（体检）机构超声仪器数量基本一致（见图6）。但特殊检查仪器，社会办医院下设的健康管理（体检）机构独立配置的胃肠镜和CT占比不足10%，多与医院相应专科共享资源，独立的健康管理（体检）机构独立配置的胃肠镜和CT占比为50%。

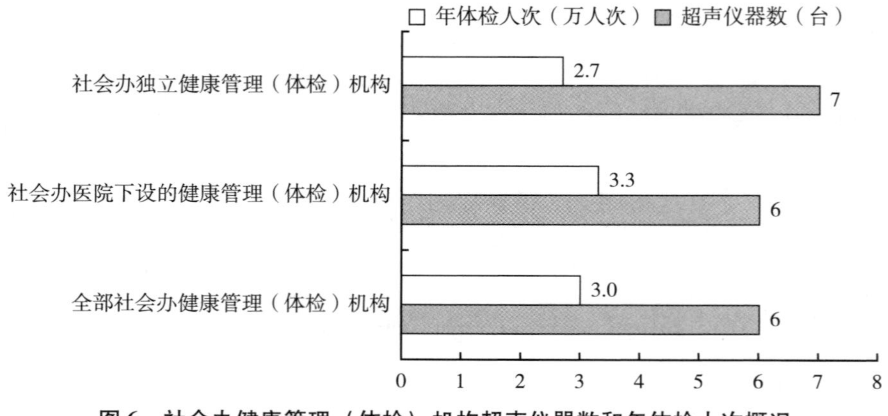

图6　社会办健康管理（体检）机构超声仪器数和年体检人次概况

备注：图中数据为超声仪器数（台）和年体检人次（万人次）的中位数。

2. 服务能力

（1）年体检人次

调查机构中，年体检人次的中位数为3.0万人次，其中社会办医院下设的健康管理（体检）机构为3.3万人次，稍高于独立的2.7万人次（见图6）。将体检人员按个体散客和团体体检区分，团体体检客户占80%，个体散客约占20%。体检单价中位数为787元/人次。

（2）检前问卷

调查机构中，39家（占比78%）不同程度地开展了检前问卷，绝大多数机构并未将检前问卷作为基本体检项目强制要求，而是选做的状态。

（3）检后慢病管理和互联网+服务

调查机构中，开展高血压、糖尿病等检后慢病管理的占71%；开展儿童和老年健康管理的占40%；开展“互联网+健康管理（体检）”（包括体检的电子预约、体检报告的电子化查询以及公众号、服务号运营水平）的占46%。

3. 质量安全

调查机构中，25家（占比50%）均开展了不同数量的检验项目室间质控。独立的社会办健康管理（体检）机构中近28%的机构建立了区域医疗转诊机制。

4. 品牌诚信

调查机构中，23家（占比46%）机构骨干成员兼职了健康管理相关学会或协会的社会学术委员。机构的国家级、省部级和市厅级获奖比例低于5%。50%的机构开展了不同数量的社会公益性活动。公益活动的地点主要为功能社区，形式为企业开展的各种健康主题的宣教和义诊。

综上，调查说明：①资源配置上，优质人力资源整体匮乏，高级职称和硕士以上比例不高；人力资源中取得健康管理师资质的不足10%，提示人员来自临床专科背景，但并没有进行相关健康管理理论的规范化培训，健康管理理念和服务意识有待加强。体检场地配置以中小规模为主，但独立胃肠镜和CT等高端影像设备配置比例较高，与现在市场中的硬件竞争相符。②服务能力上，检前服务中，检前问卷完成率较低，与行业《健康体检基本项目专家共识》要求不符。检后服务中，多数机构不同程度地开展了慢病管理，但特殊人群如儿童和老年人的管理率不高；此外，近50%的机构开展了线上服务，相应的线上健康管理服务逐渐完善中。③质量安全上，医疗质控开展不理想，近半数的机构并未开展规范化的检验室间质评工作，且绝大多数独立社会健康管理（体检）机构没有与综合医院建立转诊机制。④品牌诚信上，整体的社会学术兼职程度不高，荣获奖项较少，但参与公益性健康义诊和品牌宣传活动较为活跃。

（三）社会办医院健康管理（体检）机构评价结果

1. 2019年社会办医院健康管理（体检）机构竞争力评价指标体系

评价指标体系主要参考艾力彼医院管理研究中心的三级医院健康管理体检机构评价方法，经过三轮专家研讨论证，确定了如下指标体系（见表3）。

表3　社会办医院下设的健康管理（体检）机构竞争力评价体系

一级指标	二级指标
资源配置	本科以上学历职工人数/职工总人数
	中级职称以上职工人数/职工总人数
	持健康管理师证职工人数/职工总人数
	健康体检区域面积
	是否有独立的低剂量CT检查设备/是否有独立的胃肠镜检查设备
服务能力	年体检人次/健康体检区域面积
	体检人次类型的构成比例
	检前问卷占比
	检后随访服务占比
	专项健康管理服务
	体检（健康管理）机构官网建设情况/公众号服务号运营水平
	网上健康体检电子预约、网上电子体检报告查阅、线上检后随访服务
质量安全	接受卫生健康行政部门或者质控中心开展的质量管理与控制
	参加检验室间质评
	建立区域医疗转诊
品牌诚信	社会学术兼职
	获国家级、省部级、地市级社会荣誉
	开展健康公益性活动
	媒体不良事件报道或卫生健康行政部门处罚（一票否决制）

2. 评价结果

表4　2019年社会办医院下设的健康管理（体检）机构前10强

排名	机构	省份	城市
1	郑州颐和医院国际健康管理中心	河南	郑州
2	南京明基医院健康管理中心	江苏	南京
3	浙江大学明州医院健康管理中心	浙江	宁波
4	中一东北国际医院健康管理中心	辽宁	沈阳
5	武汉普仁医院体检中心	湖北	武汉

续表

排名	机构	省份	城市
6	苏州九龙医院健康体检中心	江苏	苏州
7	台州市椒江万康医院健康体检中心	浙江	台州
8	长安医院健康体检中心	陕西	西安
9	佛山市禅城中心医院健康体检中心	广东	佛山
10	厦门长庚医院健康体检中心	福建	厦门

3. 社会办医院下设的健康管理（体检）机构前10强分析

（1）前10强地域分布：社会办医院下设的健康管理（体检）机构前10强按中、东、西部分布来看，存在地域分布不均衡现象。东部（江苏、浙江、福建、辽宁和广东）入选最多，共7家，中部地区和西部地区相对较少。入选省份（或直辖市）中，以江苏和浙江最多，均有2家入选，也印证了前10强多分布在体检人数多或人均国民产生总值较高的地区。

（2）前10强竞争力要素：①资源配置方面，前10强中郑州颐和医院国际健康管理中心和中一东北国际医院健康管理中心研究生学历职工人数和高级职称职工人数占比中位数相对较高，为0.11，提示社会办医院下设的健康管理（体检）机构的人才梯队建设有待加强。特殊检查等高端影像设备和专业人员多数与医院临床专科资源共享，也有部分配置了独立的高端设备，如郑州颐和医院国际健康管理中心配置了SPECT-CT。②服务能力上，体检区域面积的中位数为3000平方米左右，台州市椒江万康医院健康体检中心和中一东北国际医院健康管理中心的体检面积相对较大。前10强健康管理（体检）中心虽在检前预约信息平台开展了检前问卷的信息采集，但无一家实现全覆盖。健康管理服务方面，均呈现由“单一健康体检”向“检后健康管理”服务的转变。南京明基医院健康管理中心融合台湾服务理念，建立二级分层健康管理制度，实施专人全程健康管理服务。浙江大学明州医院健康管理中心开展全流程、检后三师共照、远距照护慢病特色管理的一体化全流程健康保健服务，并合作成立台湾彰基明州大健康慢病管理医院。③质量安全上，更倾向于第三方医疗质量的评价认证，佛山市禅城中心医院通过美国JCI认证；武汉普仁医院2017年通过三级甲等医院评审，获得“中国医院竞争力星级认证五星级医院”；长安医院被香港艾力彼医院管理研究中心授予“五星级医院”。④品牌诚信上，均开展了不同主题的健康公益活动，一方面达到了普及健康知识、提高公众健康素养的目的，另一方面达到了机构品牌宣传的目的。

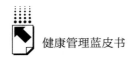

（四）社会办独立健康管理（体检）机构典型案例分析

表5　社会办独立健康管理（体检）机构

机构名称	发展历程	服务能力与服务特色	学科建设亮点
美年大健康	美年大健康创建于2004年，是一家综合性医疗服务集团公司，2015年在中国A股上市，2016年、2017年收购“美兆”、“慈铭”，成为医疗和大健康板块中市值和影响力杰出的上市公司。2018年6月被纳入“MSCI指数样本股”。现美年大健康旗下囊括四大特色品牌，面向普通大众的美年大健康、慈铭体检和高端定位的奥亚健康管理和美兆健康医疗，全新推出“美年好医生”作为重量级健康管理产品，开创“3.0健康管理”新时代	于2018年正式完成中国版图的全覆盖（除港、澳、台地区），实现布局全国600余家专业体检中心，全集团拥有专家团队、医护及管理人员共计7万余名员工。2018年为近3000万人次提供专业健康服务，预计2021年将超过1亿人次。美年大健康联合美年生态圈伙伴，打造一站式健康管理产品“美年好医生”，为受检者提供“检、存、管、医、保”（全面体检、健康银行、健康咨询、就医直通、保险保障）全链条服务	2018年筹建国家生物标本库、医疗大数据国家实验室，为健康医疗大数据和慢病防控提供学术支撑。联合成都和上海中医药大学、天津慧医谷和掌中医共同制定《中医体检标准》，为中医预防体检提供统一标准；积极探索AI在慢病风险筛查与评估及智慧医疗质量管理中的应用
爱康国宾	2000年9月，上海国宾医疗中心成立；2007年，爱康国宾集团诞生；2008年，进驻南京、深圳，北京正清源加入爱康国宾；2009年，进军西南地区；2010年10月，进驻杭州；2011年9月，进驻福州；2012年，上海一品加入爱康国宾，进驻天津、重庆、苏州；2013年4月，进驻长春；2013年12月，爱康君安成立，进军高端深度体检领域；2013年12月，成立集爱康国宾、爱康君安、爱康齿科、爱康健维四大品牌的爱康集团；2014年4月，登陆美国纳斯达克成为国内体检行业第一家上市公司；2014年6月，进军香港；2014年9月，成立爱康核磁共振医学影像中心；2015年11月爱康卓悦成立；2016年3月，爱康门诊成立，爱康集团全面转型为医疗综合体	爱康集团是中国中高端连锁体检与健康管理集团，2018年，爱康为大约700多万企业员工和个人，为数万家企业、保险公司、政府机关和几十万家庭提供了优质的健康管理与医疗服务。包括高品质的健康体检、疾病检测、齿科服务、私人医生、职场医疗、疫苗接种、抗衰老等。截至2019年12月初，爱康集团（包括并购基金）已在44座大城市设有134家体检与医疗中心。同时，爱康集团与全国200多个城市超过720家医疗机构建立合作网络	2015年3月进军移动医疗；2017年8月，爱康集团与百洋智能科技达成战略合作宣布引入IBM Watson for Oncology（沃森肿瘤）认知计算解决方案；2018年1月与默沙东正式达成战略合作，共同推进宫颈癌防治。2018年11月与国家代谢性疾病临床医学研究中心（上海）代谢大数据战略合作，双方联合发布了《2017年中国机关及企事业员工代谢健康蓝皮书》，并成立了代谢大数据中心

续表

机构名称	发展历程	服务能力与服务特色	学科建设亮点
美兆健康医疗	美兆品牌始于1988年台湾高雄，2003年，中国大陆第一家美兆健检中心登陆北京；2009年，中国大陆第二家美兆健检中心——上海美兆健康体检中心成立；2014年，上海美兆获得上海市健康体检质控督查“优秀单位”；美兆「人体生物数据库」通过评核，美兆健康资源中心正式挂牌启动。2017年，美兆品牌作为美年健康集团旗下的高端品牌，从技术、服务、管理等各方面再次提升。2019年，美兆品牌诞生31周年	截至2019年底美兆在中国大陆地区已经有医疗机构26家（其中正式投入服务运营的24家、待开业2家）。预计2019年服务人次约为30万人，营业收入近4亿元，人均客单价约为1500元。2020年，计划在中国运营40家健检医疗机构，布局中国澳门、新加坡，境外运营8家，美兆（中国）健康医疗集团整体营收规模达12亿元人民币。仪器设备上，引进的国际国内主流品牌医疗设备，包括罗氏、东芝、西门子、飞利浦、GE等，且不断更新优化。“软实力”上，副高及以上专家占比30%，并开展特色健康管理服务——「3阶段」：健康检查、健康评估、健康促进；「8步骤」检查、监测、分析、评估、预测、预警、对策、追踪	通过AMHTS美兆自动化健检系统，累计数百万健康大数据，与多家学术机构合作研究。目前运用美兆大数据，已发表多篇期刊论文，刊登在《The Lancet》《BMJ》等顶级医学期刊中。据统计，美兆30年来陆续发表了100余篇各类学术报告和论文，在行业内独领风骚。此外，美兆将发现的临床病例进行细致的分类和整理，编制会员数据白皮书，获得国内众多三甲医院的权威认可
慈铭体检	慈铭健康体检管理集团有限公司成立于2002年，总部设在北京，是一家按照“早发现、早诊断、早治疗”暨“预防为主”医学思想创建的集团化、连锁式经营机构。业务涵盖健康体检、健康管理、绿色就医转诊、保险支付等。旗下拥有“慈铭体检”“慈铭奥亚健康管理医院”等多个子品牌。慈铭发展17年，已逐步在国内主要城市建立了较为完善的体检服务网络	目前拥有直营店58+家，已开业的加盟店40+家，筹建中的加盟店13+家。慈铭体检——提供个性化体检服务方案、健康评估、沙龙式会员管理、科学化疾病预警、健康干预、健康处方、便捷化专家门诊等服务。慈铭奥亚健康管理医院——中国健康管理领域的奢侈品牌向高端人群提供全面的深度体检、私人医生、个性定制健康管理方案、健康养护、绿色就医通道等全维度健康调养。慈铭体检医学检验中心获得ISO15189医学实验室认可证书，标志着医学检验质量、管理水平与技术能力已经达到了国际标准	开创“慈铭韩博士健康医疗国际服务创新平台”助力健康新时代发展，在传统的健康教育、健康检查、健康保险、健康管理上，继续走在前列；在电子健康档案标准、大数据应用与研究、人工智能医疗模式探索、慢病管理与康复上，将继续加大开发与应用的人力、物力、财力和智力投入

续表

机构名称	发展历程	服务能力与服务特色	学科建设亮点
江西中科健康体检	江西中科健康体检有限公司是一家投资运营第三方体检中心、影像中心、检验中心、中西医结合门诊部、口腔医疗、消化道医疗、心理咨询、医疗美容、健康教育和医生集团等的综合健康投资及管理连锁机构。目前已经开展16家医疗、医药及配套机构	中科体检目前拥有员工1600人次,总营业面积超过6万平方米,营业收入超过2亿元。设立有中科体检总院,面积2万平方米,包括体检中心、中西医结合门诊部、精品酒店、引进一系列高端设备,提供住宿深度体检服务;江西宾馆分院,包括第三方医学检验中心、体检中心中西医结合门诊部,开设了中医问诊、疼痛理疗、口腔保健和心理咨询等特色项目;此外还有上饶分院、抚州分院、宜春分院和昌南分院	中科体检开展中医问诊、理疗、康复等健康管理服务。开展"健康百家谈"栏目,至今已有200位知名专家,开展近300堂健康知识讲座。因此成立国际消化内镜中心,引进富士蓝激光胃肠镜,与日本消化内科行业专家合作,开展消化道早期癌症的筛查
九江中鼎体检中心	九江中鼎体检中心成立于2014年5月,与九江浔阳中鼎综合医疗门诊部共同隶属于九江中鼎集团有限公司,是九江市首家专业从事集健康体检、健康管理、中医理疗、预防保健为一体的创新型健康服务机构。2016年度获"浔阳区守合同重信用公示单位"、2017年度获九江市企业联合会"优秀会员企业奖"、2018年荣获江西省临床检验中心"室间质控优秀单位"称号	中心健康体检面积3600余平方米,实行"一站式"体检,分区服务,是九江唯一一家可以使用医保卡体检的单位。拥有国内外先进的医疗检测设备,价值近3000余万元。现有80余名各类卫生技术人员,开展常规健康体检,职业病健康检查、公务员、企业员工入职等体检项目,并新增肿瘤早筛、基因检测、心梗脑梗三联检、胶囊内镜等精准检测项目。2019年完成健康体检36000余人次。开展营养咨询、心理咨询、运动指导、用药和慢病健康指导;开设中医养生堂进行中医调理服务	引进厦门"家康天下"健康管理平台,开展肥胖与高血压、糖尿病、高血脂、脂肪肝、高尿酸、代谢综合征等慢病管理服务。充分利用中鼎集团合作建设的覆盖全市85万余老年人口的"12349"养老服务信息平台,开展社区居家养老全方位、全程线上与线下服务。与北京中关村新智源健康管理研究院、中国高血压联盟等合作开展"智慧化高血压健康管理研究"项目

(五)混合所有制健康管理(体检)机构典型案例分析

混合所有制健康管理(体检)机构为数不多,以福能(福州)健康体检中心为例分析。福建省能源集团有限责任公司是福建省属综合型中国500强企业集团,聚焦"能源、材料、医疗健康和金融"四大主业。在医疗健康产业上，拥有多家全资医院，设立福能健康管理股份公司作为医疗健康产业投资平台，并借力混合所有制模式探索办医新路径。其中，福能（福州）健康体检中心是一家高端健康管理机构，中心面积约为8000平方米，配备一流的医疗设备；以全数字化的健康管理系统为支撑，全力打造涵盖儿童和成人全生命周期的健康管理服务。中心目前为全国健康管理示范基地之一，并挂靠多个国家级及省级健康管理学会/协会。混合所有制社会办健康管理（体检）机构优势在于充分发挥两种所有制的优势，在保证公益性的前提下，积极发挥市场在医疗资源配置中的决定性作用，在技术服务、团队建设、管理机制等方面实行资源共享、优势互补，共同提升机构的综合实力。但混合所有制作为新兴的办医模式，存在不同的产权结构，不同的管理体制等方面的限制，目前尚处在探索阶段。

四　社会办健康管理（体检）机构发展存在的问题与对策建议

1. 人力资源问题与对策建议

（1）问题：社会办健康管理（体检）机构在发展壮大中面临一系列人力资源问题，如工作积极性不高、薪酬水平不满意、人员离职流动性较大、人才招聘难、留住人才更难等。目前健康管理专业的院校较少，健康管理（体检）专科学历培养严重不足，健康管理专业医师缺口较大，人才培养匮乏。此外，长期以来社会办医在人事体制方面的限制，导致机构人事编制、职称晋升、继续培训、科研技术合作等方面都略显弱势。因此形成了优质人才稀缺的现象，主要由刚毕业的临床、公卫院校学生，公立医院退休的临床专家教授及极少部分高新聘请的医疗人才构成，呈现“一老一小”的尴尬局面。另外，在战略性人力资源管理理念上也有待加强。很多民营机构将人力资源管理部门作为简单的薪资发放和档案管理部门，在招才引才中的职能效用较低，更多地表现为“走后门”式招聘，无法发挥其管理职能。同时，缺乏规范化培训体系，没有将员工的长远发展融入机构发展中；内部缺乏科学和完善的岗位职责制度，没有制定合理有效和明确的绩效考核方案，导致员工对民营机构的忠诚度和认可度大打折扣，无法实现人力资源的良性循环[①]。

（2）对策建议：在政策环境上，细化医师多点执业的政策措施，完善多个执业地点的责权利关系。在人才培养上，加强健康管理专科学历人才培养，满足与健康学科发展及市场实践相适应的师资队伍及实用教程培训需求。在人力资源管理上，建议将人力资源管理提升到机构发展的战略高度，改变传统“家族式”管理模式，将现代管理制度纳入社会办机构的发展战略，切实有效保障和提高人力资源管理方案和制度的实施运行；制定员工系统化培训体系，提供职业规划空间、职称晋升和学术交流机会；构建科学合理的岗位、工作评价体系，将薪酬和福利有效地与绩效挂钩；同时，通过机构的文化建设，提升团队的凝聚力。

2. 同质化恶性竞争问题与对策建议

（1）问题：目前社会办健康管理（体检）机构以提供单一的健康体检服务为主，核心竞争力停留在高端仪器设备和服务环境上。仪器和硬件环境很容易达到要求，门槛远低于技术和服务内涵，因此定位单一体检模式，很容易陷入雷同的困境，加上体检方案差别不大，用户的迁移成本很低，因此，要想留住用户容易陷入同质化恶性竞争和价格战。

（2）对策建议[②]：社会办健康管理（体检）机构必须与公立健康管理（体检）机构走错位发展道路，聚焦稀缺资源和特需服务领域，以提供差别化、多样化服务，形成自身优势。一是在现有体检方案的基础上，借助产品、设备的差异化，增加个性化慢病专项深度筛查，挖掘存量市场，争取市场增量。二是以健康体检为入口，加强和延伸检后服务生态圈，包括健康大数据、远程医疗、慢病管理、智能健康监测等方面。三是通过强化自身内涵建设，从服务技术、服务质量、服务能力等方面入手，以品牌质量和社会公信力为核心竞争力，将同质化的恶性竞争过渡到专业化、差异化的良性竞争。

3. 监管缺位问题与对策建议

（1）问题：社会办健康管理（体检）机构由于准入门槛低、专业人才少、

① 赵鹏军、王洪秋：《新时期民营医院人力资源管理问题与对策分析》，《经济师》2017年第11期。

② 化迪：《民营体检服务质量及其改进研究——来自武汉的数据》，中南财经政法大学硕士学位论文，2018。

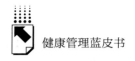

监管缺位等原因，体检机构良莠不齐的问题日益凸显。主要表现为体检项目收费明细不清、部分体检项目外包或虚假报告、疾病筛查漏诊误诊、开展国家未批准的检查项目、卫技人员配备不达标或使用非卫技人员、未经许可开展放射诊疗、未定期检测放射设备与场所、医疗废物处置不规范、执业范围与许可条件不一致（如设立门诊部、开展健康体检）等种种与医疗质量相关的问题。

（2）对策建议[①]：①加强政策监管，国家卫健委出台《健康体检中心基本标准（试行）》和《健康体检中心管理规范（试行）》（国卫〔2018〕11号），明确独立健康体检机构相关配置和管理的基本要求。②加强政府监管：谁发证谁监管（卫生、医保、药监等）；属地统一监管（以县、设区市为主）；行业全程（检前+检中+检后）监管；部门间协管（权责清单+信息共享+协同机制）。③加强行业监管，2019年10月中国非公立医疗机构协会健康体检分会成立。截至2019年，27个省份成立了省级健康管理（体检）质控中心，负责省级健康管理（体检）质控工作。支持行业组织参与制定行业管理规范和标准，2016年中华医学会健康管理学分会发布《健康体检质量控制指南》；发挥行业组织规范经营、维护信誉等作用；利用行业组织完善准入和退出管理机制，严格技术与产品评价和信誉与等级认证机制；健全行业组织质量安全评价的专家支持体系。④加强社会监督，加强医学法律知识宣教，增强公众的健康维权意识；加强医疗投诉举报受理，鼓励公众举报违法行为；加强医疗服务信息公开，方便公众了解健康服务信息和内容；建设医疗信用管理体系，规范医疗机构和人员的信用管理；发挥媒体监督作用，及时监测处理医疗负面清单。⑤加强机构自治：医疗机构是依法执业、质量安全第一责任人，因此社会办健康管理（体检）机构要建立质量安全管理机制，自觉接受政府、行业监管和社会监督。

4. 标准规范不完善问题与对策建议

（1）问题：随着健康体检市场的迅速壮大，社会办健康管理（体检）机构虽“百花齐放”，但行业标准体系尚未建立，服务内容和服务形式多不规范。现行的《健康体检管理暂行规定》于2009年出台，其中有关体检机构的相关标准等规定，已落后于当前健康体检行业市场发展的需求。此外，监管部

① 萧骊珠、李敏：《开展民营企业“法治体检”的实践与探索》，《中国司法》2019年第3期。

门一直没有出台配套的健康体检基本项目目录与实施细则、流程等管理规范制度。在中华医学会健康管理学分会的引领下，我国出台了行业部分共识与规范，主要有《健康体检基本项目专家共识》（2014 年）、《中国体检人群心血管病危险因素筛查与管理专家共识》（2015 年）、《中国健康体检人群颈动脉超声检查规范》（2015 年）、《中国慢病健康管理专家共识》（2019 年）、《健康体检重要异常结果管理专家共识（试行版）》（2019 年）、《中国首批健康管理（体检）卫生信息团体标准》（2018 年）等。但以上共识规范远不能满足行业发展的需求，如检后服务规范、体检报告规范、健康管理方案规范、健康体检主检结论词规范等缺失。现有的标准规范推行也存在一定难度，很多标准规范并没有在各健康管理（体检）机构落地实施。

（2）对策建议：通过国家卫健委、行业学会/协会加快形成健康管理学科定位与专业设置的中国专家共识，加快制定健康管理服务的行业标准体系与专业技术规范，加快推进与标准规范配套的健康管理职业岗位制度设置与第三方评价认证体系，形成从标准规范制定到实施的全流程管理。

B.13
健康管理与健康产业会议会展发展现状

强东昌　姜树强　候慧慧　冯承强*

摘　要： 本文通过对全国31个省区市2019年健康管理和健康产业会议会展举办情况、会议组织和参会情况的调研分析，全面了解我国大健康产业会议会展发展现状、发展趋势与存在的问题，为我国健康管理、健康服务业与健康产业发展提供数据支持及导向咨询，为推动健康管理与健康产业领域的会议会展经济高质量发展提供参考。调查结果表明，我国健康管理和健康产业会议会展在近年来得到了快速发展，会议数量与规模有了较大提升，会议内容与质量有了明显改善。但健康管理和健康产业会议会展还存在诸多亟待解决的问题与挑战，诸如会议在地域分布上还存在较大差异，会议特色还不够鲜明；同质会议多，会议交流的内容缺乏针对性、专业性和实效性；理念与思想讲得多，实践方案和落地经验交流少；媒体宣传不到位，会议影响力不强；会议举办形式单一，以会展为主要内容的会议少等。本文据此提出了相应的对策建议。

关键词： 健康管理　健康产业　会议　会展

* 强东昌，硕士研究生，中关村新智源健康管理研究院秘书长，主要研究方向为健康管理个体化方案研究和健康评估；姜树强，副主任医师，空军特色医学研究中心健康体检中心原主任；候慧慧，中关村新智源健康管理研究院办公室助理；冯承强，北京国卫华阳国际展览有限公司总经理。

一 调查背景

会展经济[①]就是以会议、展览、旅游和庆祝活动的举办，尤其是以大型展览、会议的举办为核心，带动举办城市交通、旅游、住宿、餐饮等一系列相关产业的发展而形成的综合经济。在国际上，会展经济被誉为“城市面包”，是区域服务业高度发展后所带来的一种综合带动性很强的经济形态。随着国际社会交流越来越频繁，会展经济在全球范围都得到了普及和发展。在某些发达国家，会展经济已经成为其经济发展的重要支点。改革开放后，会展经济在我国开始了真正的发展。尤其是近 20 年，由我国政府和民间组织主导或者主办的大型国际会议或国际性展览日见增多。这些活动的举办，一方面提高了我国在国际社会的声誉和地位，另一方面也极大地推动了我国政治、经济和文化等领域的广泛交流，对举办地城市建设、经济发展和现代服务业都起到了巨大的推动作用。会展经济已经成为推动中国经济发展的一个新的重要载体。

2003 年非典之后，随着我国居民对健康的关注，与健康相关的产业，包括各类健康学术会议、健康产品博览会与展销会开始涌现。2007 年中华医学会健康管理学分会被正式批准成立。在其引领下，全国各地陆续成立了省级健康管理学会/协会。这些机构的建立极大地促进了我国健康管理学科建设和专业人才队伍建设，也带动了健康管理类会议会展的举办。

2013 年国务院发布《关于促进健康服务业发展的若干意见》（国发〔2013〕40 号）[②]，正式将健康管理作为健康服务业的重要组成部分和新的业态。2019 年健康中国行动推进委员会发布《健康中国行动（2019 - 2030 年）》[③]，推出十五项健康中国行动计划。党中央和中央政府各部门连续发布大健康产业相关政策和规划，牢固树立“大卫生、大健康”的理念，把健康融

---

① 杨励、聂娜：《中国会展经济发展的理论综述》，《经济研究导刊》2009 年第 36 期。

② 国务院办公厅印发《国务院关于促进健康服务业发展的若干意见》（国发〔2013〕40 号），http：//www. gov. cn/zwgk/2013 - 10/14/content_ 2506399. htm，最后检索时间：2020 年 4 月 5 日。

③ 健康中国行动推进委员会印发《健康中国行动（2019—2030 年）》，2019 年 7 月 9 日，http：//www. nhc. gov. cn/guihuaxxs/s3585u/201907/e9275fb95d5b4295be8308415d4cd1b2. shtml，最后检索时间：2020 年 4 月 5 日。

入所有政策，聚焦重点人群的举措使得我国医疗卫生服务水平大幅提高，大健康产业得以蓬勃发展。围绕大健康产业举办的学术和会展活动也越来越多。

这期间，国内一些著名的健康管理类会议相继召开，如2004年中国健康产业论坛开办、2011年全国健康管理示范基地建设研讨会开办、2016年五湖健康大会开办等。大健康产业相关的会议会展不但促进了大健康相关新技术、新产品的展示和推广，还带来了新思想、新理念和前沿信息技术的传播与交流，同时也带动了大健康会展经济的快速发展。

然而，在当前行业总体蓬勃发展、形势喜人的背后，大健康产业会议也存在一些亟待解决的问题，如缺少统一规划，同质会议层出不穷；以大健康为名，实则并无健康相关内容等。为了全面了解我国大健康产业会议会展发展现状、发展趋势与存在的问题，为我国健康管理、健康服务业与健康产业发展提供数据支持及导向咨询，为推动健康管理与健康产业领域的会议会展经济高质量发展提供参考，健康管理蓝皮书编委会组织了“2019年中国健康管理与健康产业会议会展发展现状调查”。但由于大健康产业范畴非常宽泛，从健康促进到医疗行为，从基础卫生保障到养老康复，内容庞杂，为了调研任务的顺利进行，调查组按照中华医学会健康管理学分会2009年《健康管理概念与学科体系的中国专家初步共识》① 中对健康管理的定义，将本次调研任务锁定为大健康领域中主要面向健康管理、健康促进、健康提升方面的会议、会展，从而确保搜索结果的准确性和针对性。

二　对象与方法

（一）研究对象

1. 研究内容

在我国举办的各类大健康产业会议，包括大健康产业学术会议、博览会、论坛、峰会等。

2. 地域范围

地域范围上仅限于我国大陆地区，包括北京市、河北省、山东省等在内的

① 中华医学会健康管理学分会、中华健康管理学杂志编委会：《健康管理概念与学科体系的中国专家初步共识》，《中华健康管理学杂志》2009年第3期。

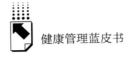

4 个直辖市和 27 个省（自治区），但不包括香港、澳门和台湾。

3. 时间范围

调查的时间范围为 2019 年 1 月 1 日 ~12 月 31 日。

4. 收集信息

收集的主要会议信息包括以下内容：会议名称、召开时间、举办地（省）/举办地（市）、主办单位、会议主题、会议费用、分论坛数量、培训班数量、是否有征文/征集活动、是否有直播、实际参会人数、讲课专家人数、是否有学分、会议主要特色等 14 项内容。

（二）资料收集方法

1. 收集渠道

本次调查采用互联网调查，以关键词搜索为主，同时还包括查看专业的学术机构、会议服务机构官网、官方微信公众号、H5 宣传材料等，具体包括中华医学会、各省市医学会、各省市医学会健康管理分会、各省市健康管理学会、健康管理协会、健康服务业促进会或相关学术组织或机构的官方网站、官方微信、H5 宣传等。另外，还包括收集会议招生通知、会议总结宣传材料、会议各类材料等其他调查方式。

2. 搜索关键词

为了保证搜索结果的准确性和针对性，在调查之初调查组经过认真讨论和梳理，确定了以下搜索主题词：健康、健康管理、健康促进、慢病（慢性病、慢性非传染性疾病）管理、慢病健康管理、体检、健康体检、论健（论剑）等。不包含以养老为主要内容的会议。

对于搜索结果，采用人工分析的方法，排除一些专科医疗相关会议。如第三届国际脊柱健康高峰论坛暨首届国际中医药联盟成立大会等，同时也排除一些健康管理机构组织的非健康管理类会议，比如“广东省健康管理学会重症医学专业委员会 2019 神经重症专题会议”。

（三）质量控制

为了确保调查的质量，本次调查在调查方案设计和调查表的制定、调查人员培训、数据录入等方面进行了质量控制和核查。

（四）统计学方法

采用 Excel 软件建立数据库，使用 SPSS 统计软件包进行统计分析。

计量资料采用平均值 ± 标准差进行表示，计数资料采用计数（率）和百分比表示。

三　调查结果

（一）总体情况

本次共收集到 2019 年在我国大陆举办的各类健康管理学术会议 170 场。部分会议信息收集得并不全面。如 35.3%（60/170）的会议查询到了会议实际参会人数，19.4%（33/170）的会议查询到了会议讲课专家人次，12.9%（22/170）的会议收集到了会议的收费标准，仅 13.5%（23/170）的会议查询到是否有学分，5.3%（9/170）的会议查询到有直播。

（二）结果分析

1. 会议的地区分布

举办会议场次最多的五个省或直辖市分别是北京市、山东省、浙江省、上海市和广东省，分别为 40 场次（占比 23.5%）、13 场次（占比 7.6%）、13 场次（占比 7.6%）、12 场次（占比 7.1%）和 11 场次（占比 6.5%）。

未查询到西藏自治区和辽宁省 2019 年举办大健康产业相关学术会议的信息。

2. 会议的时间分布

举办会议时间方面数据分析显示，大健康产业会议下半年举办的场次明显多于上半年。2019 年举办会议场次最少的月份是 2 月（0 场次），原因是 2019 年 2 月正好是春节；举办会议最多的月份是 11 月，单月共召开会议 28 场次；其次为 8 月，单月共召开会议 25 场次（见图 1）。

3. 会期时长

大健康产业会期时长平均为（2.56 ± 1.08）天；最短时间 1 天（个别会

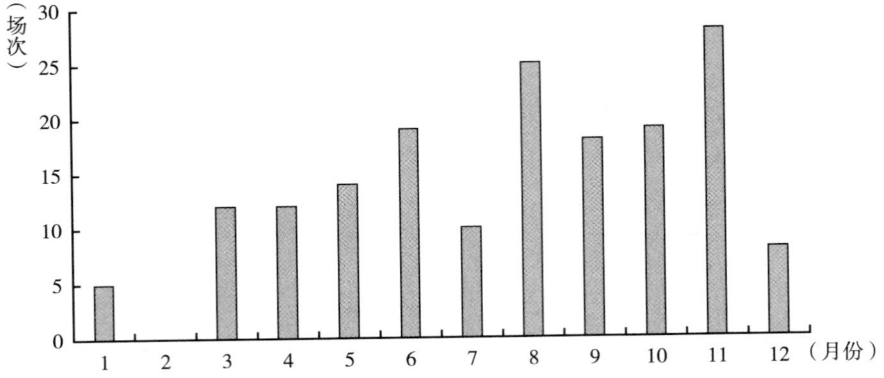

图1　2019年大健康产业会议举办时间分布

议可能为0.5天，但公开信息并不能认定，统一按1天计算），最长时间9天。

49.4%（84/170）的大健康会议会期时长为3天。一般设置第1天为会议报到时间，接下来1.5天为会议交流活动时间，第3天的下午通常为参观学习、现场观摩时间。

4. 参会人数与讲课专家人数

由于多数会议资料来源于网络，因此仅有35.3%（60/170）的会议查询到了会议实际参会人数。从收集的信息来看，大健康产业会议平均参会人数为808±866人。最少的一场会议参会人数为30人，最多的一场会议参会人数为3500人。

共计33场次会议收集到了会议讲课专家人次数，平均讲课专家为（23±20）人次，最少的4人次，最多的115人次。

5. 会务费收费标准

从获得的数据来看，有收费信息的会议23场次（占比13.5%），平均收取会务费的标准为（1005.52±1085.87）元。其中有5场会议对任意参会人员免费；有部分会议仅对成员单位人员免费；最高收取会务费标准为4200元。

6. 会议举办组织与会议性质

大健康产业会议的举办方多为几家机构共同主办，一般包含3~5家机构，最多的为10家机构。如图2所示，主办大健康产业会议最多的组织机构为各级各类学会，占比74.7%；其次为各级各类协会，占比23.5%；大学或学院，占比8.2%；医院，占比7.6%；各级政府机构，占比6.5%。

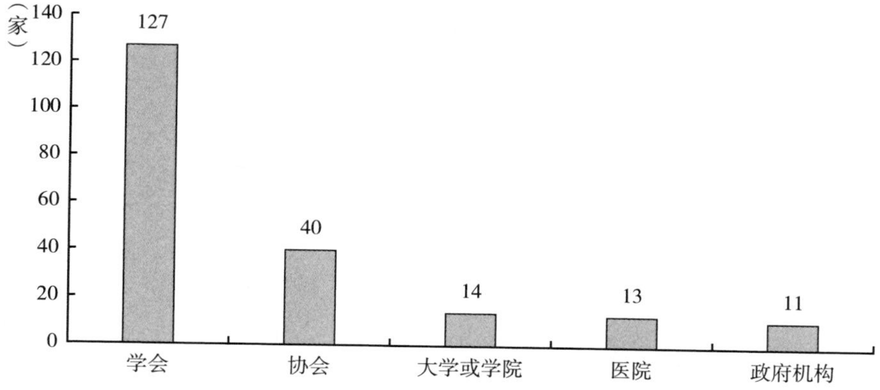

图 2　2019 年大健康产业会议会展主办单位情况

全国健康管理与健康产业会议共计 93 场次，占比 54.7%；区域类健康管理与健康产业会议共计 16 场次，占比 9.4%；省、市级健康管理与健康产业会议共计 61 场次，占比 35.9%（见图 3）。区域联合组织召开会议也成为大健康产业会议的一大亮点。

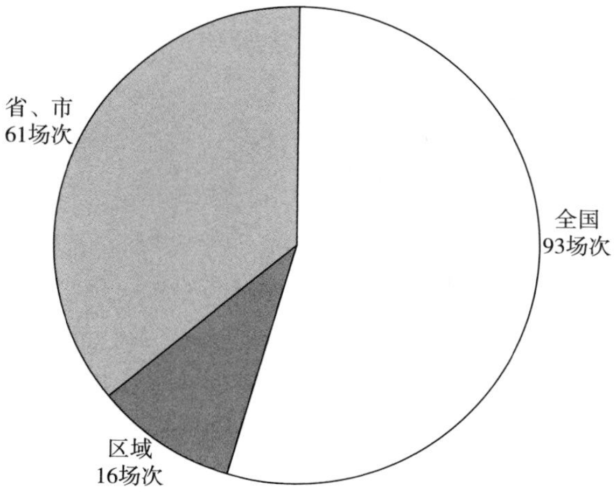

图 3　2019 年大健康产业会议区域分布

7. 会议名称和会议主题热词分析

会议名称十大热词分别为：论坛 91 个（53.5%）、中国 45 个（26.5%）、学术 41 个（24.1%）、国际 36 个（21.2%）、年会 29 个（17.1%）、第 2 届 18 个

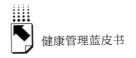

(10.6%)、全国11个(6.5%)、首届10个(5.9%)、博览会10个(5.9%)、峰会10个(5.9%)(见图4)。

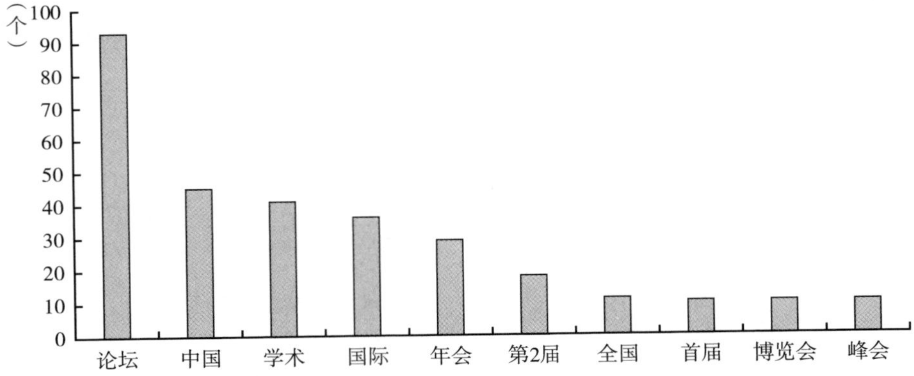

图4　2019年大健康产业会议名称十大热词分析

同时也发现，虽然是网络热词，但并不是会议名称的热词，如“互联网”仅出现在两个会议名称中，“大数据”仅出现在4个会议名称中。共计收集到68个会议的主题，其中十大会议主题热词分别是：健康42个(61.8%)、创新13(19.1%)、学科12个(17.6%)、智慧/智能10个(14.7%)、管理8个(11.8%)、聚焦7个(10.3%)、引领6个(8.8%)、规范5个(7.4%)、论健4个(5.9%)、融合4个(5.9%)、科技4个(5.9%)(见图5)。

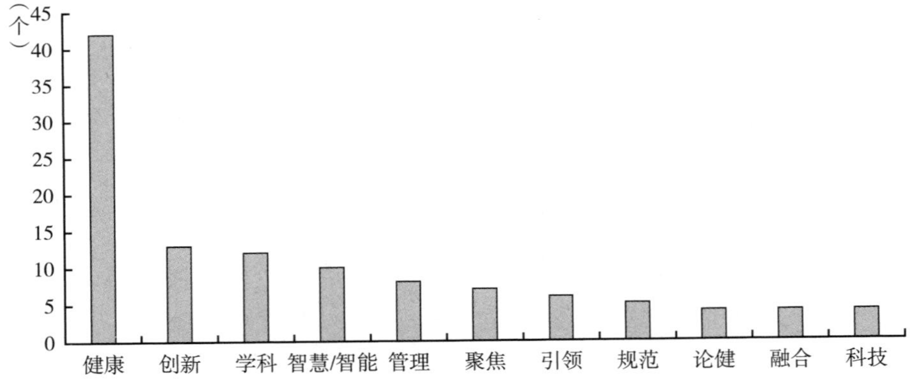

图5　2019年大健康产业会议主题十大热词分析

同样的，一些网络热词也并没有成为主题词的热词，如“共享”“数据（或大数据）”“生态”仅出现在3个会议主题词中。

四　主要发现、问题与建议

（一）主要发现

1. 健康管理学术发展势头强劲，健康管理会议数量逐年增加

21世纪是大健康的世纪。进入21世纪后，党和中央政府高度重视健康，各学术团体高度关注大健康领域，企事业单位纷纷布局健康领域。根据2019年《健康管理蓝皮书》调查显示，与大健康相关的会议也逐年增多。从统计结果可以看出，会议名称中含有第2届和首届的会议分别有18场和10场，共占健康管理与健康产业会议总数的16.5%，会议总数在逐年增多，近两年年均增幅为9.8%。从参会人数来看，近年来健康管理与健康产业会议的参会人数平均为808人，最多的达到3500人，总体来说健康管理与健康产业的会议都逐渐成长为千人大会，会议规模不断扩大，已经成为会议会展业新的重要领域之一。

2. 会议举办地覆盖范围广阔，各省区市间发展不平衡

本次调查发现，除西藏自治区和辽宁省在2019年没有举办健康管理与健康产业会议外，其他省区市都举办过相关会议，会议举办地覆盖全国多数省区市，范围广阔。举办健康管理与健康产业会议次数最多的5个省/直辖市分别是北京市、山东省、浙江省、上海市和广东省，举办频率比较高的城市主要集中在中东部地区，西部、西南、北部、东北部城市举办的频率相对较低，全国各省区市之间发展并不均衡，造成这种现象的主要原因可能包括以下几个方面。

一是与各地经济发展状况有关。我们国家幅员辽阔，全国各区域经济发展相对不平衡，东南沿海地区是我国经济发展的排头兵，而西部、东北部区域经济发展相对落后。从本次调查结果看，在经济发达的区域，健康管理会议相对较多，经济落后的地区，健康管理会议相对较少。二是与当地的健康管理（体检）机构数量有关。本次调研发现，举办大健康相关会议数量与2019年

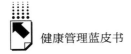

中国健康管理（体检）机构调查①中各省份的健康体检机构数量存在一定的关系，体检机构数量多的省份，举办大健康相关会议相对较多；数量少者，举办会议次数相对较少。2019 年调查发现我国健康管理（体检）机构数量最多的 5 个省份分别是广东省、浙江省、山东省、四川省和山西省，其中广东省、浙江省和山东省分别是年举办大健康会议的第 5、第 3、第 2 位。而北京市和上海市，其体检机构数量排名分别位于 2019 年体检机构数量排名的第 15、第 12 位，但在会议举办方面，却因其独特的地理优势和其他优势资源，成为举办大健康会议的重要城市。

3. 政府学界业界高度重视，“一带一路”成为新标识

近年来，我国已经将健康产业发展上升为国家战略，国务院各部委相继发布了很多的健康相关政策、规划、纲要和行动计划。2019 年多部委联合推出《健康中国行动（2019－2030 年）》十五项行动计划，为我国健康事业提供了广阔的发展空间、强大的政策支持和发展动力。综观 2019 年大健康相关会议，政府机构，如卫生健康委员会、疾控中心等也多次出现在会议的主办单位中。比如西藏自治区，虽然没有组织过健康管理与健康产业相关会议，但是西藏也在 2019 年 6 月组织召开了西藏自治区卫生健康宣传和健康促进工作会议。这一切都彰显了政府对健康工作的重视，为健康中国发展注入了强大的动力，营造了良好的环境。

此外，调查数据也显示，“一带一路”倡议推出后，大健康相关会议也开始围绕“一带一路”发力，2019 年全国范围内与“一带一路”相关的健康管理与健康产业会议共计 7 场，占比 4.1%，如“丝绸之路·健康论坛”、“一带一路”国际医疗·健康合作推进会、“一带一路”国际营养与健康论坛等，这些会议的召开，有力地推动了“一带一路”国家和地区大健康产业的共同发展。

4. 学科专业融合促进，产学研用共建共享

大健康本身包罗万象，是一个综合领域，其核心知识包括医学、健康学、管理学、心理学、中医治未病、社会学、统计学、信息技术等众多学科，是多学科的交叉融合和相互支撑。从 2019 年健康管理与健康产业相关会议内容、

① 强东昌、武留信：《中国健康管理（体检）机构现状调查报告》，载武留信主编《中国健康管理与健康产业发展报告 No. 2（2019）》，社会科学文献出版社，2019，第 146 页。

主题、参会人员来看，会议内容和主题涉及临床医学领域、基础医学研究领域、健康管理领域、大数据与互联网领域、管理学领域等。参会人员包括健康管理（体检）机构的医务人员，也包括临床医生、院校老师、社区卫生服务工作者、健康管理公司成员和各类管理人才。打破了学科之间的壁垒，实现了多学科、多专业的交叉融合，促进了企业、院校、科研院所、健康管理（体检）机构之间的合作，充分发挥各方面的资源和优势，加快了健康管理学科的发展，形成了产学研用共建共享。

5. 新技术促进新发展，新媒体彰显新水平

近年来，移动网络和信息技术飞速发展，微信、抖音、直播等新产品、新应用层出不穷，一方面为公众提供了交流的新方式，另一方面也为会议提供了传播的新媒体。从收集到的信息来看，几乎所有的会议都通过互联网或移动网络进行了会议信息、会议通知、会议总结的发送与传播。直播作为一种新的传播模式，可以让更多不能莅临会场的人员有机会去聆听和参与会议，学习会议传播的知识。本次调查发现，有 6.5%（11/170）的会议探索了直播的方式；部分会议只对开幕式进行了直播；而有些会议则进行了全程直播。比如博鳌亚洲论坛全球健康论坛、2019 年北京医学会健康管理学术年会暨京津冀体检质量控制合作论坛、301 论健等会议，都对会议部分或全部内容进行了直播，让更多的人员能够分享和学习会议内容。

此外，有些会议还采用了一些新的传播方式，如照片直播的会议形式。五湖健康大会则采取在会前开展公开直播课程的方式进行推广宣传，彰显了新媒体、新技术、新渠道在宣传推广中的作用。

6. 关注百姓健康科普，提升居民健康素养

从收集到的会议来看，很多健康管理与健康产业相关会议非常重视对普通大众的健康宣教，致力于提升居民的健康素养。如中国民族医药学会举办的第三届健康科普论坛（武汉），以“助力健康中国战略，提升全民健康素养”为主题，主打健康科普，直接参会人群和服务对象就是普通居民。而五湖健康大会则多年来一直坚持进行科普视频征集和评比，并将科普视频在会场进行展播，在其健康学堂向广大民众进行免费展示。中国健康服务业大会则组织了科普文章征集和科普演讲。这一切，与 2019 年我国政府发布的《健康中国行动 2019～2030 年》不谋而合。

（二）存在的问题

1. 会议名称与会议主题不符

在会议名称用词分析中我们发现，“论坛”高居所有会议名称用词的首位，有一半以上的会议名称中包含“论坛”。这显示出多数的会议举办者希望通过会议讨论和交流的形式，增强学界、业界对健康管理相关概念、知识、技术的认识和统一，这也符合我国当前健康管理的实际。主题词热词分析发现，有61.8%的会议主题中包含“健康”两字，说明多数会议能够锁定健康为会议的主要方向，确保会议内容的针对性。

但是调查中也发现，部分健康管理类会议存在三个“不相符”，一个“无逻辑”的现象。即会议名称与会议内容不相符，会议主题与会议单元设计不相符，会议单元名称与会议交流内容不相符，会议内容缺少内在的专业逻辑，关联性不强。如一些会议名称是健康管理学术会议，但交流内容却仅限于检测技术、检测设备，与健康管理究竟有多大关联，尚值得商榷。另有一些会议，在主题设计中是健康交流，但在讨论中却是临床治疗技术。虽然从广义上讲，诊疗技术也是大健康的一个环节，但以点带面，说临床治疗技术就是大健康，显然与国家、行业对此问题的界定不相符合。

此外，还有一些会议，会议名称很大，内容却很小。如有些二线城市举办的会议却冠以“中国”甚至“世界”字眼，参会人数也只有几十人，与会议名称严重不符。

2. 特色会议少，同质会议多

会议的成功，核心取决于会议的内容及其内容的连续性。从前文数据分析结果可知，我国目前多数健康管理类会议的举办方为行业学会、协会组织，这些组织的群体每3~5年会进行换届。每当新一届的组织产生后，组织的行为会发生变化，关注的焦点、思考的方式都会有较大的调整，导致行业发展缺乏连贯性。这反映在举办的会议中，往往可能是丢失了原本会议的特色，走向了另一个方向，从而无形中降低了会议品牌的影响力。

此外，与临床会议相比，健康管理与健康产业类会议才刚刚起步，学科构建和学科边界还不是非常清晰，缺少知名品牌会议，存在专业程度相对偏低的问题。部分会议的会议内容存在一定程度的雷同，重复率高，不但讲者重复，听者也重复，老脸多，新脸少。我们在调查中也经常听到一些参会人员抱怨“一些讲者多年一稿，一稿讲多年”，甚至一些讲者讲课中的错误也是多年不变，让参会者实在提不起参与的兴趣。这种现象在一些省市级会议中，表现得尤为突出。比如有一些省市的会议会照抄一些全国会议的内容，会议名称、主题、设计均与全国会议相似，直接导致会议特色不鲜明、同质会议多。

3. 概念、想法讲得多，落地、务实讲得少

健康管理在我国的蓬勃发展仅仅是这十几年的事情，我国的健康管理水平，无论是理论思想，还是学科建设，或是技术方法，都还处在发展的初级阶段，缺少一些成熟的模式和管理的方案。但是，经过不同领域参与者的探索，目前也积累了一些相对成功的经验，虽然没有上升到模式、模型，但对民众的健康已经产生了积极的作用。遗憾的是，在我国的各类健康管理类会议中，并没有对这些经验加以深刻的总结和广泛的传播。更多的会议盯着国际前沿，盯着一些概念性的东西。简而言之，我们国家目前健康管理类会议存在“国际前沿思想、概念或想法讲得多，落地经验、务实方法讲得少”的问题，缺少对实用技术、服务模式、管理方案、管理效果等内容的推广和交流。可以看到，在会议期间，参会代表讨论得热火朝天，非常热烈，但离开会场后，却发现收获并不多，也不能切实地指导工作。这就达不到会议推动理念传播、促进经验交流和技术提升的根本目的。

4. 会议组织服务能力参差不齐

一场成功的会议，一般包括会议筹备阶段、会议实施阶段和会后总结阶段。会议筹备阶段，是在广泛征寻各方面意见的基础上，由会议举办方结合当前国际的趋势、国内的动向和当地的特色，形成此次会议的主题、核心目的和主要内容。但综观国内的会议，在筹备阶段往往着力不够，有很多会议在此阶段仅仅只花 1 个月甚至半个月的时间，根本没有进行积极而认真的准备。在会议的实施阶段，目前的普遍做法是委托给第三方会议服务公司。限于会议服务公司水平的差异，各会议实施阶段千差万别，有些会议甚至会出现举办方、师资和参会者无一满意的结果。在会后的总结阶段，会议举办方应对本次会议进行深入的分析，总结会议成功或失败的方面及原因，并征询师资、参会者等各方面的意见反馈，从而更好地为各方服务。但目前，大多数会议总结阶段的工

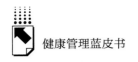

作都不尽如人意。总之，当前的健康管理相关会议存在“三无”问题，即会前无设计、会中无调查、会后无跟踪。这是导致健康管理类会议缺少品牌会议、影响力较小的直接原因。

5. 媒体宣传不到位，会议影响力不强

虽然有些会议采用了新的传播方法和手段，但总体来说，健康管理类会议的媒体宣传工作做得并不到位，有一些会议几乎没有宣传。这种现象一方面导致很多想在健康管理方面有所作为，想积极学习知识的参会者不能获取会议相关信息，另一方面也让大多数会议只在参与者之间传播，达不到会议组织方希望扩大影响的目的。造成这种现象的主要原因是缺少传播的基础和条件，比如目前在行业内影响力最大，也是规模最大的“中国健康服务业大会”，其主办方为中华医学会健康管理学分会，作为二级组织，分会一没有固定的办公地点，二没有构建专业的宣传网站，导致参会者对会议的了解多数限于专业人员之间的信息传播，只能实现自身的“近亲繁殖”，而不能让全国的行业人员、居民从会议中获益。

（三）对策建议

1. 加强区域组织合作举办，促进会议会展协同发展

自中华医学会提出“互学互助，区域联合，办好学术会议”的倡议之后，以各省市医学会为龙头的健康管理类会议确实得以实现区域联动、优势互补和共同发展。但在我们的分析中，发现还存在两类问题，一是部分区域联动会议召开后，原省份的相关会议依然召开，并没有减少开会的次数，而是增加了同质会议，导致了资源浪费；二是区域联动会议并没有发挥联合参与者的最大作用，往往是举办地一方在运作，只是借用了联动参与者的名头，实质还是省份独立的会议。基于这两点，在下一步的区域联动会议中，举办方应积极沟通，充分调动举办各方的力量，突出各自的优势，着眼于会议内容而不是会议数量，从而有力地提升健康管理类会议的质量。另外，参考学习国家扶贫工作的经验，由一些发达的省份，携手一些经济较落后的省份组织召开会议，从而更有力地促进不同区域之间健康管理理念、水平和技术的提升。

2. 优化会议选题设计，重视会议内容生产

健康管理类会议应该学习临床医学会议或其他一些成熟会议的经验，在会议主题选择时，能够更加有逻辑性和针对性，突出会议举办者的核心意图。受限于一些会议组织方在获取信息时的不全面，可以寻求第三方组织的协助，如健康管理智库类研究机构、大学健康管理学院和研究所的帮助，借助社会力量，提升会议的内涵、主题和系统设计，从而打造一些健康管理类的品牌会议，减少浪费，真正为健康中国贡献行业的力量。

3. 加强会议宣传传播，扩大会议品牌影响力

正如前文所说，健康管理类会议的宣传目前并不到位，就行业的参与者来说，也并不知晓行业内会议召开的具体情况。在调查中，我们曾询问一些行业的领袖，他们对健康管理类会议的年召开数量的估计，多数是根据一个省份 1 ~2 场的情况进行估计，与实际召开的数量有较大的差距。下一步，健康管理类会议可以考虑构建自身的专业网站，让参会者有一个固定的渠道去了解相关会议，另外举办方应该多与媒体沟通和协调，促进会议新闻在各类媒介之间的传播。

4. 加强会议组织能力训练，提高会议服务保障水平

会议举办者往往是某些领域的专业人员，对如何专业化运作会议缺乏必要的知识储备和积累。会议的承办组织会议服务公司，也多是近年来刚刚组建的，缺少经验和磨炼。因此应该加强会议举办者和承办的会议服务公司内部和行业间的培训，提升服务能力，从而有效地提高会议质量。

五　相关品牌会议介绍

（一）中国健康服务业大会

“中国健康服务业大会”由中华医学会、中华医学会健康管理学分会主办，举办地省市医学会健康管理学分会承办，中国健康促进基金会、《中华健康管理学杂志》协办。每年召开 1 次，一般安排在 10 月前后，会期时长为 3 天。会议前身是“中国健康产业论坛”，在第八届时更名为中国健康服务业大会。大会常与中华医学会健康管理学分会学术年会一起召开。会议以

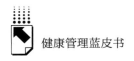

学术交流为核心内容，旨在为参会人员提供学术交流、思想碰撞的平台。会议设置大会交流两场，交流时长为1天；分论坛8～12个，交流时长为半天。每次会议讲者数量在100人左右，是目前健康管理学术类会议最具品牌影响力的会议。

（二）中国慢病健康管理与大健康产业峰会

“中国慢病健康管理与大健康产业峰会”又名“五湖健康大会”。由中关村新智源健康管理研究院联合中国健康促进基金会、中国医师协会、中华中医药学会、全国卫生产业企业管理协会、华龄智能养老产业发展中心等机构共同主办，中华医学会健康管理学分会、《中华医学杂志》和《中华医学信息导报》提供学术支持。大会以“聚焦慢病健康管理 引领健康产业发展”为主题，紧贴行业发展脉搏，跨界整合多元力量，呈现慢病健康管理最新学术成就，展示健康产业诸多成功经验。大会同期发布《健康管理蓝皮书》、“健康管理（体检）机构竞争力研究报告”和“中国健康管理标准化建设与认证”认证单位等，学术交流包括主旨报告、专题报告、平行论坛（含辩论会）、圆桌会、工作坊、继教培训等。会议致力于聚合智慧经验、把脉行业方向、共谋发展大计，是我国健康管理学界和大健康产业界专家学者、企业精英及相关人士共同参与、跨界互动的大会。

大会自2016年4月创办以来已连续成功举办了4届。每届大会均有我国数十位两院院士、学科领袖和产业大咖聚首，两千余名学界和业界代表与会，百余家企业进行健康产品技术展示。会议设置大会交流两场，交流时长共1天，分论坛3～6个，交流时长各半天。

（三）健康管理学科建设与科技创新中心建设研讨会

健康管理学科建设与科技创新中心建设研讨会由中国健康促进基金会主办，中华医学会健康管理学分会、《中华健康管理学杂志》给予学术支持。大会前身为全国健康管理示范基地建设研讨会。大会以学科建设和科技创新为核心目的，主要致力于我国健康管理（体检）机构规范化、科学化和标准化建设，旨在加强我国健康管理学科的规范化、高质量建设，推动健康管理适宜技术多中心应用研究，促进健康管理人才成长和服务能力提升。会议交流时长为1.5天。

（四）“301论健”高峰论坛

“301 论健”高峰论坛由解放军总医院、中华医学会健康管理学分会、全军健康管理专业委员会主办，解放军总医院健康管理研究院、中华医学会健康管理学分会体检与评估学组联合承办。会议主题为“聚焦国际前沿，智领学科发展”，以介绍推广国际、国内学科前沿为核心，致力于传播健康管理国际前沿理论，阐述健康管理最新动态。历届论坛曾邀请诺贝尔医学奖获得者、两院院士、中华医学会各分会主任委员以及我国健康管理领军人物登台授课。会议全程为全体大会，不设分论坛，时长为 1.5 天。

六　新冠肺炎疫情对健康类会议会展的冲击与对策建议

2019 年 12 月，新冠肺炎疫情在我国突然出现并快速蔓延，给我国社会经济发展和人民群众的生产生活带来了巨大的影响，也对我国会议会展经济造成了巨大的冲击。尤其是 1 月 23 日武汉“封城”之后，根据疫情防控指挥部的要求“勤洗手、戴口罩、少出门、少聚集”，多数会议会展活动紧急叫停。但是，通过调查我们发现，在疫情出现的这几个月中，医学类会议会展有了一些新的变化，现汇总分析如下。

（一）线下会议会展影响严重，纷纷叫停

在我国，春节前后半个月，因传统假日带来的交通压力、休闲需求等诸多原因，医学类会议会展一般安排得相对较少，因此疫情对 2020 年元月份的学术类会议和会展的影响并没有立即显现出来。

2020 年 2 月 1 日和 4 日，中华医学会和中国医师协会相继发布通知，鉴于当前新冠肺炎疫情发展趋势，不宜举办大型活动，将原定 2 ~ 4 月召开的所有学术会议延期或停办。5 月及以后的学术会议视疫情发展情况再行研究。据统计，两家机构在 2 ~ 4 月共有 37 场学术活动受到影响。

3 月之后，随着欧洲和美国疫情的蔓延，全球各国都开始进入“封城”“封国”状态，但从数据来看，截至 4 月 23 日，国际疫情的发展并没有出现明

显的拐点，相反，俄罗斯等国家的疫情形势也开始严峻起来。我们有理由相信，随着疫情的全球化发展，各类会议会展恐怕还要停办一段时间。根据中华医学会和中国医师协会公开资料分析，两家机构在 5 月将有 38 场，6 月将有 41 场学术活动受到影响（见图 6）。

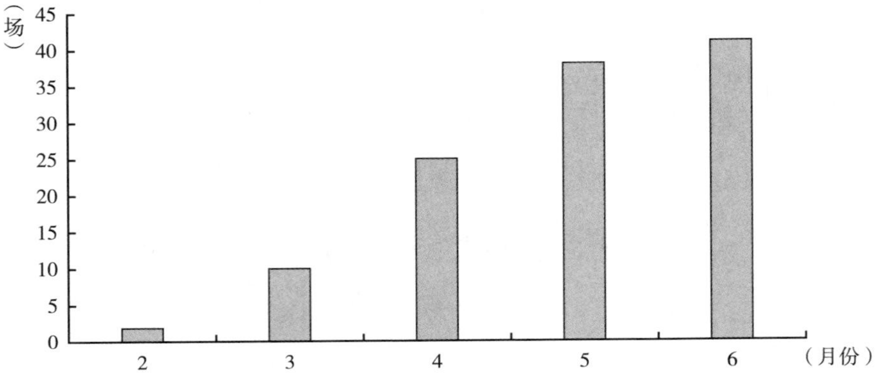

图 6　2020 年 2 ~ 6 月中华医学会与中国医师协会学术活动数量分布

（二）线上会议直播纷纷登场，叫好也叫座

因线下会议召开需要人员聚集，线下医学类学术会议纷纷停办。各举办机构和举办者为了传播相关知识，普及防疫对策，纷纷开始采取互联网线上会议的方式进行医学知识的传播。

根据网络资料，2 月中下旬开始，几乎每周都有好几场医学类学术会议召开。这些会议往往锁定一个主题，有 1 ~ 2 名主持，1 ~ 3 名讲者，或长或短，或简单或复杂。但总体来说，在线会议所受追捧程度远超线下会议，参会人数远超线下会议，所带来的知识和信息传播量远超线下会议。比如五湖健康大会，常规线下会议参会人数为 2000 人左右，但疫情期间组织的五湖会客厅在线人数自始至终都在 4000 人以上，最高峰时接近 6000 人。同时，在参会留言、互动发言中，我们也可以发现，多数参会人员对这种在线学术活动是持支持态度的，也希望能够将这种会议形式长期保持下去。

（三）疫情之后，会议会展将存在线上、线下齐头并进的可能

我们可以发现，互联网在线会议有以下四大特点：一是组织方便，节约时间、资源和资金；二是参与方便，工作效率高，可以重复回看学习；三是会议质量和传播效果不错，有些可能比线下会议还好；四是参会人员与专家讲者的互动交流更加频繁和便捷。鉴于以上优势，我们有理由相信，随着会议直播平台越来越成熟、观众接受度越来越高，这种因疫情而迅速发展起来的线上学术会议活动必将长期继续下去，成为会议会展的又一个新的发展方向。

B.14
2019年河南省健康管理（体检）机构发展报告

邢玉荣　宋晓琴　薛　鹏　雷梦园*

摘　要： 通过对河南省371家健康管理（体检）机构的基本情况、规模设置的调研，整体了解全省健康体检行业发展现状、趋势与存在问题，并据此提出对策建议。河南省体检行业保持高速增长，多数体检机构已开展不同形式的健康管理服务，公立医院健康体检中心向健康管理学科发展转变，民营体检机构呈现连锁发展态势。但存在一些问题与挑战，主要表现为地区之间健康管理（体检）机构发展不均衡、质量品质问题差异化明显、检后服务成为“短板”、医生及健康管理专业人才短缺等，亟须统一不同健康管理（体检）机构之间的考核标准并规范其执业行为，完善检后服务体系以形成健康管理服务链条，加强重要岗位专业能力和职业技能培训，重视科研建设以提升学术引领地位。

关键词： 健康体检　健康管理　检后服务　学科建设

* 邢玉荣，硕士，郑州大学第一附属医院体检中心副主任，主任护师，主要研究方向为慢病健康管理等；宋晓琴，博士，郑州大学第一附属医院体检中心助理研究员，主要研究方向为慢病健康管理等；薛鹏，博士，郑州大学第一附属医院体检中心主任，教授，主要研究方向为健康管理；雷梦园，硕士，郑州大学第一附属医院体检中心主治医师，主要研究方向为健康管理。

一 调查背景

随着社会经济的飞速发展、人民生活水平不断提高、健康意识逐渐增强，“生物－心理－社会－环境”的医学模式已然得到公众的认可，健康观念从治疗疾病向预防疾病转变，健康体检越来越受到人们的重视，我国健康体检行业蓬勃发展。

2016年以来，国务院相继发布了《“健康中国2030”规划纲要》《“十三五”卫生与健康规划》《中国防治慢性病中长期规划（2017～2025年）》等重要规划纲要，鼓励发展健康体检、咨询等健康服务，促进个性化健康管理服务，提出健康管理（体检）工作对保障人民群众健康具有重要意义。在一系列国家卫生政策的支持指导下，健康体检作为朝阳产业和医疗服务内涵的延伸，受到医疗市场的追捧，公立、民营、合资性质的健康体检中心如雨后春笋般出现，健康体检行业具有巨大的发展前景①，形成了以各类公立医院附属健康体检中心为主体，社会卫生服务机构、疗养院、民营体检机构等其他类型健康管理（体检）机构为新生力量的多元发展格局。

为全面了解河南省健康体检行业发展现状、发展趋势与存在的问题，并据此进一步加强全省健康体检业务管理，优化整合现有健康管理（体检）机构服务体系，扩大健康体检服务影响力，为政府决策提供客观数据支持，本课题组在国家及省卫生健康委相关部门指导下对全省医疗机构健康体检业务信息进行了系统调查。

二 对象与方法

（一）研究对象

1. 调查范围

本次调查数据收集地域范围限定于河南省，包括郑州市等17个省辖市及

① 陈涛、孙晓东：《公立医院体检中心竞争与发展的战略思考》，《中华全科医学》2013年第2期，第307页。

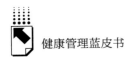

济源市 1 个省直管市，共 18 个市。

2. 调查对象

调查对象为河南省已开展健康体检业务执业登记的各级、各类医疗机构，包括设立体检科室的医疗机构、独立法人健康管理（体检）机构。

3. 调查内容

此次调查的主要内容涉及三个方面：健康管理（体检）机构基本情况、健康体检设置与规模及从事科研情况。健康管理（体检）机构基本情况包括医疗机构类别、级别、经营性质；健康体检设置与规模主要包括开展健康体检时间、体检业务总面积、是否开展健康体检及健康管理服务、从业人员情况及体检服务工作量；科研情况包括申请课题及发表核心期刊论文等。

（二）资料收集方法

省辖市、直管县（市）卫生健康行政部门负责各辖区内已进行健康体检执业登记医疗机构的调查统计工作，明确专人负责，按照要求组织、协调开展调查统计，对已进行健康体检业务执业登记的各级各类医疗机构填写相关调查表并上报给上级机构，最终将 18 个地市的资料整理汇总，形成全面的信息数据。

（三）质量控制

为了确保调查的质量，本次调查在方案设计调查表制定、调查人员培训、数据录入汇总等方面进行了质量控制和回访核查。

三　调查结果

（一）调查信息收集情况

本次调查共收到河南省 18 个地市的健康管理（体检）机构调查表 371 份。

（二）健康管理（体检）机构基本情况

1. 健康管理（体检）机构数量与分布

河南省开展健康体检业务登记的医疗机构共有 371 家，其中郑州市体检机构最多，有59家，济源市体检机构最少，仅有5家，各地市健康管理（体检）机构数量分布，如图1所示。

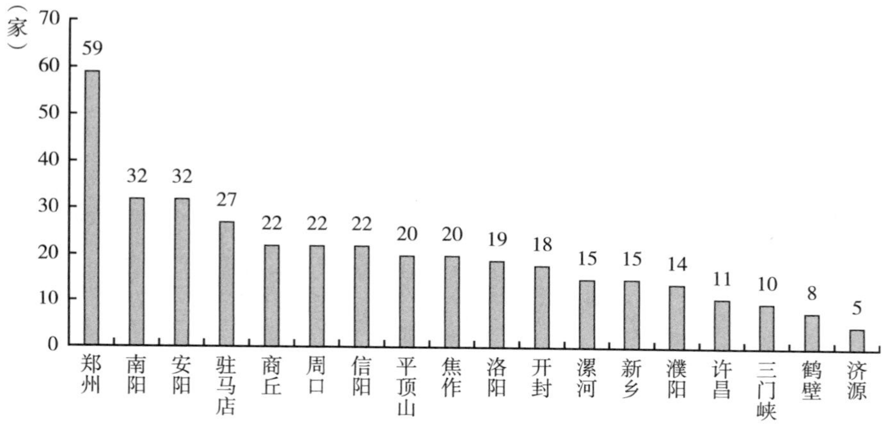

图1　河南省开展健康体检业务登记的医疗机构数量分布

2. 开展健康体检业务登记的医疗机构分布

按照国家卫健委对医疗机构的分类，本次调查的医疗机构分为5类，即医院、门诊部、健康体检中心、妇幼保健院和卫生院。结果显示，开展健康体检的医疗机构以医院为主，有307家，占比82.7%；健康体检中心有18家，占比4.9%，如图2所示。开展健康体检的医院以综合医院为主，有255家（占比68.7%）；中医医院有32家（占比8.6%）、专科医院有17家（占比4.6%）、中西医结合医院有3家（占比0.8%）。从数量上来看，专业体检机构的占比还很低。

根据国务院体改办等八部门《关于城镇医药卫生体制改革的指导意见》（国办发〔2000〕16号）对医疗机构的分类核定，371家开展健康体检的医疗机构的经营性质主要为非营利性（政府办），有262家，占比70.6%，非营利性（非政府办）和营利性分别有57家和52家，占比为15.4%和14.0%，如图3所示。健康体检的医疗机构级别以二级为多，有235家，占比63.3%，三级医院有68家，占比18.3%，如图4所示。结果显示，河南省健康管理（体检）机构呈现以政府指定的非营利性医疗机构为主、民营及合资体检机构为辅的总格局。

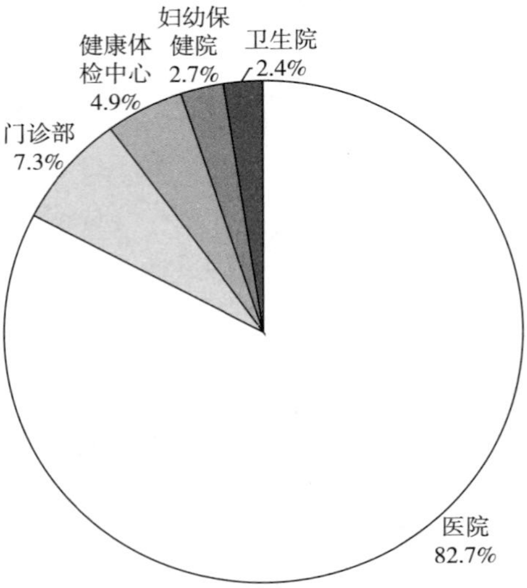

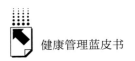

图 2　河南省开展健康体检业务登记的医疗机构分类情况

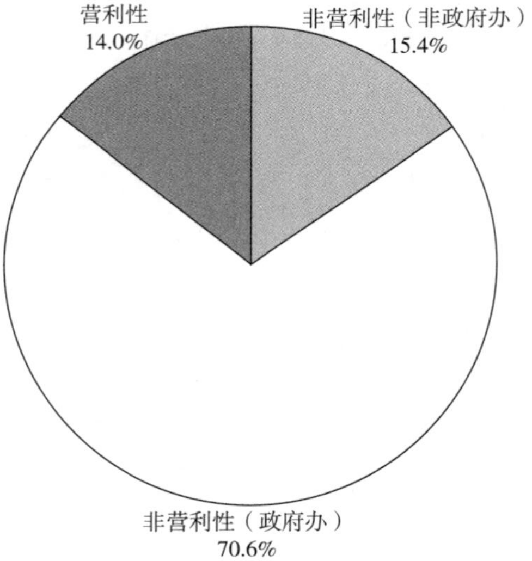

图 3　河南省开展健康体检业务登记的医疗机构经营性质分类情况

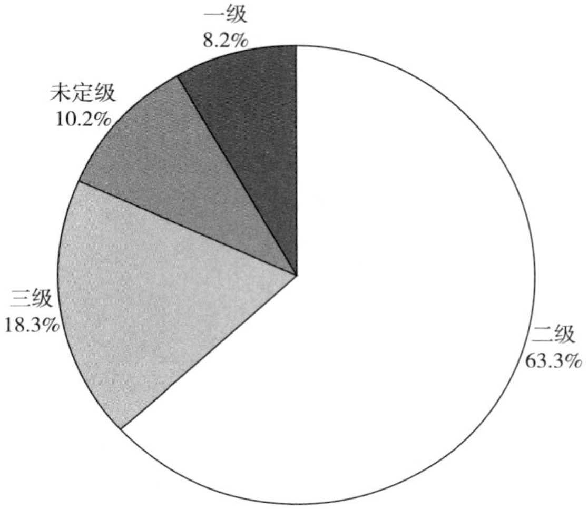

图 4　河南省开展健康体检业务登记的医疗机构级别分类情况

（三）健康管理（体检）机构设置与规模

健康管理（体检）机构设置与规模主要包括开展健康体检时间、健康体检业务总面积、开展健康管理服务情况、健康体检从业人员情况及健康体检服务工作量。

1. 开展健康体检时间

本次调查的健康管理（体检）机构中，最早开始健康体检的是南阳市中心医院（1984 年 9 月 1 日），最晚开始的是辉县市安康健康管理有限公司健康体检中心（2019 年 7 月 8 日）。1984 ~ 1999 年开展体检的医院最少，有 14 家，占比 3. 8%；2015 ~ 2019 年开展体检的医院最多，有 130 家，占比 35. 0%，如图 5 所示。结果显示，随着我国医改政策的逐步落地实施，广大民众对健康体检的需求日益强烈，各地的健康管理（体检）机构崛然而起、数量激增。

2. 健康体检业务总面积

本次调查的健康管理（体检）机构中，健康体检业务占地面积最大的是河南省人民医院（8900 平方米），面积最小的仅有 30 平方米。我国原

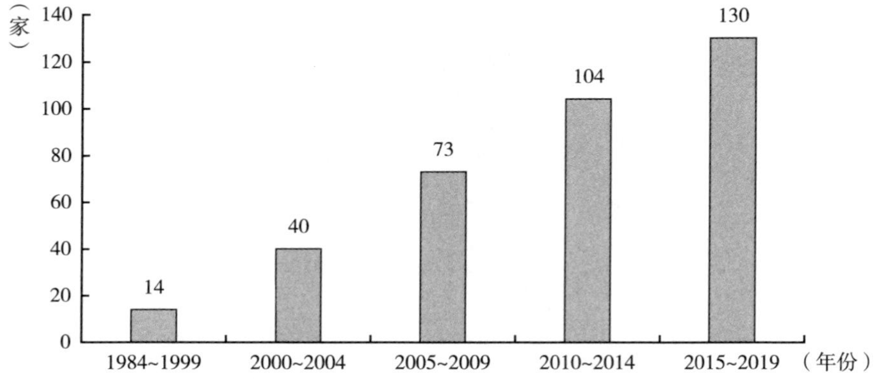

图 5　河南省健康管理（体检）机构开展业务时间情况

说明：因有 10 家机构未提供开展健康体检的具体时间，所以总数据只有 361 家。

卫生部印发的《健康体检管理机构暂行规定》中要求，体检场所及候检场所的建筑总面积不少于 400 平方米。本次调查结果显示，体检业务占地面积以 401 ~ 1000 平方米为主，有 155 家，占比 41.8%，小于等于 400 平方米的有 69 家（占比 18.6%），大于 5000 平方米的有 5 家（占比 1.3%），如图 6 所示。河南省各市区经济发展不平衡，健康管理（体检）机构在发展过程中也存在较大的差异。

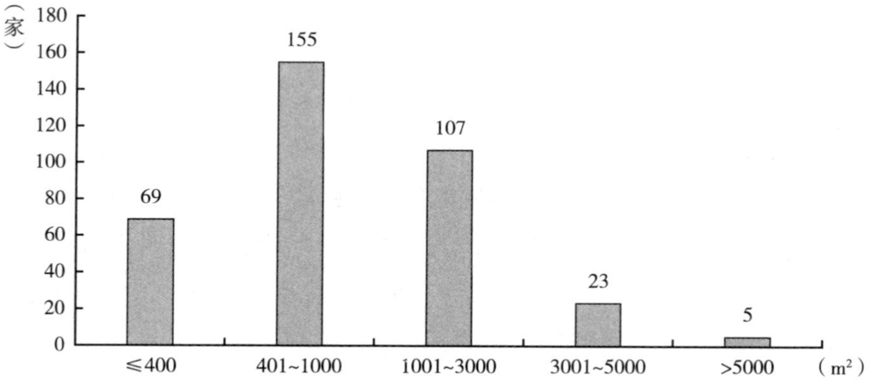

图 6　河南省健康管理（体检）机构业务占地面积情况

说明：因有 12 家机构未提供健康体检业务占地面积，所以总数据只有 359 家。

3. 开展健康管理服务情况

本研究针对健康管理（体检）机构是否开展健康管理服务也进行了深入调查。371 家健康管理（体检）机构中，大多开展了不同形式的健康管理服务。体检报告解读及健康教育实施率最高，分别为 84.6% 和 79.0%；对高血压、糖尿病等慢病风险管理方面，实施率较低，分别为 50.1% 和 49.6%；中医治未病及心理健康管理的实施率最低，分别为 31.0% 和 31.3%。河南省健康管理（体检）机构已开展的健康管理服务情况，如表 1 所示。健康体检是健康管理的重要组成部分，通过及时有效的健康指导，使健康人提前预防疾病，使体检指标异常者及早采取措施治疗，才能更好地体现体检的积极意义。

表 1　河南省健康管理（体检）机构已开展的健康管理服务情况

健康管理服务项目	已开展的医院数量(家)	百分比(%)
体检报告解读	314	84.6
健康教育	293	79.0
检后随访	272	73.3
健康风险评估	206	55.5
高血压风险管理	186	50.1
健康管理签约服务	185	49.9
糖尿病风险管理	184	49.6
健康管理干预方案	179	48.2
体重专项管理	150	40.4
肿瘤风险管理	142	38.3
健康管理门诊	140	37.7
心理健康管理	116	31.3
中医治未病管理	115	31.0

4. 健康体检从业人员情况

在本次调查中，体检机构从业人员职称水平参差不齐，反映医生业务水平总体相对较低。2018 年河南省健康管理（体检）机构从业人员数量排名前 10

的机构如表 2 所示，高级职称医生比例仅为 3% ~12.2%，民营体检机构的从业人员数量远超于公立医院。医生和医技人员的专业技术水平是保证体检质量的关键，但大部分体检机构专业人员不足，聘用业务不熟练、工作经验不足的医生，使得体检报告的准确性大打折扣。

表 2　2018 年河南省健康管理（体检）从业人员数量排名前 10 的机构

单位：人

序号	健康管理(体检)机构名称	从业人员总数	高级职称医生人数
1	河南电力医院	396	48
2	开封美年大健康健康管理有限公司新区综合门诊部	174	7
3	许昌美年大健康健康管理有限公司综合门诊部	170	6
4	驻马店市美年大健康科技有限公司门诊部	166	5
5	商丘奥亚医疗科技有限公司综合门诊部	140	10
6	漯河美年大健康管理有限公司源汇综合门诊部	134	8
7	新乡美年大健康管理有限公司高新门诊部	130	6
8	洛阳政和路普惠门诊部(普惠体检)	122	8
9	安阳美年大健康管理有限公司综合门诊部	121	8
10	新乡美年大健康管理有限公司门诊部	118	4

5. 健康体检服务工作量

健康体检服务工作量主要以个人体检和团体体检人次总和计算。2018 年郑州鸿康杰科技有限公司航空港综合门诊部的体检服务工作量达 15 万人次，均为团体体检；个人体检人次最多的是驻马店市美年大健康科技有限公司门诊部，为 5.8 万人次。2018 年河南省健康管理（体检）机构服务工作量排名前 10 的机构如表 3 所示。民营体检机构的健康体检服务工作量最多，专科医院及市级医院的体检服务工作量也较多，均超过公立医院体检服务工作量。随着国家鼓励和规范健康体检行业发展的政策相继出台，众多民营机构和社会资本不断涌入健康体检领域，极大地推动了健康体检市场的强劲发展。目前，民营机构在整体健康体检市场占比虽较低，但增速快于公立机构，市场份额在逐年提升。

表 3　2018 年河南省健康体检服务工作量排名前 10 的机构

序号	健康管理(体检)机构名称	体检服务工作量(万人次)
1	郑州鸿康杰科技有限公司航空港综合门诊部	15.0
2	驻马店市美年大健康科技有限公司门诊部	13.1
3	河南中医药大学第二附属医院	13.0
4	开封市第二中医院	12.3
5	河南电力医院	11.6
6	新乡市第二人民医院	11.3
7	郑州人民医院	9.8
8	郑州大学第一附属医院	9.8
9	郑州美年大健康科技有限公司门诊部	9.7
10	郑州美年健康医疗管理有限公司商都门诊部	9.1

（四）健康管理（体检）机构承担或参与科研

参与本次调查的 371 家健康管理（体检）机构中，仅有 11 家（占比 2.9%）参与了省市级以上科研课题研究，如图 7 所示。44 家机构发表过核心期刊论文，占比 11.8%，如图 8 所示。说明健康管理（体检）机构承担或参与课题的比例偏低。

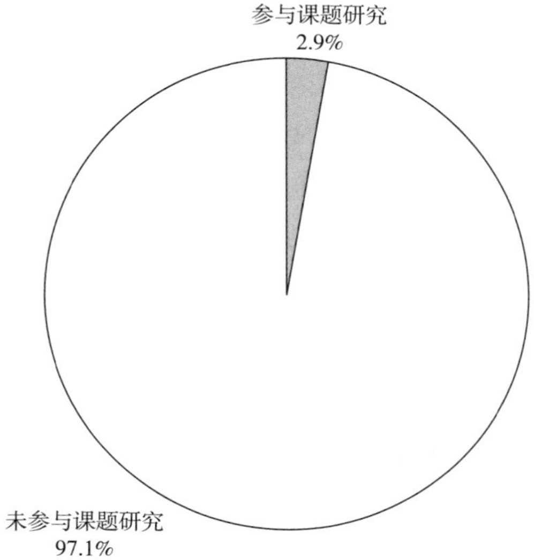

图 7　健康管理（体检）机构参与科研课题的比例

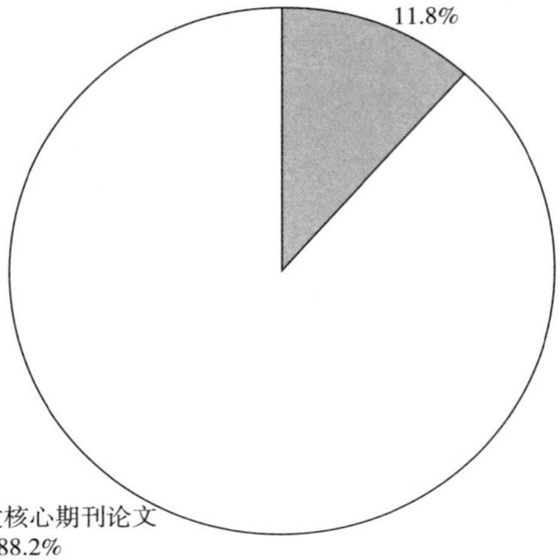

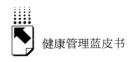

图 8　健康管理（体检）机构发表核心期刊论文的比例

四　主要发现、存在的问题与对策建议

（一）主要发现

1. 健康管理（体检）机构实现省内全覆盖，全行业保持快速增长

随着我国政府对医疗卫生事业的重视，公共卫生体系不断发展完善，居民卫生保健支出随之出现大幅增长，河南省健康体检行业也进入快速发展时期。本次调查的河南省开展健康体检业务登记的医疗机构，从 1999 年的 14 家增至 2019 年的 371 家，增加了 357 家。公立医院和各类专科医院纷纷设置了健康体检中心，县级医院等二级医院也开设了体检科，同时以美年健康为代表的专业体检机构集中度也在逐步提高，各类健康管理中心在河南省如雨后春笋般兴起并蓬勃发展，实现了河南省 18 个地市的全覆盖。

2. 公办和社会办健康管理（体检）机构平行发展，以公办医院为主体

健康管理（体检）机构依托单位性质的调查显示，82.7% 的健康管理（体检）机构依托各级公立医院组建而成，公立医院又以综合医院为多，占比

68.7%；依托民营机构组建的健康体检中心仅占比4.9%。我国医疗机构拥有的成本优势和人们长期以来形成的就诊习惯，使得社会体检主要集中在公立医院等医疗机构，随着近年来民营体检机构的迅速增长，形成了以各类公立医院附属健康体检中心为主体，社区卫生服务机构、疗养院、民营体检机构等其他类型健康管理（体检）机构为新生力量的多元发展格局。

3. 多数健康管理（体检）机构开展不同形式的健康管理服务，逐步重视检后服务

本次调查得出，河南省各级健康管理（体检）机构开设了多种形式的健康管理服务，已逐渐意识到检后健康管理服务的重要性。结果显示，80%左右的体检机构对体检报告进行详细解读并对体检人群进行与疾病相关的健康教育；73%的体检机构为体检人群提供检后随访业务，约50%的机构开展了健康管理签约服务及干预方案的制订等，健康管理门诊、慢性病风险管理及体重专项管理等服务均已陆续开展。在此次调查中，超过半数的机构已开展了健康或疾病风险评估服务，且多数机构对此服务比较满意。心理健康管理服务、中医治未病管理服务目前尚未普遍开展，但机构已开始重视心理健康服务，心理测评服务的前景比较乐观。

4. 公立医院健康体检中心向健康管理学科发展转变，民营体检机构呈现集团化连锁发展态势

调查显示，河南省越来越多的公立医院健康体检中心重视科研和学科建设及人才培养，一些医院体检中心的人员承担或参与了与国家或省部级健康管理相关方面的科研课题，另有11.8%的体检机构发表核心期刊论文，表明河南省健康管理（体检）机构开始向健康管理学科转变，由传统的单一体检服务向慢病健康管理服务转变。而河南省民营健康管理（体检）机构则集中整合，形成了美年大健康等集团化连锁机构，2018年7家不同地区美年大健康管理（体检）机构的从业人员数量均超出当地公立附属医院，2018年美年大健康体检服务量达90万人次。未来在国家政策的支持和资本市场的推动下，民营健康管理（体检）机构将进一步向集团化连锁式、基层化广覆式的企业龙头发展。

（二）存在的主要问题

本次调查发现了一些健康管理（体检）机构亟须解决的突出问题，主要

有以下四点。

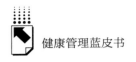

1. 河南省地区之间健康管理（体检）机构发展不均衡，机构之间质量品质差异化明显

近年来，河南省省辖市经济呈现普遍快速增长的良好格局，但地区之间经济发展水平、居民收入存在较大差距，导致健康管理（体检）机构之间发展不均衡，机构之间品质差异化趋势明显。本次调查的健康体检医疗机构级别以二级为多，为63.3%，而三级医院仅为18.3%，不同级别医院设立的体检机构规模相差较大。以机构面积为例，最小的只有30平方米，而最大的达8900平方米；再从2018年体检量来看，年体检最高的有15万人次，而最低的仅有100人次，二者相差甚远。此外，健康管理（体检）机构人员配置结构也存在很大的不同，县级体检机构医生基本有3～5名，而民营体检机构医生则超过100名。如何规范促进不同级别体检机构的良性发展，缩小不同健康体检机构之间的品质差异，是亟待考虑的问题。

2. 多数健康管理（体检）机构仍以单纯体检为主，检后服务成为“短板”

本次调查得出，河南省大多数医院及专业体检机构的发展思路还停留在增加体检项目、提高服务质量和改善服务环境方面，体检后的专业评价、健康指导及疾病影响因素干预等后续服务相对薄弱。体检报告的解读主要关注体检人员本次的横截面数据指标，基于传统的生化测定和仪器设备检查，进行“辨病”和“诊病”的诊断，结局仅仅分为有病和无病，此类评估远远不能满足健康管理的需求。建立完善规范的检后服务体系是健康管理的重要步骤，如果健康评估系统不完整，不能如实地将所收集到的个体、群体疾病相关信息进行综合、连续、系统地科学分析及评价，也就不能为诊治疾病、控制健康风险、促进健康提供科学依据①。自新冠肺炎疫情暴发以来，部分群众面临心理恐慌，出现身体不适等一系列症状，这对健康管理（体检）机构提出了新学科的挑战。

3. 健康管理（体检）机构医生及健康管理专业人才短缺，成为制约体检机构快速发展的瓶颈

河南省健康管理（体检）机构大多面临医生严重短缺的困境，优质的人

---

① 何荆贵、马良：《健康体检的现状及发展趋势》，《中国临床保健杂志》2015年第5期，第559页。

力资源配备是确保健康体检质量的关键，但很多健康管理（体检）机构缺乏专业人员，医生及医技人员技术水平参差不齐，甚至临时聘用培训不规范、业务不熟练、工作经验不足的医生，使得体检报告的准确性大打折扣。此外，健康管理不仅包括对基础健康指标的管理，还涉及饮食睡眠、心理压力的释放等诸多方面，是对个体或群体的健康状况进行全面监测、评估、分析，提供健康咨询和专业指导以及对健康危险因素实施干预的全过程，而专门从事健康管理的人员，需经过专门的培训和国家卫生管理部门职业技能鉴定指导中心的严格考核，目前河南省在这方面的工作尚处于起步阶段，健康管理人才极其匮乏。

4. 健康管理（体检）机构科研基础薄弱，尚未充分挖掘体检资料大数据

体检人群的指标数据是庞大的有效资源，以体检指标数据为抓手，应用大数据分析、机器学习及神经网络模型等先进挖掘技术，对河南省人群疾病分布进行深度挖掘并科学预测，描述省内居民居住地环保情况的地理流行病学分布特征，对地区性疾病的预防有很大的促进作用。但本次调查发现科研课题与数据利用尚未开展，从科研课题的承担情况来看，97%的体检机构到目前还未承担任何科研课题，88%的机构尚未发表核心论文。未来需加强对体检数据进行充分利用，勾画不同疾病的地图分布，树立以预防为主、关口前移的科学理念，为我国慢性病的防控管理工作提供数据观察窗口，真正以实际行动落实“健康中国”国家战略目标的实现。

（三）对策及建议

1. 加强地区之间健康管理（体检）机构的协同发展，促进体检机构品质提升

河南省相关部门应尽快出台针对健康管理（体检）行业的相关政策文件，加大对各级健康体检机构的资金及人力投入，加快完善健康体检质控体系及考核标准，监督不同地区的体检机构可持续地健康发展；此外，河南省健康体检质控中心应严格按照国家颁布的各项政策，规范健康体检执业行为并保障体检工作质量，定期对各地体检机构进行巡查，及时发现存在的问题并提出改进意见，大大促进体检机构品质的提升。

2. 完善健康体检检后服务体系，形成健康管理链式服务

健康管理是体检行业向纵深发展的主要方向。体检后的健康管理服务，是体检中心完善服务职能、实施健康干预措施的重要步骤。健康管理服务包括健

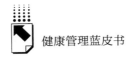

康体检、健康总体状况评估、疾病风险干预和健康促进。健康体检是基础，健康总体状况评估是依据，疾病风险干预是关键，管理（个人、社会）是重点，健康促进与改善是最终目的①。体检机构需要纵向拓展，完善一系列健康管理链式服务，对体检人员进行健康教育并推广健康理念，深化健康意识，协助体检人员做好疾病预防，延缓疾病的发生；指导体检人员改变不良生活习惯，做到健康促进；面对疾病，及时督促并帮助其尽快就医，做到健康恢复。尤其是新冠肺炎疫情暴发后，民众对自身健康的关注力度持续加大，例如对疫情的恐慌心理如何调节，如何科学管理饮食、睡眠及运动，慢性病患者如何有效避免病毒感染等诸多方面，因此对检后服务的要求也会更高。健康管理（体检）机构针对新的挑战，需与时俱进并开展特色服务以应对高涨的检后服务需求。

3. 加强医生及健康管理人才队伍的建设，培养行业新生力量

针对健康管理（体检）机构整体人力资源匮乏与人才短缺、专业技术水平较差等突出问题，建议河南省卫健委出台相关政策支持鼓励行业协会、健康管理学会及其他社会服务机构开展面向健康管理（体检）机构的岗位能力、专业技能培养及考核认证；同时明确人才培养目标并建立长期培养计划，制定完善的继续教育制度，探索创新型教育模式，多途径开展业务学习及专业讲座等，提高医护人员医学知识水平以适应未来体检机构的多元化发展。

4. 重视健康管理（体检）机构的科研建设，提升学术引领地位

科研是学科建设的重要手段，学科建设已经成为健康管理发展最需解决的关键。建议以“学术引领产业，以产业推动学术和科学进步”作为未来健康管理（体检）机构发展的主流及核心驱动力，积极参与各种科研活动，联合高校相关专业进行科研课题合作及论文写作，例如开展体检人群的流行病学调查、分子遗传病等方面的研究，为国家重大课题提供基础人群信息以及开展亚健康的研究等，提高健康管理（体检）机构的学术地位。

① 施洪、周晓丹、刘辉强、郭润达、史超英：《浅谈当前体检中心存在问题与解决对策》，《中华健康管理学杂志》2013 年第 3 期，第 214 页。

产业报告

Industry Reports

B.15
全民健身休闲产业发展报告

杨娉婷　李　雄*

摘　要： 健身休闲产业是指以促进大众的身心健康为目的，鼓励全民参与体验体育运动，并提供与之相关的服务和产品的经济活动。我国的体育健身休闲产业发展历经四个阶段，已初具规模，部分省市也将健身休闲内容纳入地区的发展规划，从政府层面出台规划政策推动健身休闲产业的发展。健身休闲产业作为体育产业的重要组成部分，包括的产业有健身休闲场所（体育场地、健身房）、健身休闲类产品（运动营养食品、体育用品）、健身休闲类服务（运动/体育保险业、运动医疗产业、大众健身休闲活动及赛事）及“健身休闲+”（健身休闲+互联网、科技、旅游等）等业态。目前，健身休闲产业主要面临国家相关配套政

* 杨娉婷，临床医学博士，中南大学湘雅三医院健康管理科主治医师，主要研究方向为慢病健康管理；李雄，外科学博士，中南大学湘雅医院运动医学科主治医师，主要研究方向为运动健康康复与关节镜微创外科。

策支持力度有待提高、国民的健身观念与习惯仍未形成、专业队伍薄弱、人才短缺、社会公共体育服务体系不完善等问题。

关键词： 健身休闲产业　健身休闲场所　健身休闲类产品　健身休闲类服务　“健身休闲 +”

一　全民健身休闲产业界定与发展

（一）相关定义和概念的界定

休闲健身是指人们利用休闲时间，以促进身心健康、丰富业余生活为目的而参与的身体锻炼活动，可帮助参与者形成更好的价值观，其具有自由性、文化性、非功利性和主动性等特点。休闲健身将竞技体育和生活实践相结合，通过对参与者进行相关技能的培训，使参与者学习到体育运动的本质并掌握科学的锻炼办法，促进参与者的运动兴趣，保证持久地参与休闲健身运动，形成终身体育的习惯①。

健身休闲产业是以促进大众的身心健康为目的，鼓励全民参与体验体育运动，并提供与之相关的服务和产品的经济活动。健身休闲产业作为体育产业的重要组成部分，包括健身、场地设施建设、体育器械及装备等业态②。健身休闲产业是个贯穿服务、生产、销售和消费，同时具有公益性与商业性的新兴产业，也是被公认为最具活力的绿色、健康产业。

（二）发展历史

我国的体育健身休闲产业发展历程可分为四个阶段，从 20 世纪 70 年代末至今有 40 余年，已初具规模③。

---

① 王蕊、李玉周：《我国休闲健身文化培育研究》，《体育文化导刊》2016 年第 10 期，第 35 ~39 页。

② 国务院办公厅印发《国务院办公厅关于加快发展健身休闲产业的指导意见》（国办发〔2016〕77 号），http：//www. gov. cn/zhengce/content/2016 - 10/28/content_ 5125475. htm，最后检索时间：2020 年 5 月 15 日。

③ 尹作亮、戴俊：《健康中国战略下我国健身休闲产业政策供给研究》，《南京体育学院学报》2019 年第 2 期，第 29 ~34 页。

第一阶段为起步萌芽阶段，从1978年到1991年。这一阶段是从事业型向经营型转变的阶段。在全国体育工作会议及《关于进一步发展体育运动的通知》《国家体委关于体育体制改革的决定（草案）》等文件的推动下，国家体委开始提出允许社会参与办体育的思路，围绕“以体为主、多种经营”，部分体育场馆开始对社会大众开放，以赞助或联办的形式引入社会资金，资助运动队和体育赛事。也鼓励体育系统面向社会扩大服务范围，开展经营活动。这一系列的改变拉开了体育产业发展的大幕。

第二阶段为培育发展阶段，从1992年到2001年。随着国家《国家体委关于深化体育改革的意见》《全民健身计划纲要》等政策的出台，体育休闲健身工作重心开始转移到全面健身上。体育健身休闲产业的框架在这一阶段形成，不仅鼓励在健身休闲领域引入消费较高的体育项目，而且鼓励社会资本进入健身领域，增加对群众体育的投入。使大众认可健身休闲是一种时尚健康的生活方式，对健康的投资是有利于自己的行为。市场上经营性的体育健身场所如健身房、瑜伽馆、高尔夫球场、保龄球馆等也纷纷出现。

第三阶段为成长阶段，从2002年到2010年。我国的各类健身休闲场馆、体育俱乐部等进入迅速发展的阶段。在我国申奥成功和2003年的SARS事件影响下，体育健身在全国范围内受到追捧。也是在这一阶段，境外的著名健身机构和品牌进驻中国，带动了国内健身休闲市场的快速发展。同时，城市、农村、社区等地设置大量的体育健身设施，企事业单位及学校的体育设施和场地陆续向社会人员开放，增加体育休闲指导中心和从业人员等措施，标志着面向群众的多元化体育服务体系的初步建立。

第四阶段为蓬勃发展阶段，从2011年至今。随着《全民健身计划（2011~2015年）》《体育事业发展“十二五”规划》《关于加快发展体育产业促进体育消费的若干意见》《体育发展“十三五”规划》等国家纲领性文件的颁布。虽然政府部门在不断规范体育健身休闲产业的管理，但这阶段也是我国体育健身休闲产业市场化竞争不断激烈的阶段。在这阶段，全民健身上升为国家战略，从国家层面鼓励健身休闲与互联网、大数据、云计算、物联网等创新科技和现代化信息技术手段相结合，维持该产业可持续化的创新发展，是体育健身休闲产业飞速发展的机遇。

（三）国家政策与法规支持

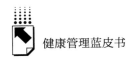

政策对一个国家和地区健身休闲产业的发展起到至关重要的推动作用。一方面，健身休闲产业的良性发展需要国家政策的支持；另一方面，国家政策和法规从行业规范和监管层面对健身休闲产业的发展形成创新驱动要求。目前，我国促进健身休闲产业发展的纲领性文件和指导建议主要来自中央的重要会议、国务院或国家体育总局下发文件等。现将主要相关政策列举如下（见表1）。

表1　关于体育健身休闲产业发展的相关政策与法规

发布时间	政策	发文单位
1983年10月	关于进一步开创体育新局面的请示	国家体委
1984年11月	关于进一步发展体育运动的通知	中共中央
1986年4月	关于体育体制改革的决定（草案）	国家体委
1992年6月	关于加快发展第三产业的决定	中共中央、国务院
1995年6月	全民健身计划纲要	国务院
1995年8月	中华人民共和国体育法	全国人大常务委员会
2002年7月	关于进一步加强和改进新时期体育工作的意见	中共中央、国务院
2003年6月	公共文化体育设施条例	国务院
2009年8月	全民健身条例	国务院
2010年3月	关于加快发展体育产业的指导意见	国务院办公厅
2011年2月	全民健身计划（2011~2015年）	国务院
2011年4月	体育事业发展“十二五”规划	国家体育总局
2013年9月	关于促进健康服务业发展的若干意见	国务院
2014年10月	关于加快发展体育产业促进体育消费的若干意见	国务院
2015年3月	中国足球改革发展总体方案	国务院办公厅
2016年4月	中国足球中长期发展规划（2016~2050年）	国家发改委等4部门
2016年5月	体育发展“十三五”规划	国家体育总局
2016年5月	关于强化学校体育促进学生身心健康全面发展的意见	国务院办公厅
2016年6月	全民健身计划（2016~2020年）	国务院
2016年9月	青少年体育“十三五”规划	国家体育总局
2016年10月	“健康中国2030”规划纲要	中共中央、国务院
2016年10月	关于加快发展健身休闲产业的指导意见	国务院办公厅
2016年10月	航空运动产业发展规划	国家体育总局等9部门
2016年10月	山地户外运动产业发展规划	国家体育总局等8部门

续表

发布时间	政策	发文单位
2016 年 10 月	水上运动产业发展规划	国家体育总局等 9 部门
2016 年 11 月	冰雪运动发展规划(2016 ~ 2025 年)	国家发展改革委、国家体育总局等 4 部门
2016 年 11 月	群众冬季运动推广普及计划(2016 ~ 2020 年)	国家体育总局等 23 部门
2017 年 8 月	全民健身指南	国家体育总局
2019 年 1 月	进一步促进体育消费的行动计划(2019 ~ 2020 年)	国家体育总局、国家发改委

相关省市地区也将健身休闲内容纳入地区的发展规划中，从政府层面出台规划政策推动健身休闲产业的发展，以期提高全民的身体素质和健康水平。以下列出了部分地区发展规划及内容（见表 2）。

表 2　相关省市地区的发展规划及健身休闲内容

地区	发布时间	规划	内容
粤港澳大湾区	2019 年 2 月	粤港澳大湾区发展规划纲要	推进大湾区旅游发展，依托大湾区特色优势及香港国际航运中心的地位，构建文化历史、休闲度假、养生保健等多元旅游产品体系
海南	2019 年 1 月	海南省健康产业发展规划(2019 ~ 2025 年)	到 2025 年，建成一批功能齐全的健身休闲场馆，打造一批具有地方特色的大众健身休闲活动，建设一批以健身休闲为主题的体育文化旅游重点项目和休闲运动小镇
山东	2018 年 6 月	山东省医养健康产业发展规划（2018 ~ 2022 年）	拓展体育健身休闲产业。依托山岳、海河、湖泊等资源，重点发展户外运动健康休闲产业。鼓励和支持因地制宜创建国家体育产业基地、国家级运动休闲基地、国家体育公园等
浙江	2017 年 12 月	浙江省人民政府办公厅关于加快发展健身休闲产业的实施意见	丰富健身休闲项目，普及日常健身、发展户外运动、支持健身休闲企业发展，大力发展体育旅游、推动体医结合、支持“健身休闲 + 互联网”
安徽	2017 年 1 月	安徽省人民政府办公厅关于加快发展健身休闲产业的实施意见	着力形成健身休闲产业发展的新思路、新举措和新成效，充分发挥市场在资源配置中的决定性作用，结合当前健身休闲消费热点，强化产品创新开发，创新旅游品牌，培育市场新主体，构建产业新体系
上海	2016 年 11 月	上海市全民健身实施计划（2016 ~ 2020 年）	围绕健康上海，推动全民健身和全民健康深度融合，力争到 2020 年，市民科学健身素养不断提升，参加体育锻炼的人数持续增加。全民健身整体水平位居全国前列，打造充满时尚活力的运动之城

二　产业与产品业态

根据国家体育总局数据整理，我国2015年经常参加体育运动的人有3.6亿人，2020年、2025年和2030年分别计划增长到4.35亿人、5亿人和5.3亿人。2016~2025年中国参与运动健身人数计划增长率为39%。随着参与健身人数的增长，健身休闲的产业规模也在不断扩大，2015年我国健身休闲产业规模达8000亿元；预计到2025年增长至3万亿元。2016年起的10年间，中国产业规模预计增长率将达到275%。

（一）健身休闲场所

1. 体育场地

根据《第六次全国体育场地普查数据公报》数据，2013年我国拥有体育场地约169万个，用地面积约39亿平方米。根据国务院46号文件要求推算，2025年体育场所数量有望超过250万个。普查显示我国共有124.8万个涵盖82种主要体育类型的场地。篮球场、全民健身步道、乒乓球场、小运动场等大众参与度高的全民体育项目场地数量排名靠前。在全国体育场地中，教育系统管理的体育场地占据了38.98%，场地面积达到53%，说明我国教育系统掌握了大量的体育场地，但学校体育场地对外开放程度非常低。这种体育场地分布不均、利用率低、供需不平衡导致了民营的健身房、俱乐部等快速发展①。

2. 健身房

我国2018年的行业调查显示，国内健身房有46050家，从总量和规模上基本与美国持平②，但基于我国巨大的人口基数，健身产业在人群中的渗透率远远低于美国，这说明中国健身产业具有广阔的发展前景和空间。2018年我国前10位健身俱乐部的总营业额达104亿~115亿元（见表3）。

---

① 李佳颖、陈元欣：《我国体育场馆供给存在的问题及创新路径》，《体育成人教育学刊》2018年第3期，第6~9页。

② 《健身房生存白皮书：2018健身行业数据报告》，http://www.ipoipo.cn/post/4188.html，最后检索时间：2020年5月15日。

表 3　2018 年我国健身房排名前 10 位的品牌及营业额估值

排名	品牌	店面总数(个)	营业额估值(元)
1	一兆韦德	130 +	19 亿~20 亿
2	金吉鸟	400 +	17 亿~18 亿
3	威尔仕	150 +	16 亿~17 亿
4	银座健身	110 +	13 亿~14 亿
5	银吉姆	100 +	10 亿~11 亿
6	古德菲力	89 +	7 亿~8 亿
7	舒适堡	30 +	6 亿~7 亿
8	奇迹健身	80 +	5 亿~6 亿
8	力美健	50 +	5 亿~6 亿
9	壹健身	50 +	4 亿~5 亿
10	黄金时代	60 +	2 亿~3 亿

资料来源：网络公开数据。

在未来人均收入不断提升、健康意识不断增强、政策鼓励和资本参与等一系列利好因素的加持下，我国健身房市场在未来将有十分乐观的发展空间，年增长率预计将会在 20% 左右（见图 1）。

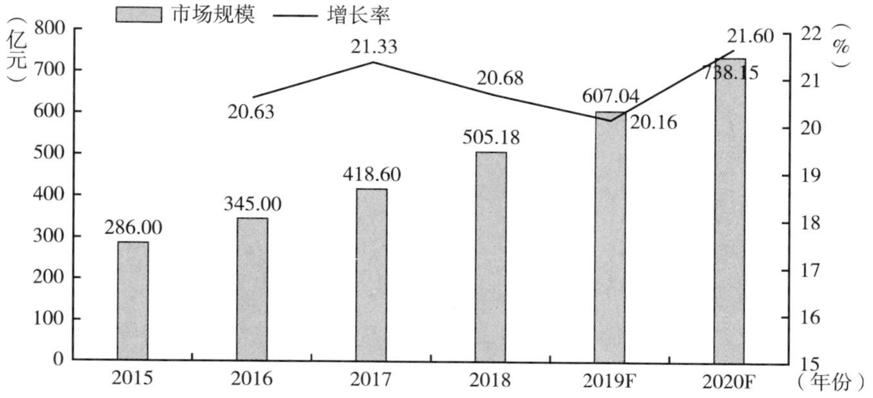

图 1　2015 ~ 2020 年我国健身房市场规模及趋势

资料来源：前瞻产业研究院整理。

3. 疫下互联网或线上

2020 年初的新冠肺炎疫情，使健身休闲产业承受着严峻考验。体育赛事停办或延期，体育场馆及健身场所均歇业或关门，体育用品销量大减，这都给健身休闲产业带来严峻压力。各地的体育场所、室内健身房、线下健身及体育培训机构均遭遇行业的“寒冬”。但这也催生了网上培训业的快速发展，孕育了消费者线上消费的习惯。室内健身与线上直播及健身 App 相结合，为休闲健身开拓了新的形式，为健身房开辟了线上战场。通过大数据和网络技术共同构建线上营销平台，并通过与线下相结合的形式，促进健身休闲产业发展，实现效益增长。

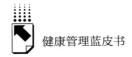

（二）健身休闲类产品

1. 运动营养食品

运动营养食品是一类经过特殊调制或加工的应用食品补充剂，主要用于满足经常参加体育运动、日常从事体力劳动以及专业运动员的生理代谢需求和对某些特殊营养物质的需求。不同国家和地区对运动营养食品的定义存在差异。我国发布的《GB/T 24154－2009 运动营养食品通则》将运动营养食品的产品分为补充能量类、控制能量类、补充蛋白质及其水解物类、补充维生素及矿物质类、补充恢复运动性疲劳的营养物质类、复合营养物质类和其他类。在欧美国家，运动营养食品的定位主要集中在增强免疫力、抗感染、抗氧化、改善关节健康等方面。我国近年来还研制开发出功能多样、产品形态各异的运动营养食品①。

中国运动营养食品行业较欧美等发达国家而言起步晚，但发展速度较快。在功能饮料方面，健力宝集团开发了含碱性电解质运动饮料“魔水”，随后红牛、盐碘、激活、脉动、怡冠等品牌的同类产品相继问世，运动营养食品在自主研发方面迈出了一大步。英敏特的市场调查报告公布，2015 年全球能量饮料市场产量较前一年增长 10%，达 88 亿公升。其中我国的能量饮料消费同比增加了 5.4 亿公升，产品增长及创新均呈现繁荣的景象。

缓解疲劳、抗氧化衰老、提高免疫力、增强机体缺氧耐受力等是运动营养食品的主打功能。近年来，随着对膳食纤维、益生菌、DHA 等物质的研究深入，相关产品也应运而生，投入市场后受到消费者的青睐。运动营养食品的主要消费人群也从专业运动员和健身人士，转变为具有不同健康需求的群众。目

① 马永轩、张名位、魏振承等：《运动营养食品的现状与趋势》，《食品研究与开发》2017 年第 14 期，第 205～207 页。

前，运动食品的原料主要包括维生素类、矿物质、草本、氨基酸、酶、腺体、代谢物、提取物等。除运动或能量饮料外，运动营养补充剂、减重代餐、营养棒、减肥片和低碳水化合物食物等也是市场上的热销产品。

据《世界运动营养品市场：2014～2020机会与预测》调查数据显示，从2015年到2020年全球运动营养品市场消费年复合增长率约为7%，2020年全球运动营养品市场预计将达到336亿美元，其中亚太地区预计占比为24%。

2. 体育用品

体育用品是指在人们进行日常锻炼、竞技运动、体育运动教育等过程中需要使用到的物品。体育用品产业主要包括健身器材、体育用品（足球、篮球、排球等）、运动护具、运动服饰、户外运动休闲用品等。

《中国体育用品行业发展前景与投资战略规划分析报告》统计数据显示，2012年我国体育用品行业销售收入达到1022.97亿元，较前增长11.23%。2014年、2016年、2018年我国体育用品行业销售收入均达到了两位数的增长，2018年我国体育用品行业销售收入超1600.00亿元。2012～2018年我国体育用品行业销售收入整体呈现上涨趋势，年均增长率约8%①（见图2）。

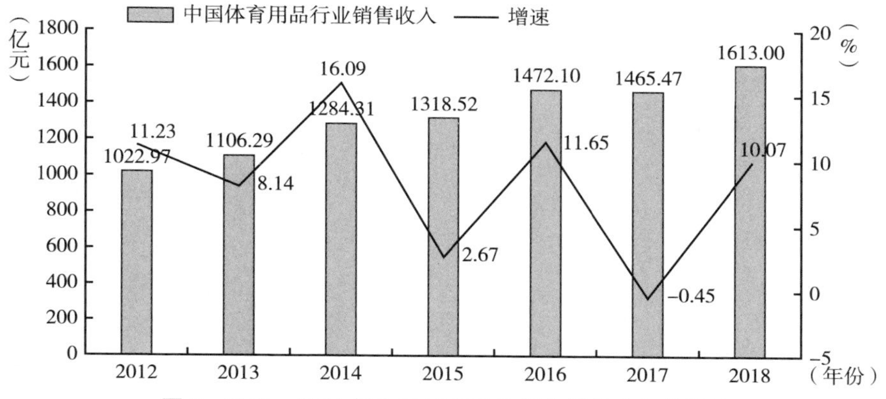

图2 2012～2018年中国体育用品行业销售收入及增速

资料来源：前瞻产业研究院整理。

① 《2018年中国体育用品行业市场现状及趋势分析“互联网+体育”推动产业智能化发展》，https：//bg. qianzhan. com/report/detail/459/190220 - 494e4260. html，最后检索时间：2020年5月15日。

随着我国体育用品行业的市场规模不断扩大，从业企业不断增加，行业竞争也越来越激烈。从企业数量来看，从2011年到2017年，我国体育用品行业企业数量从850家增长到1096家。2018年我国体育用品行业企业数量达到1141家，年均增幅为4.3%（见图3）。

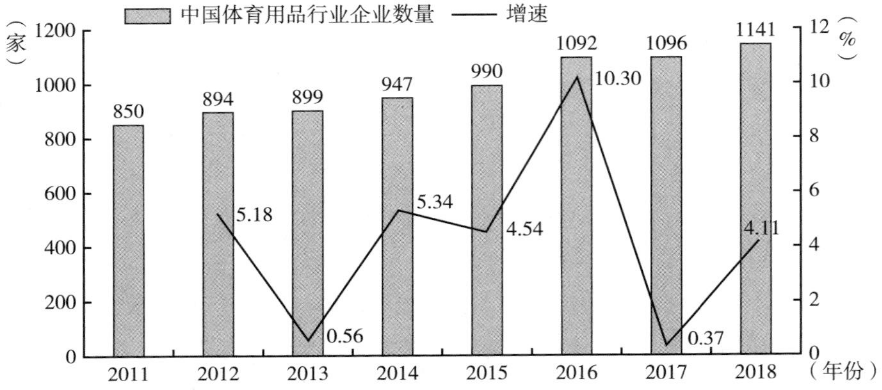

图3　2011～2018年我国体育用品行业企业数量及增速

资料来源：前瞻产业研究院整理。

2017年我国健身器材行业总销售额约380亿元。2011～2017年我国健身器材行业市场规模平均年增长率为5.4%（见图4）。预计到2022年健身器材行业规模将接近500亿元。健身器材行业也涌现出了很多国产优秀品牌，如英

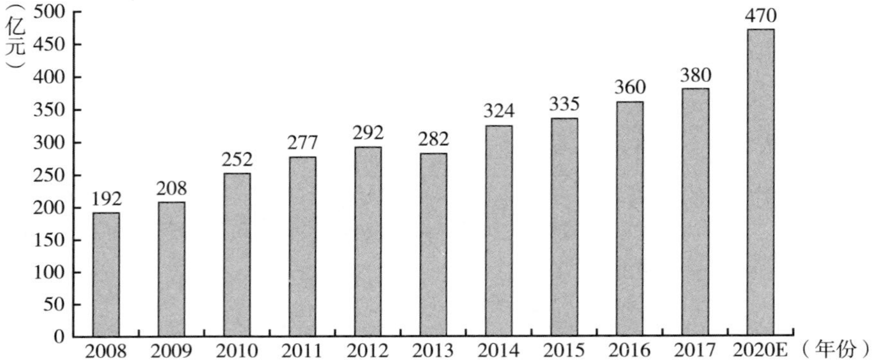

图4　2008～2020中国健身器材行业总销售额及预测

资料来源：公开资料整理。

吉多、JOINFIT、DHZ、亿健、澳瑞特、舒华、好家庭等。

2011～2018 年我国健身器材企业数量增长情况见图 5。在全民健身意识不断提高和国家产业政策的支持下，健身器材行业已迎来了市场化发展的历史机遇。

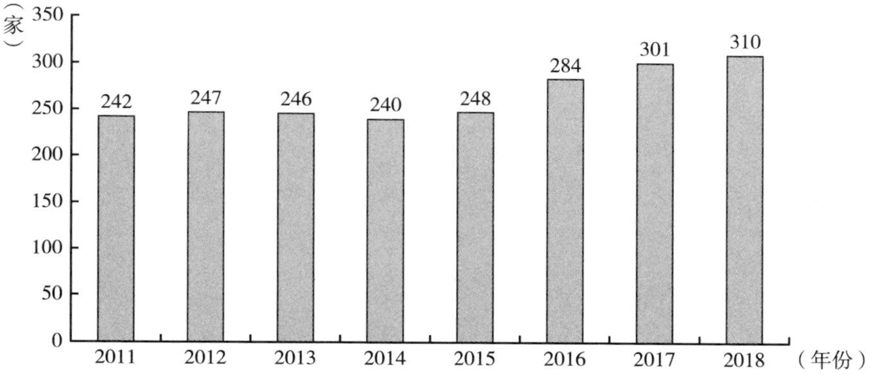

图 5　2011～2018 年我国规模以上健身器材企业数量统计情况

资料来源：前瞻产业研究院整理。

运动装备是运动健康产业发展基础。运动装备根据用途细分，包含：健身装备、跑步装备、潜水装备、游泳装备、登山装备、滑板装备、瑜伽装备、钓鱼装备、徒步装备、滑雪装备、露营装备、搏击装备等。随着体育健康服务业的发展，各类运动人群对运动装备提出新的需求，体育运动装备业在互联网的新形势下，也将进入转型升级的快速发展阶段，传统运动装备与智能运动装备相结合，为用户打造个性化、便利化的休闲健身服务成为新业态。

《2016～2021 年中国体育用品行业发展前景与投资战略规划分析报告》显示，体育用品行业增加值从 2007 年的 1009 亿元上升到 2010 年的 1692 亿元，平均年增长约 20%。2015 年可穿戴运动设备市场规模约为 200 亿美元，预计到 2025 年将达到 700 亿美元。可穿戴运动装备将成为体育运动装备中的新增长点。

（三）健身休闲类服务

1. 运动/体育保险业

运动是高风险行业，运动保险为参与运动健身的民众和相关产业发展保驾护航，因体育运动而诞生了保险细分市场。目前的体育类保险主要包含三个方面：①体育赛事类保险；②体育器材设备的保险；③职业运动员与团队以及业余运动员的运动伤残保险。早在 1992 年太平洋保险就为出征巴塞罗那奥运会的中国运动员提供了高达 2600 多万元的意外险。而当中国平安成为中超冠名商、中国人寿成为 CBA 主赞助商之后，保险与体育的联系也越发紧密，阳光保险、中国人民保险等都为各类马拉松赛事提供保险支持。在赛事保险领域，华泰承保亚洲杯足球赛、中国人寿成为亚洲杯足球赛济南赛区独家保险商、太平人寿成为 F1 中国大奖赛保险合作商等，这些保险公司对赛事的保险多带有赞助宣传性质。

2. 运动医疗产业

随着参与健身运动的人数增加，运动伤病及运动医疗辅助需求不断增加，对运动医疗产业的需求也不断增大。运动医疗产业涵盖与体育运动相关的医疗服务，是医疗、运动健身、慢病管理等方面的融合。对运动损伤、运动康复、慢病运动干预、亚健康状态调理等方面具有独特功能。

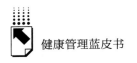

杭州尤看运动医学中心与邵逸夫医院、浙二医院、杭州陈经纶体校、浙江体育职业学院等医院和运动队的医疗康复中心合作，致力于运动功能健康和运动医学康复，为人们解决运动风险、预防运动损伤，制订完善的治疗康复方案等，通过运动训练手段解决运动功能问题。上海利格泰生物科技有限公司在 2019 年完成了一轮数千万元的融资，该公司是一家从事运动医疗器械、生物医学材料研发，提供运动医学产业整体解决方案的公司。该公司生产的产品较进口产品价格低，有利于提高市场渗透率，助力市场潜力开发。上海尚体体育发展有限公司，主要从事慢病运动干预、疼痛康复及健康照护。为消费者提供健身、按摩、养生、康复器材的销售和租赁服务，线上线下共创 O2O 模式。运动医疗产业市场前景巨大，多学科、多模式融合发展，将带来产业的完善和发展。

3. 大众健身休闲活动及赛事

据估我国有 8000 万至 1 亿人参加名为“广场舞”的舞蹈健身运动，其中多为中老年女性。广场舞是一种伴随着流行音乐、民歌在清晨或傍晚集体翩翩起舞的民众健身活动。广场舞也受到企业和投资者的追捧，他们发现了广场舞者对于运动服、运动鞋和音乐播放设备需求的商机。糖豆网、999d. com 等网站应运而生，推广关于广场舞的视频、音乐、服装，成为广场舞人群的数字平台。从“搜狐体育”网站数据看，六家主要的服务于广场舞市场的企业近期已获得融资逾亿元，具有良好的发展势头。

马拉松是一项竞技体育和群众体育相结合的运动项目，融合了体育的竞技性和群众性的特点。随着近年来人民群众健康意识的增强，越来越多的人参与到马拉松运动中来，拉动了马拉松产业的发展。马拉松产业是以马拉松赛事为依托，以科学训练为保障，以改善人们的生活习惯、提高健康水平为目标的综合性产业。2010 年马拉松注册赛事仅有 13 场，到 2018 年全国举办的 800 人以上的马拉松及相关赛事共 1581 场，参赛人数达到 583 万人。8 年间我国马拉松赛事出现了超百倍的增长，带来了马拉松产业也如火如荼发展，2018 年产业额达 746 亿元。迅速兴起并遍地开花的马拉松不再是单纯的体育赛事，已经成为城市经济增长点和拉动相关产业的狂欢盛宴。通过马拉松赛事能汇集到大量人流，辐射带动了城市的旅游业、交通业、餐饮业、零售业，巨大的消费需求也刺激了马拉松赛事的快速增长。

（四）“健身休闲 +”

积极拓展和发展“健身休闲 +”的健身休闲新业态，促进健身休闲与其他产业的结合，推动健身休闲与人工智能、AI 技术、旅游等相关业态融合发展，大力发展相关领域。

1. 健身休闲 + 互联网

当今是互联网时代，“互联网 +”成为各个领域的发展热潮，“健身休闲 + 互联网”也借势逐渐发酵起来。与传统的线下模式相比，“健身休闲 + 互联网”模式减少了中间环节和对现实场地器械的需求，能显著提高运动效率，节约时间和经济支出，是助推体育用品行业快速发展的新方式。

未来健身休闲用品行业的发展，不仅仅要关注产品适用性和推广情况，还要与最新科技进展相结合，升级产品及用户体验，开发智能可穿戴设备、新材料科技等。如李宁发布的全球首款 WiCore 智能足球，通过内置芯片能与手机相连，实现足球数据的实时分析传输显示，并可无线充电。智能鞋、智能跑步机、智能健身器材、智能检测设备、乒乓球发球机等智能互联装备也在不断涌现。

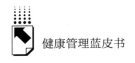

目前全球可穿戴市场主要包括智能手表、智能手环、智能服装、耳带式设备和模组化可穿戴装置。2018 年我国可穿戴设备品牌中小米的出货量最高达 1697 万台，占市场份额的 23.20%。排在第 2～5 位的分别是华为、苹果、步步高、奇虎 360。未来，体育用品智能化将迎来爆发式增长。

2. 健身休闲 + 科技

健身休闲与虚拟现实科技的结合，改变了信息采集及传输的方式，使人们能够在线上开展数字健身、运动检测等项目。通过网站、手机 App、微信公众号等平台，大众可以实现在家健身、线上培训、虚拟比赛等健身休闲功能。支持体育企业推广航模、野战运动等科技项目，鼓励发展“集体育、科技、娱乐于一体”的智能科技体育视频训练平台和体育游戏等初创公司。

3. 健身休闲 + 旅游

健身休闲与旅游产业的结合是旅游产业的再次升级，标志着中国人对旅游的需求从传统的休闲娱乐模式向运动健康模式的转变。健身休闲 + 旅游是以休闲旅游为承载形式，以健身康养资源为基础，不仅满足旅游消费者走出去、玩起来的要求，还有提高身体素质、保持健康体魄的功能。目前我国已将全民健身和休闲旅游均纳入了国家发展战略计划，随着人们对健身休闲的广泛接受和政策利好，健身理念与旅游资源的整合升级必然有巨大的发展空间，将成为国家政策大力扶持的重点产业。在 2022 年北京冬奥会即将举行的带动下，我国冰雪游受到重视和普及。为感受冬奥会的氛围和文化，广大滑雪爱好者已将冬天到张家口滑雪视为新时尚。因雪道质量好，训练设施到位，崇礼的雪场深受专业人士及滑雪爱好者的喜爱。“五一”“十一”等长假也催生了与健康休闲相关的旅游产业，如海南三亚的大众跆拳道锦标赛，澄迈县推出“五一”小长假乡村小游客轮滑趣味比赛、2019 鹿回头春季嘉年华荧光夜跑等活动。另外各大旅行社也设立子品牌来发力健身休闲市场，推出了如新西兰皇后镇一周骑行、加拿大班夫诺奎山滑雪、韩国济州岛马拉松、俄罗斯贝加尔湖徒步等多元化的海外体育旅游产品。

4. 健身休闲 + 相关产业

儿童健康是健康中国的第一道起跑线，儿童健康已成为社会和家庭共同关注的问题，国家也越来越重视这方面的投入。据报道，2017 年底国内已有

400～500 家主营业务为儿童体适能培训业务的机构，并且呈增长态势。儿童运动教育品牌“兔 + 熊”就是以此为契机而成立的。该品牌关注儿童运动与健康，将健身休闲与儿童健康相结合。“兔 + 熊”设置的“智能机器人 + App视频课程 + 儿童运动馆 + 动画文化”方案，解决了儿童运动能力提升及健康运动的问题，引入儿童体适能训练的概念。应用智能机器人作为儿童运动馆里的前台接待，辅导儿童阅读，陪伴儿童玩耍，引领孩子们开展儿童运动课程，培养其运动的好习惯。

中国已有 60 岁以上人群 2.4 亿人，占总人口的 17%。随着生育率的下降，老龄化问题将越发严重，我国的养老和健康问题已成为严重影响人民生活和生命质量的重大问题，因此需要将休闲健身与养老和康养相结合，整合健身、休闲、运动、养老、养生、医疗、度假等多种功能，发展和打造养老新业态。如：旅居养老、“候鸟”休闲度假型养老、老年体育及文化活动等。积极开发集养老居住、养老配套、养老服务为一体的养老度假基地等综合项目。如大爱城（香河国家养老示范基地）项目，该示范基地涵盖养老中心、体育中心、养生会所、生态健康农场、商业区、高端酒店等，实行居家服务与社区照顾、机构养老相结合的服务模式。

三　问题与挑战

（一）国家相关配套政策支持力度有待提高

在体育健身休闲产业发展过程中，国家缺乏相关必要的鼓励和扶持政策，这将影响其长期发展。

我国健身休闲产业政策的制定主要采用政府主导、智库参与、专家评审相结合的模式，在新技术如大数据、互联网等方面及群众参与度方面还需加强，在制定过程中需更注重科学化，减少领导意志和经验主义。在政策执行过程中，还需注重执行的实效性，加大监察评估的及时性，推动政策落地，减少或消除在产业政策执行过程中，由于架构较宏观，缺少量化标准或配套支撑体系等问题而导致政策“空转”现象。

制约产业发展的关键还包括融资、知识产权与税收等问题，亟待突破性政策进一步出台。国务院对当前制约健身休闲产业发展的融资、税收、知识产权等方面还需加大政策支持力度。目前大量的中小微型企业是健身休闲产业市场的主体，但他们面临融资困难，难以从银行机构借出资金。在税收政策方面，体育产业公司的所得税是高于高新技术企业的，也造成了这部分企业的发展困难。在知识产权方面，存在保护力度不够、侵权现象时有发生，不断损害体育中介企业和体育明星的合法利益①。

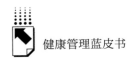

（二）国民对健身观念与习惯仍未形成

我国绝大多数的人对休闲健身的概念还较为模糊，不懂得正确的休闲健身方法，仅有部分新生代具有较好的休闲健身意识。当前人们的主要精力还是集中在工作和学习上，对健身活动的重视程度不够。参与健身休闲活动的以时间较充裕的中老年人和有运动应试要求的青少年为主，肩负着社会经济建设的中青年却很少有机会参与健身休闲活动。而且大部分人没有科学的体育健身休闲的观念，不能结合身体状况选择科学的健身休闲娱乐项目或对体育健身休闲存在误解，因此影响了体育健身休闲活动的效果。还需要通过必要的传媒手段进行宣传，才能体现体育健身休闲在促进社会经济发展中的作用。

（三）专业队伍薄弱、人才短缺

发展健身休闲产业的关键是专业人才，但目前健身休闲人才培养规模、师资力量以及硬件设施上的不足，导致该领域的从业人员大多未经过系统性的培训，对行业熟悉程度低，自身专业素养不高。特别是缺乏同时具有较高体育素养和健身休闲管理经营经验的人才。这些都极大地制约了健身休闲产业进一步发展壮大。

（四）社会公共体育服务体系不完善

目前我国经济虽然取得了长足的进步，但国民健康水平和身体状况仍有待提高，这与我国公共体育服务体系不完善相关。主要体现在管理方面的不完善，如对体育管理不重视，专业管理人员缺乏，法律依据不足等。还体现在服务项目

---

① 尹作亮、戴俊：《健康中国战略下我国健身休闲产业政策供给研究》，《南京体育学院学报》2019 年第 2 期，第 29～34 页。

相对单一，如社区能开展的体育项目范围少、场地局限、器材陈旧等。再就是我国公共体育服务体系资源分布不均衡，城市乡村、东部西部之间都存在明显差距。总之，与发达国家相比，我国的国民健身体系的机制还有待完善。

（五）疫情下的问题与挑战

突如其来的新冠肺炎疫情让全民“居家隔离”，使得健身房、体育运动、体育用品等线下产业处于近乎停滞的状态，可谓是健身休闲业的“寒冬”时期。但也正是由于疫情的影响，民众认识到“免疫力”的重要性，唤醒了大众的健康意识，改变了人们的生活方式。因此，疫情虽然影响了产业短期的发展，但从长期来看，体育锻炼及强健体魄的需求将会带来相关产业消费的进一步升级和发展。

四　对策与建议

（一）加大落地政策支持力度，加强多部门协同组织实施

提高健身休闲产业政策的科学性、协同性、开放性，完善政策制定程序，解决政策难以落地和存在“空转”现象的问题，需重点从四个方面改进落实：一是从制定主体、制定程序、制定依据和大数据支持方面来不断提升政策制定的科学性；二是加强健康休闲领域与其他相关部门的合作交流，实现国家顶层设计与实施创新之间的双向对接，不断提升政策的统一性和协同性；三是利用新媒体的宣教力量，积极推动健身休闲企业和大众的参与度，提升政策制定的开放性；四是落实政策实施过程的监督机制，完善政策效果的评估、问责与退出机制，提升政策实施效能，推动健身休闲产业繁荣发展。

（二）加强健身休闲产业人才培养和引进，推进教产研用融合发展

中国健身休闲人才的极度短缺严重制约了我国健身休闲产业的发展。要充分利用大学、高校和相关培训机构的资源，建立健身休闲人才的培养体系，抓好社会体育指导员的培训和管理工作。建立完善的社会体育指导员职业技能标准，对于高危的健身休闲活动需要持证上岗，同时鼓励退役运动员及其他专业

运动员通过培训成为社会体育指导员，最终形成社会指导员为主体，教练员、专业运动员、体育教师、体育院校学生、社会志愿者共同参与的健身休闲服务队伍。

健身休闲产业要以技术创新为纽带，以大众需求为指导，有效整合健身休闲行业各方资源，充分发挥各自优势。推进健身休闲产业教产研用共同融合发展，形成具有核心竞争力的产业标准、专利技术和专有技术等，实现产业技术升级，加快产业化运用，为全面提高我国健身休闲产业技术水平、推动落实自主创新做出贡献。

（三）完善全民健身公共服务体系，推进智慧化健身休闲产业发展

全民健身公共服务应以惠民为宗旨，以提高全民健身和健康水平为目标，通过政府、企业、个体多元化资金筹集渠道，加大对健身休闲场地及基础设施的建设。从政府层面优化投资政策，完善税收、土地等优惠政策，鼓励社会资本进入，出资或捐赠建设健身休闲场所，改造废弃工厂、仓库、地下室和建筑物屋顶等资源作为健身场地，有计划开放学校、企业的场地。在已有景区、公园、广场和小区里打造健身休闲产业带，为城市和乡村居民提供健身休闲的体育场所。

积极推动“互联网＋健身休闲”项目。以互联网、大数据、云平台等技术为支持，通过与互联网密切结合的模式，满足民众个性化、多样化的健身休闲需求，完善健身休闲运动与社交、消费、服务等方面的对接。通过推广智慧化健身房、网络健身房等新形式，实现线上选择、支付，线下服务、陪练等功能。另外，智能化运动装备、器械、智能化可穿戴设备等产品的出现及应用，为人们健身休闲提供更好的记录、监测和趣味功能，人们通过应用这些智能化设备，实现运动强度、运动参数、饮食摄入等方面的精准把控，能让更多的人安全、科学地参与到健身休闲的行列中。

（四）激发市场主体活力，增加产品国际竞争力

健身休闲产业是众所周知的最具发展前景的健康朝阳产业，是新的经济高质量发展点。提高健身休闲类产品科技含量，提升产品国际竞争力，加强在国际舞台上的话语权，改变产品引进来多而走出去少的不平衡局面。因此，开发

具有科技含量和核心竞争力的健身休闲类活动载体，利用自身已有优势及资源，扩大体育基础建设规模，激发市场的主体活力，着力规划健身休闲产业发展，体育经济必将成为推动经济转型发展的新增长点。

（五）加快发展疫情下运动健身休闲产业与增加服务供给

在《“健康中国2030”规划纲要》政策的引领下，在疫情的触动和推动下，在政府对体育健身产业的大力推广扶持下，健身休闲产业在历经低谷后，必将迎来新的发展机遇。加快发展疫情下运动健身休闲产业，并利用大数据、云计算、人工智能、5G、区块链等新技术，增加服务供给，培育数字体育、在线健身、线上培训等新业态，为体育产业提质升级助力。

B.16
中国老年护理服务业发展报告

田利源　武留信*

摘　要： 本报告对我国老年护理服务业的发展现状进行了全方位的梳理，通过调研分析指出，一方面我国老年护理服务业相关政策密集出台，体系初步建立，呈现较快发展；另一方面服务供给不足，需方支付能力弱，行业发展不平衡、不协调。当前老年护理服务业处于发展的关键期，体现在护理理念与模式处于转变期，市场仍在培育期，长期护理保险尚在探索，护理辅具与护理培训等配套产业仍在起步。报告对北京、上海、广州老年护理服务业的发展经验，如公建民营、注重质量规范、发挥中医药优势特色等进行了总结，对从事老年护理服务业的典型企业进行了剖析，结合国际老年护理服务业的发展态势，指出我国老年护理服务业呈现单纯护理与健康管理相融合等四大发展趋势，并提出了相应的发展建议。

关键词： 老年护理服务　长期护理保险　健康管理

我国老龄化进程的快速发展使老年护理需求日益凸显，针对老年护理需求的调研表明，护理服务和产品的潜在需求远高于当期需求，当前老年护理服务和产品供给不足的问题比较突出，而且城乡、地域发展很不平衡。为促进老年

* 田利源，博士，中关村新智源健康管理研究院副研究员，从事老年健康管理研究；武留信，中关村新智源健康管理研究院院长，长期从事心血管病临床、亚健康与健康管理等研究。

护理服务业的发展，国家相继出台有关支持政策，相关企业积极探索，未来几年将迎来我国老年护理服务业发展的重要机遇期。

一 中国老年护理服务业背景与界定

截至2018年底，我国60岁及以上的老年人2.49亿，占比17.9%。65岁及以上的老年人1.67亿，占比11.9%。预计到2053年，我国老年人口规模将达到最高峰值4.9亿人①。当前我国人均预期寿命已达到77岁，但人均健康预期寿命仅为68.7岁，患有慢性病的老年人超过1.8亿，其中75%患有一种及以上慢性病。失能、半失能老年人约4400万②，与之对应的是我国1.5亿的独生子女，超过100万的失独家庭，家庭养老护理功能明显弱化。随着老龄化程度的加深，老年人对护理服务包括生活护理、专业护理和心理护理的需求不断增加，这既是我国老年护理服务业的严峻挑战，同时也是重要的发展机遇。

老年护理服务业是依据老年人群的健康特征和护理服务需求，为老年人，特别是失能、半失能老人提供护理服务的业态及与之相关的配套产业。老年护理服务业态按照实施场所可分为机构护理、社区护理和居家护理。相关配套产业包括老年护理培训产业、老年护理用品产业及老年护理保险业等。老年护理服务要厘清护理与照护的区别，照护以生活照料或养护为主，而护理兼顾生活照料与医疗护理。据民政部测算，2020年我国老年护理服务业潜在市场规模将突破5000亿元。

二 中国老年护理服务业发展现状

（一）政策配套日趋成熟

党和政府高度重视老年护理服务业的发展，陆续出台了一系列利好政策

① 国家卫生健康委员会宣传司：《健康老龄化：活得长还要活得好》，http://www.nhc.gov.cn/xcs/wsjksy/201909/b1d07d89b79c4a10a72607e55293d027.shtml，2019年9月27日。

② 国家卫生健康委员会宣传司：《国家卫生健康委员会2019年5月8日例行新闻发布会文字实录》，http://www.nhc.gov.cn/xcs/s7847/201905/75ac1db198ae4ecb8aa96c50ea853d0c.shtml，2019年5月8日。

（见表1），从补贴支持、支付保障、人才培养、服务标准等多方面加以支持、规范和引导。

表1　国家近年出台的老年护理服务业相关政策

政策名称	出台时间与部门	相关要点
《全国护理事业发展规划(2016～2020年)》	2016年11月，卫计委	开展老年护理服务发展工程。到2020年,争取支持每个地市设立一家护理院,鼓励社会力量举办老年护理服务机构,有条件的地区设立安宁疗护中心。初步形成一支由护士和护理员组成的老年护理服务队伍
《关于开展长期护理保险制度试点的指导意见》	2016年,人社部办公厅	全国15个城市试点探索长期护理保险制度,探索为促进老年护理服务业发展提供有效支撑
《关于促进护理服务业改革与发展的指导意见》	2018年7月,卫健委、国家发改委、教育部等11个部门	通过鼓励和推动社会力量举办护理机构或者部分一级、二级医院转型等方式,激发市场活力,扩大老年护理服务供给。健全健康养老服务网络
《"互联网+护理服务"试点工作方案》	2019年1月,卫健委办公厅	确定北京、天津、上海、江苏、浙江、广东作为"互联网+护理服务"试点省份,探索适合我国国情的"互联网+护理服务"的服务模式、管理制度、服务规范、运行机制等
《城企联动普惠养老专项行动实施方案》	2019年2月,国家发改委、民政部、卫健委	重点支持发展集中管理运营的社区嵌入式、分布式、小型化、连锁化养老服务设施和带护理型床位的日间照料中心,强化对失能、失智老年人的长期照护服务。目标是2020年,参加城市养老床位数每千名老年人达到40张,护理型床位占比高于60%。激发社会资本参与养老服务积极性
《关于推进养老服务发展的意见》	2019年4月,国务院办公厅	在国家层面做出了方向性政策引导和扶持,如提升医养结合服务能力、建立健全长期照护服务体系等
《关于开展老年护理需求评估和规范服务工作的通知》	2019年7月,国家卫健委、中国银行保险监督管理委员会、国家中医药管理局	提出了老年人能力评估标准表(试行)、护理服务项目建议清单(试行),为各地相关医疗机构老年护理服务按需分类提供了依据
《关于加强医疗护理员培训和规范管理有关工作的通知》《医疗护理员培训大纲(试行)》	2019年7月,国家卫健委、财政部、人力资源和社会保障部、市场监督管理总局、国家中医药管理局	重申医疗护理员主要从事辅助护理等工作。明确老年患者医疗护理员应掌握老年人的常见疾病及照护要求以及老年人营养需求和进食原则,常见疾病使用药物的注意事项等

续表

政策名称	出台时间与部门	相关要点
《养老护理员国家职业技能标准(2019 年版)》	2019 年 10 月,人力资源和社会保障部、民政部	增加了对养老护理员的技能要求,放宽了入职条件,不设学历要求,拓宽了职业发展空间,缩短了职业技能等级的晋升时间
《关于建立完善老年健康服务体系的指导意见》	2019 年 10 月,卫健委、国家发改委、教育部等 8 部门	提出加强护理机构建设,到 2022 年基层医疗卫生机构护理床位占比达到 30% 的目标,并探索建立从居家、社区到专业机构的失能老年人长期照护服务模式。依托护理院(站)、护理中心、社区卫生服务中心、乡镇卫生院等医疗卫生机构以及具备提供长期照护服务能力的社区日间照料中心、乡镇敬老院等养老机构,为失能老年人提供长期照护服务
《国家积极应对人口老龄化中长期规划》	2019 年 11 月,中共中央、国务院	打造高质量为老服务和产品供给体系。积极推进健康中国建设,建立和完善包括健康教育、预防保健、疾病诊治、康复护理、长期照护、安宁疗护的综合、连续的老年健康服务体系。健全以居家为基础、社区为依托、机构充分发展、医养有机结合的多层次养老服务体系,多渠道、多领域扩大适老产品和服务供给,提升产品和服务质量①
《关于加强老年护理服务工作的通知》	2019 年 12 月,国家卫健委办公厅、国家中医药管理局办公室	增加提供老年护理服务的医疗机构数量、床位数量。医疗机构增加老年护理服务供给。提高老年护理从业人员服务能力。丰富老年护理服务模式。做好组织实施工作
《关于印发老年护理专业护士培训大纲(试行)和老年护理实践指南(试行)的通知》	2019 年 12 月,国家卫健委办公厅和国家中医药管理局办公室	培训大纲明确了培训对象、培训目标、培训方式及时间、培训内容以及考核方式和内容。实践指南指导各级各类医疗机构规范提供老年护理服务,提高服务质量和水平

注:①《国家积极应对人口老龄化中长期规划》,2019 年 11 月由中共中央、国务院印发。

(二)服务体系初步建立

当前“以机构为支撑、社区为平台、居家为基础”的中国特色老年护理服务体系已初步建立。养老护理院、护理中心、安宁疗护机构、社区养老驿站、康复医疗中心的数量持续增长。2019 年底,我国注册护士总数 445 万人,每千人口护士数提高到了3人，在基层从事护理工作的护士约80万人。截至2019年6月底，全国各类养老机构和设施17.33万个，养老床位合计达到735.3万张，每千名老年人拥有养老床位29.1张。其中有注册登记的养老机构2.99万个，社区养老照料机构和设施14.34万个①。

（三）供需矛盾突出、发展不平衡

1. 服务供给不足仍是主要矛盾

一方面，老年护理服务业属劳动密集型产业，养老护理人员缺口巨大，按照4∶1的比例计算，服务4000万失能、半失能老年人需要1000万护理人员，而目前全国养老机构护理人员数量不足100万人，其中受过专业训练、持有上岗证书的护理员更是不足10万人②。老年护理护士缺口100万～200万人，养老护理员缺口600万～800万人。目前很多养老护理创业公司因招不到合格的护理员，都需要自己花成本培训，合格后上岗。另一方面，由于老年护理服务技能要求高、待遇低、压力大、上升通道窄等原因，老年护理职业吸引力有待提升，护理人员“招不来、留不住”的现象还很普遍。除了护理人员缺乏，我国养老机构床位的缺口也在逐渐扩大。2018年我国千人养老床位为29.9张，低于“十三五”规划提出的每千人拥有养老床位35～40张的目标。

2. 供方成本高、需方支付能力偏弱

机构护理费用中床位费和护理费占比约85%。我国公办养老机构的护理费实行政府定价，如广州市护理费标准为自理老人（一般照顾护理）500元/（人·月），介助老人（半照顾护理）800元/（人·月），介护老人（全照顾护理）：1000元/（人·月），价格的优势导致一床难求。民办养老机构则实行市场调节定价，护理费一般为1100～3000元，由于价格、品牌信赖度等原因，床位空置的现象较为普遍。

对于居家护理而言，尽管需求巨大，但目前需方高度分散，需求碎片化、多样化，需求频次不稳定，导致成本较高，而普通家庭养老护理支付能

---

① 《截至今年6月底，中国共有各类养老机构2.99万个》，中国新闻网，www.chinanews.com/gn/2019/09-26/8966505.shtml，2019年9月26日。

② 刘旭：《养老护理行业：专业人才招不来留不住》，《工人日报》2019年9月8日。

力不足，老年人很难接受较高的上门护理费用。当前老年护理服务的社会保障机制如长期护理险尚在试点探索之中，相关的商业保险产品也存在形态单一、定价偏高的问题。总体而言，保障体系尚未形成有效支撑，老年护理的有效需求不足。

3. 发展不平衡、不协调

主要表现在城乡发展不平衡。城市社区养老服务设施覆盖率基本达到90%，而农村覆盖率不足60%，中西部农村更是处于低覆盖，甚至零覆盖状态。2018年城市每千人注册护士数5.08人，而农村仅有1.80人。城市中又以东部经济发达地区及北上广一线城市发展较好，截至2019年9月养老机构床位数最多的三个省份（江苏省、浙江省、山东省）的床位约占全国的1/4。布局护理服务业的公司中超过70%总部位于北上广。

其次是老年护理机构发展不协调，养老驿站、安宁疗护机构比较少。护理机构发展参差不齐，部分公立养老护理机构活力不足，有待通过改革机制，促进公办护理机构大发展。社会办养老护理机构作为公办老年护理机构的有益补充，目前定位人群主要面向支付能力强的高端人群，许多社会办机构缺乏特色，难以满足老年人多样化的需求，有的仍是地产经营思维。

（四）老年护理服务业处于发展关键期

1. 老年护理理念与模式处于转变期

过去越来越专科化的护理模式，难以应对老年护理多样化、多层次的需求，老年护理服务正面临专科化向全能型转变。首先，老年护理需要由注重护理疾病向注重提高老年人生活质量转变，老年护理的专业内涵也进一步扩展，涵盖老年慢病管理、康复护理、长期照护、临终关怀等服务。目前山西省通过创新人才培养和服务模式，培养护理＋健康管理师的复合型护理人才。其次是从注重技术向注重综合成本效益转变，老年护理服务要在考虑普惠性和成本效益的基础上，选择适宜的技术与护理用品，提升护理资源的利用率，提高单位护理劳动消耗下适合老年人需求的护理服务供给，重视卫生经济学效益，如护理与老年相关疾病的预防与健康管理干预措施、技术的应用。此外一些护理的新模式也在涌现，如医护家、金牌护士、一号护工、老吾老等“线上＋线下”服务的平台。“护理时间银行”等互助性老年护理模式也在探索之中。

2. 老年护理服务市场处于培育期

老年护理服务业受限于人才不足、老年人支付能力偏弱、投资回报周期较长等因素，处于由政府主导的培育期。2016 年启动的中央财政支持的居家和社区养老服务改革试点工作已确定了五批近 200 个试点城（区），推动了城市社区养老、居家养老服务供给的发展，一些试点如杭州、南京、济南等城市的先进经验被总结推广。2019 年，国家发改委等部门推动的城企联动普惠养老专项行动，共下达经费 14 亿元，支持 119 个项目的建设。

当前国企是投资建设养老护理机构的主力军，承担了重要的社会责任，如中国诚通探索将接收的改革资产转型发展健康养老，并于 2017 年注册成立了中国健康养老集团有限公司，探索多层次普惠型养老产业发展模式。在北京、上海、广州、厦门、常州等城市核心区域建设养老机构，床位规模已达 3000 余张。

社会办养老护理机构也呈现良好的发展势头，涌现出一些连锁品牌。如泰康已在北京、上海、广州、成都、苏州、武汉、三亚等 15 个城市布局了泰康之家医养社区和康复医院，提供约 3. 4 万张床位养老单元。佰仁堂在长三角、重庆等地布局了 46 家机构，拥有近 2 万张养老床位。朗高养老、爱依养老等一批从事养老护理的企业在新三板上市。

3. 长期护理保险处于探索期

长期护理保险是为失能（失智）人群长期护理提供财务保障的一种健康保险产品。人社部办公厅于 2016 年 6 月发布《关于开展长期护理保险制度试点的指导意见》，在上海、河北承德、吉林长春、浙江宁波等 15 个地区开展长期护理保险制度试点，并以吉林和山东省作为国家试点的重点联系省份。之后其他一些城市（区）也进行了积极探索。实践显示长期护理险促进了护理机构的发展，激活了养老护理培训市场，促进了养老护理人才队伍的培养，激发了创业与就业，促进了老年护理服务业，特别是居家护理服务业的发展。据测算 2020 年长期护理保险的保费杠杆支付作用可撬动 6000 亿元的照护服务市场。

青岛自长护险试点以来，形成了以民营服务机构为主体的服务平台，718 家机构中，由社会力量举办的 631 家，占 87. 9%。全市定点机构提供护理床位

8903 张，照护服务人员 1.71 万人。上海市自试点以来新增护理服务定点机构 778 家，同时也吸引了大量从业人员进入养老服务领域，从试点之初的 1 万余人增长到 4 万余人，且服务人员队伍的整体素质和服务水平较以往有了较大提升。上海申养推出的“申养长护险居家上门护理服务”，为周边的老年人提供了专业的居家养老护理服务，获得了客户的好评。

此外商业保险也开始关注老年护理问题，积极探索创新保障模式。泰康养老保险作为长期护理保险的先行者，已参与经办全国 24 个城市的长期护理保险试点工作，覆盖人口 1185 万人。爱心人寿推出的“帮扶年年长期护理保险”被评为 2019 年度最具创新力保险产品。

4. 护理用品、培训等配套产业处于起步期

老年人常用护理产品包括助行器、坐便器、理疗仪、按摩器具、血压血糖睡眠监测设备、智能监护床、防褥疮设施、防走失定位设备、失禁护理用品、辅助看护机器人等，具有巨大的潜在需求。目前我国老年护理用品市场发展相对滞后，供给相对短缺，国产产品创新不足，性能单一，多数护理产品仍停留在减少或替代老年人自身活动的层面，忽视了老年人自助式的需求，缺乏个性化、多样性的老年护理适宜产品，行业尚处于起步阶段。

我国老年护理教育发展滞后，老年护理人才培养体系尚未健全。全国只有天津中医药大学护理学院、山西医科大学汾阳学院、沧州医学高等专科学校等少数本、专科院校开设了老年护理方向。目前开设了老年服务与管理专业招生的学校有 167 所，专业点 173 个，如广州医科大学、广西医科大学、山西师范大学、北京劳动保障职业学院等，老年护理相关人才缺口巨大。

民政部的规划，到 2022 年底前要培养培训 200 万名养老护理员，提高养老护理员的“质”与“量”。目前养老护理员的培训一部分为公益性，由政府以购买服务的方式支付；另一部分则由培训学员付费，市场化运营。为提升培训质量，有的依托国内权威师资资源，如解放军总医院第一医学中心护理部与中关村新智源健康管理研究院联合举办的“防跌倒护理培训班”，将防跌倒与健康管理相融合；有的对接国际品牌资源，如澳大利亚希斯国际学院在广州建立老年管理远程教育实习基地，日医居家养老服务有限公司在河北廊坊开办三杰圣一职业培训学校等。

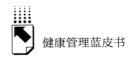

三　老年护理服务业发展经验与标杆案例

（一）地方发展老年护理服务业的经验

1. 北京市

（1）探索激发公办养老机构活力

北京探索通过公办民营、公建民营的方式激发公办养老机构的活力，过半数公办养老机构实现了“公办民营”。2015 年北京出台《关于深化公办养老机构管理体制改革的意见》及相关配套政策，主要针对运营较差的公办养老机构进行民营化改革，采取招标等形式引入专业化的社会力量，减轻政府负担，利用市场机制促进管理、运营、服务水平的提升，同时加强对收费标准的备案审查和对服务质量的监督。

（2）探索互联网居家护理

北京市卫健委、市场监督管理局、医疗保障局联合印发《关于发展和规范互联网居家护理服务的通知》，明确医疗机构可以通过互联网信息平台派出本机构的执业护士为适合居家条件下进行医疗护理的患者提供护理服务。相关部门鼓励医疗机构依托互联网技术，将护理服务从机构延伸到社区、家庭，构建连续性护理服务，并制定了《北京市互联网居家护理服务项目目录（2018 版）》。

（3）发展“养老驿站 + 护理站”模式

2015 年北京市人大颁布全国首部居家社区养老方面的地方性法规——《北京市居家养老服务条例》，将社区居家养老作为就近养老服务的重中之重。2016 年又出台了《北京市支持居家养老服务发展十条政策》《关于开展社区养老服务驿站建设的意见》，以“政府无偿提供设施，运营商低偿运营”模式运营养老驿站，为老年人提供日间照料、呼叫服务、健康指导、心理慰藉、助餐服务等。到 2020 年，北京市内养老驿站的数量将增至 1000 家，每家驿站的服务半径不超过 1000 米，如华威西里社区养老驿站护理站既为老年人提供养老照护，又提供护理服务。

2. 上海市

（1）注重护理服务相关质量与规范

上海不断加强老年医疗护理管理工作，2010 年启动“优质护理活动”，先后成立上海市护理质控中心及老年护理质控中心，搭建市、区两级质控网络，建立上海市统一的护理管理制度、质控标准、质量指标体系。2016 年又颁布了《上海市护理站管理办法》，细化、明确护理站的设置、执业、人员、制度等内容，形成全市统一、规范的护理站管理体系。

（2）探索社区嵌入式养老服务

上海探索了“长者照护之家”和社区综合为老服务中心两种社区嵌入式养老服务。长者照护之家将社区内闲置资源改造为小型住养机构，一般 300 ~ 500 平方米，主要为有需要的老年人提供短期住养照料、大病出院后康复护理、家庭喘息服务以及入住养老机构前的体验适应服务等。到 2017 年底，中心城区和郊区城市化地区的街镇已至少拥有一家长者照护之家。社区综合为老服务中心一般约 1000 平方米，是包括长者照护之家、日间照料中心、助餐点、护理站或卫生站等在内的“枢纽式”为老服务综合体，为社区老年人提供日托、全托、助餐、助浴、康复、护理等一站式养老服务。

（3）盘活存量发展增量扩大供给

一方面，上海市将现有公立二级医疗机构及社区卫生服务中心的治疗床位逐步转型为护理床位。2013 年印发了《关于区县综合性医院设置老年护理床位的实施意见》，要求各区综合性医院设置不少于平均 50 张的老年护理床位，对于设置老年护理床位的区综合性医院，通过福利彩票公益金给予每张床位 1 万元的一次性补助。另一方面，鼓励和支持兴办老年护理机构，鼓励多元化发展护理站①。2016 年印发《关于鼓励社会力量发展本市护理站的通知》，推进医疗护理服务延伸至社区、家庭。2018 年底，上海市医疗机构内老年医疗护理床位近 3.5 万张，新建家庭病床 5.4 万张。全市已设立护理院（站）370 家，社会资本投资设立护理机构已成主力。

3. 广州市

注重发挥中医药优势与特色。广东省中医院、广州市慈善医院的医疗、康

---

① 闻大翔：《上海：政府主导与市场驱动并重》，《中国卫生》2018 年第 7 期，第 27 页。

复、护理方面的专家，根据老年人的需求，研究开发了一系列适宜于居家开展的“中医药健康居家养老服务包”，形成系统化、标准化的居家养老康复护理服务内容、标准和流程。10余种服务包涵盖了中风或偏瘫后褥疮护理、进食（吞咽）护理、功能康复、术后各种管道护理、运动康复等老年人、慢病患者或术后患者常见的健康问题，方便老年人足不出户解决护理康复保障问题。

（二）典型企业案例

随着我国老年护理服务业的发展，涌现出了一批有代表性的企业（见表2），如小柏家护、朗高养老等，它们在机构护理、社区护理和居家护理方面积极探索，一些做法与模式值得借鉴。

表2 老年护理服务业典型企业

企业名称	机构护理	社区护理	居家上门护理	概况
老吾老	√	√	√	2003年成立于北京，4A级企业，国家发改委城企联动普惠养老专项行动首批试点单位。深耕普惠养老市场近20年，拥有养老、医养、“互联网＋居家养老”、健康管理、旅居养老、康养地产等八大板块，入选国家十年发展养老项目的必选清单与自选清单。有上万平方米、以老年病治疗和康复为特色的医养结合型全科一甲医院；普惠型养老床位1560张和10家社区养老驿站；一期5万平方米、3600张床位的医养结合养老服务综合体即将开业。正全力构建“互联网＋”机构养老、社区养老、居家养老、旅居养老“四位一体”，线上线下互动的新医养结合养老模式
佰仁堂	√	√	√	成立于2014年，现运营管理着60多家养老服务机构（包括老年医院、护理院及社区居家服务网点），项目覆盖全国14个城市、2600多名员工
寸草春晖	√	√	√	“寸草春晖”品牌始创于2011年，定位城市核心区域的护理型养老院，专注于为失能、半失能、失智、高龄老人，提供医疗、护理、颐养、照料、康乐等优质服务。“首开寸草”成立于2016年7月，延续“寸草春晖”品牌的融合式养老模式，将首开集团存量房产资源与寸草春晖优质养老服务相结合，打造集机构、社区、居家养老于一体的连锁化、品牌化的专业护理型养老机构

续表

典型名称	机构护理	社区护理	居家上门护理	概况
福泰年	√	√	√	福泰年是花样年集团旗下全资子公司，以“专业让生命更长青，贴心让家庭更幸福”为服务宗旨。在深圳、长沙、成都等多地布局，2013 年进入成都养老服务市场，2013 ~ 2019 年在成都市开设了 2 家市中心中高端养老公寓即福邻科华店和顺城苑、2 家社区嵌入型机构、1 家大型康养机构、出资开办了安康年民非组织并承接了成都市 4 区 20 个街道的政府居家养老采购服务，开办了 6 家社区日间照料中心
普亲养老	√	√	√	湖南普亲老龄产业发展有限公司创立于 2008 年，总部位于湖南长沙，是面向失能、失智老年群体的全国连锁养老服务企业。北京普亲养老服务有限公司成立于 2017 年，是湖南普亲老龄产业发展有限公司华北区域子公司，下设北京普亲长辛店老年养护中心、北京普亲清河老年养护中心
侨亚集团	√	√	√	侨亚集团创立于 2001 年，致力于打造中国专业的养老产业服务综合运营商和新型养老生态圈。已形成以“活力旅居养老、社区康护中心、家庭养老院（居家养老）、地产 + 机构服务、康复医院 + 临终关怀”五大核心业务为主，以“互联网 + 社区一体化运营平台”为一体的运营服务平台，以“智能数据中心”和“侨亚商学院”为两翼的“五位一体，两翼驱动”发展模式，全面覆盖养老产业需求，形成独具特色的侨亚养老服务模式
鸿泰养老	√	√	√	“鸿泰养老”致力于中高端护理型养老机构的运营，目前已完成“鸿泰·乐尔之家”产品系列在上海、天津的战略布局，且开创了 7 大项目同年投入运营的国内先例。率先以突破万元/（床·月）的价格水平满员运营养老机构；率先实现“运营服务标准、产品设计标准”贯标，成为国内首家真正的养老社区“投资 + 开发 + 运营”的企业
千禾集团	√	√		千禾养老始于 2008 年千禾敬老院，2012 年成立北京千禾颐养家苑养老服务有限责任公司，是一家专注于高龄、失能、失智老人长期照护的专业连锁养老机构。公司现有 5 家养老机构和 1 家养老驿站，共有床位近 1200 张

续表

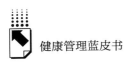

典型名称	机构护理	社区护理	居家上门护理	概况
任达养老	√	√		任达养老产业集团是由深圳市民政局批准设立的大型养老机构。旗下有养老机构20余家,总床位数近6000张,旗下机构有:深圳市仁达爱心护理院、龙岗区仁达爱心护理院、揭阳聚龙湾护理院、赣州祥瑞老年公馆、汝城县健康养老服务中心、湖南旭达养老产业园等
星堡		√	√	上海星堡老年服务有限公司由复星集团和美国峰堡于2012年合资成立。致力于改善中国老年的生活方式,主要产品是星堡养老社区和星堡居家养老两部分。其中,星堡养老社区为入住老人提供一站式全程服务、全天候医疗保健服务、专业清洁服务
爱照护		√	√	上海爱照护是国内首家基于K-AID(知识+人工智能+物联网+大数据)融合技术的智慧养老服务企业,K-AID技术全面支持面向“按成效收费”的智能化全覆盖照料社区原居安老新模式,为社区居家长者提供照护生命周期内“一站式”全龄段和全天候智慧养老服务。上海爱照护养老服务已成功覆盖上海大部分地区,同时入驻日本、韩国及香港、台湾、杭州、宁波、武汉、北京、杭州、济南、重庆、兰州、南昌、烟台和呼和浩特等城市的500多个社区,累计为国内外20多万户家庭提供智慧养老服务
清檬养老		√	√	清檬养老服务有限公司是“互联网+”养老服务领域的高新技术企业。清檬专注居家养老服务,以老年人画像体系评估结果为依据,为客户定制个性化照护方案。居家照护师精细服务,专业团队后台支援,让长者享受“不离社区、不离家”的高品质养老护理服务。清檬总部位于北京,目前已入驻广州、哈尔滨、成都、烟台等15个省市。清檬拥有发明专利、软件著作权、注册商标等知识产权40余项,并两次参与国家科技部“十三五”国家重点研发计划项目课题研究
和佑养老	√		√	上海和佑养老集团成立于2008年,是国际化的养老行业专业运营服务商,具有多年投资、策划、管理养老机构、养老社区、养老地产等多种业态的综合经验和实力。集团成功创立并运营了“和佑尊长园”高端养老服务品牌,在国内的华北、华南、华东、东南、西南等地区建设开发多家连锁养老机构,为入住长者提供养老、医疗、护理、照料服务

续表

典型名称	机构护理	社区护理	居家上门护理	概况
盛泉养老	√		√	盛泉养老成立于2008年，先后投资26亿元，在山东荣成建成40万平方米、普惠床位1.5万张的集中养老区，常住老人3000多人。已形成公益养老、基础与中高端养老全覆盖，机构养老与居家养老等多格局服务体系
爱以德	√			上海爱以德医养投资集团有限公司是一家专业投资开办老年服务产业的投资管理公司，自2006年以来采取公益性事业市场化运作方式，构建融老年医疗护理、老年养老生活、老年康复医疗为核心业务的老年服务产业链，打造“爱以德”护理连锁品牌，开办以养老养生为主的新型医护型养老院，以诊疗、护理慢病与失能老人为主的护理医院，以促进老人康复为主的专业老年康复医院。现已先后开办了7家养老院、5家护理院和9家护理站，共计21家老年服务机构。连锁机构建筑面积总计近16万平方米，拥有养老床位6000余张，现有员工2000余人
九久夕阳红	√			安徽九久夕阳红医养集团有限公司创建于2001年10月，是安徽省合肥市第一家民办老年福利服务机构。已发展成为拥有15家老年公寓、2家医养结合护理院及相关配套设施的综合性、连锁性养老集团。总建筑面积超过13万平方米，设床位5500余张。已照护老人超过20000人。集团总部九久夕阳红老年城(新海护理院)先后获“全国爱心护理工程建设基地”“全国爱心护理工程示范基地”“国家级服务业标准化试点项目建设单位”等荣誉称号
泰康之家		√		泰康之家(北京)投资有限公司是泰康健投旗下专注养老、护理、康复机构建设运营和创新服务的专业品牌，聚焦老年生命链产业整合，以康养为核心，对接保险产品，打造老年健康服务超级平台。泰康之家高品质医养社区遵循“康养结合”理念，围绕老年人的实际健康需求，配建以康复、老年医学为特色的康复医院，打造泰康国际标准康复体系，提供包括独立生活、协助生活、专业护理、记忆照护、老年康复及老年医疗在内的覆盖老年人全生命周期的连续健康服务，把现代医学和中医传统医学运用到活力生活和长期照护的各个阶段，提供医疗急救保障和有效转诊，针对老年常见病和慢性病进行系统健康管理，实现一站式持续关爱

续表

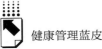

典型名称	机构护理	社区护理	居家上门护理	概况
优年生活		√		“优年生活”连锁型持续健康退休社区品牌隶属于合众优年（北京）投资有限公司。总部设于北京，目前旗下运营有优年生活沈阳、武汉、南宁社区等。“优年生活”引入美国养老社区 CCRC 的先进理念，以创新老年人晚年生活方式为重点，注重身心灵全方位关爱，为老年人提供全方面、多层次、个性化、高品质的养老服务，包括独立生活、协助照料、康复护理、阿尔茨海默症（认知症）照料等专业照护服务
九华兮秀		√		“九华兮秀”是我国养老行业首家具有自主知识产权的战略品牌连锁养老社区。在中国和美国同时注册。杨宋养老社区是九华兮秀养老产业集团旗下的一家核心社区，是怀柔区首家公办民助的养老机构，改建后入住老人规模达 1000 人，同时也是民政部的“全国模范敬老院”，市政府首都绿化、美化花园单位和北京市民政局的养老机构先进单位。九华兮秀养老产业集团与中国人寿合作共同开发了“老龄社会化保险计划”，为推进养老社会化的实施迈出了实质性的一步
青松康护			√	青松康护成立于 2004 年，通过智能平台实现远程医疗与上门康复护理相结合。十多年来，集青松护联网、“青松健康 +”、青松学院、青松优选于一体，青松服务对象 40 万人，累计服务 400 万人次
瑞泉护理			√	2013 年，福建瑞泉护理服务有限公司创建，正式开启瑞泉的大健康版图。2017 年 10 月，瑞泉迈入集团化发展新阶段，逐步发展为一个集健康养老、医院陪护、智能养老设备研发、人力资源培训等为一体的全产业链健康生态型集团公司。截至目前，业务已覆盖全国 24 个省市，合作医院逾 300 家，有专业服务人员近 20000 名
医护到家			√	医护到家是北京千医健康管理有限公司推出的中国首个护士上门服务平台，是政府批准的全国互联网医养服务试点项目。通过医护到家 App，可以随时随地预约护士上门、居家养老、问诊、体检、健康管理等服务。医护到家目前已覆盖北、上、广、深等 330 个城市，注册认证的专业执业护士超过 4.3 万名。医护到家将不断拓展新的业务领域，包括在全国范围投资建立护理站、打造智慧物联网以及在养老护理和康复领域的新服务

续表

典型名称	机构护理	社区护理	居家上门护理	概况
一号护工			√	一号护工是国内领先的居家照护服务平台,面向高龄、失能、失智人群,为用户提供生活照护、病症护理、病后康复等方面一站式个性化居家照护服务
活力国际			√	活力国际社区护理作为全球500强企业索迪斯旗下的个人与居家服务的品牌,自2013年进入中国市场以来,始终专注于提供高质量的居家护理服务,目前在上海运营多家医保定点长护险护理站
健龄			√	健龄致力于老年人群的专业居家护理照料与居家养老服务,总部位于上海,是国内首家以老年人群脑健康照护为核心服务的居家养老护理机构,全面提供记忆锻炼、定向训练、居家看护、心理关怀等科学全面的上门服务,同时在老年人易发的中风、帕金森、骨折、各类重病慢病等方面,健龄也同样提供长期专业丰富的居家护理服务

1. 小柏家护

成立于2015年，为老年人提供居家上门护理及专业医院陪护服务，并开展护理培训业务。小柏家护拥有3000余名养老护理服务团队，结合O2O模式，为老年人提供居家上门护理和专业医院陪护服务。

小柏家护注重标准化建设，首先是培训标准化，除了专业技能，还培训如何与老人快速建立信任等课程；人员标准化，人员均通过培训获得养老护理员证书，并标注个性化标签；服务流程标准化，护理等级分成半护理、全护理，流程管理利用系统完成；服务内容标准化，护理日志的内容通过标准化、字段化、数据化，进而分析出什么样的老人更需要什么护理服务，更好地优化服务供给；品控管理标准化，每一个家护师每天拿到的收入根据用户的评价按照一套参数自动计算得出；护理工具标准化，上门服务的护理员配带统一的工具箱；售后保障标准化，嫁接了第三方保险机构的雇主责任、财产、意外伤害险，降低企业的运营风险。

2. 燕达金色年华健康养护中心

燕达金色年华健康养护中心位于河北燕郊，毗邻北京，由燕达医院、燕达康复中心、燕达养护中心、医学研究院、医护培训学院组成，突出“医养康”

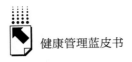

结合型服务模式，提供老年病防治、专业护理、康复理疗、慢病管理、养生保健及精神文娱保障，注重老年人的生活品质。2016 年被确定为京津冀养老试点单位。

养护中心床位一期 2300 张，于 2017 年住满。二期 8000 张，2018 年 11 月开放，已入住 1500 多人。其中宾馆式养护区主要入住失能、半失能、疾病康复、认知障碍的老年人，引进的天轨移位及康复训练系统为非自理的老人如厕、沐浴、行走训练提供安全保障与辅助。康复以认知功能、吞咽功能、语言功能、排泄功能的康复训练为主，并发挥中医药理疗特色，对尿失禁康复取得了较好效果。

3. 朗高养老

从 2009 年起，朗高养老已在无锡、温岭、湖州、台州、黄岩开设了 10 余家养老护理机构，医疗及养老床位达 3600 张，固定养老服务团队超 1000 人，提供集养、护、医一体的综合康复、护理、养老服务。目前无锡各机构平均入住率达 95%，同时朗高养老以自身养老服务机构为平台，结合信息技术，将养老护理服务半径向社区和居家延伸。2016 年朗高养老在新三板成功挂牌，2019 年发布的业绩报告显示，2018 年实现营收 10193 万元，比上年同期增长 47.34%。2019 年无锡朗高护理院入选卫健委和世界卫生组织开展的“医养结合在中国的最佳实践项目”。

四　老年照护产业发展趋势与建议

（一）国外的发展趋势

1. 护理方案整体化个性化

英国韦克菲尔德先锋护理院由医生助理、物理治疗师、职业理疗师、护士及心理健康护士组成护理小组，共同为老人制订个体化的护理方案，方案的实施由周边的医疗、健康服务机构和专业人员协作完成。注重老年人心理健康，开展“生活画像”“个人传记”等项目对抗老人的孤独感。开展了“帮老人回家”项目，对入住护理院的老人，积极开展康复护理，并为老人出院后的护理和康复提供支持帮助，为老人回归家庭创造条件。项目开展 9 个月就使急诊入院数下降了 19%，急诊治疗减少 12%，住院卧床日数减少了 26%。美国的老年社区综合护理“PACE”模式，也是由护士、医生、社工、复健师、职业治疗师、营养师以及其他辅助人员共同制定、实施全方位的护理方案。

2. 与互联网相融合

美国老年居家照护公司 Honor 运用“互联网 + 即时监控”的方法，通过网站和 App 把护理人员、需护理的老人以及他们的家人联结起来。在老人家中设置监控设备，家人经过授权可以随时在移动设备上查看老人在家的状况、护理人员上门服务时长和工作内容，还能给护理人员评分，但如果雇主不够尊重她们，她们也可以拒绝提供下次服务。

3. 重注“乐活”，激发主动性

荷兰的特雷莎乐护国际在“乐”和“活”字上做文章，关注老人的幸福感、快乐感，认为即使是失能失智老人同样希望掌握生存、生活的能力，禁止老人在没有必要的情况下长期卧床或一天到晚坐着。日本的蒲公英介护中心通过奖励虚拟货币的方式，鼓励老年人做康复训练和力所能及的事，老人们可以从 200 多种康复训练计划中选择自己喜欢的活动，获得的虚拟货币奖励可用于内部购物。变被动为主动的游戏化方式，激发了老人们的康复热情和兴趣，也让老人更有尊严，同时关注护理员的幸福感、成就感，努力创造和谐舒心的工作氛围。

（二）我国老年护理服务业发展趋势

1. 服务标准化与个性化相融合

护理服务根据老年人失能的程度分级分类，相应的服务内容、流程、质控日益标准化、规范化，使护理服务有章可循、有质可控。同时随着生活观念、消费结构的升级，社会对老年护理方案的个性化需求越来越大，需要在标准化的基础上根据不同老人的特点和具体需求，“以人为本”，提供个性化的优质护理服务。

2. 常规护理与健康管理相融合

对于失能、半失能的老人而言，护理同样需要顺应健康老龄化、主动健康的发展要求，注重提升老年人的生活质量，开展健康管理和功能康复，实现预防关口的前移和部分功能的康复与维持，延缓失能的进展。护理人员需要成为既懂护理，又懂健康管理的复合型人才，为老人提供更有价值的服务。

3. 智能科技与人文关怀相融合

目前出现了可以自动清理大小便、自动烘干杀毒，还可以喂饭、助浴的护理机器人，未来将会有更多的高科技智能设备应用于老年护理，同时互联网、物联网等信息技术的发展应用会大幅提升老年护理机构的服务效率和管理水平。科技将替代部分人力，但老年人心灵的慰藉，需要人与人的交流，人文的关怀永远无法被智能的机器取代。两者将进一步融合，智能科技为人文关怀创造更多便利，人文关怀也将使智能科技更加温暖。

4. 品牌连锁化与多元化相融合

一方面，随着老年护理服务业的发展，将有更多有特色有口碑的品牌从市场中脱颖而出，通过连锁化、标准化、精细化运营，进一步提升效益，扩大知名度与影响力，如福寿康、孝天养老、青松康护等连锁化品牌，同时基于良好的口碑，也能更多地参与公建养老护理机构的托管运营；另一方面，针对老人群体的不同定位和品牌企业自身优势、特点，品牌向着多元化、差异化方向发展，如“首开寸草”以其卓越的绿色宜居的老年人居住模式与环境，获得了WA 居住贡献奖佳作奖，目前已在北京布局了 7 家门店，提供机构护理、社区护理、居家护理融合式的养老护理服务模式。

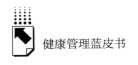

（三）我国老年护理服务业发展对策建议

1. 加强政策配套落地，释放政策红利

目前我国养老护理相关政策出台较多，但多数处于原则性规定层面，需要加快出台与之匹配的具体实施政策。政策给予的一些优惠措施在实践中也存在落实难的问题，需要相关职能部门深入调研，进一步深化“放管服”，放开不必要的限制，同时加强监督监管，探索建立有资质的第三方民非组织参与监督的机制。另外有的政策政出多门，需要加强顶层设计与统一协调，推进政策落地，进一步释放政策红利。

2. 加大人才培养力度，增强职业动力

要在全社会营造为老服务工作光荣、受尊崇的氛围，对老年护理从业者给予更多关心，扩展职业上升通道，提供多方面的保障，提升职业荣誉感和社会价值感。加大复合型护理人才、护理机构运营管理人才、养老护理辅具研发人才的培养力度，大力发展合作型校企合作基地，鼓励养老相关民非组织机构的发展，发挥院校、养老护理服务企业、社会组织（学会、协会等）各自的优势，创新人才培养模式。加强护理人才在健康管理、功能康复、人文关怀、精神慰藉、疫情防控等方面的培训，并融入标准化服务的流程细节当中。需要加强防失能、防失智、老年疾病危险因素干预等老年健康管理服务，同时要加强参与老人护理的家庭成员的培训，提高其健康素养和护理的专业性。

3. 深化护理保险探索，激发市场活力

在总结长期护理保险前期试点经验的基础上，进一步探索具有中国特色的多层次、可持续的老年长期护理保险制度，包括多元筹资机制、多主体责任分担机制和适宜国情的待遇保障水平，同时注重总结吸收国内外的经验教训，如日本将失能预防、健康管理和健康促进纳入长期护理保险制度的改革思路①。开展失能（失智）预防工作，发挥保险积极的导向作用。不断创新丰富与长期护理相关的商业保险产品，把保险作为优化老年财富储备的重要手段，为激活养老护理市场增添动力。

4. 发展普惠适宜服务，优化服务体验

老年护理服务业是产业，更是事业，老有所养、老有所护是政府的重要使命。公办养老机构不但要发挥托底作用，还要通过公办公营、公办民营、公建民营等多种方式发挥更大影响力和示范作用，提供更多的普惠服务，解决中低收入人群的老年护理问题；社会办养老机构要与公办养老机构错位发展，立足满足老年人多样化需求，同时也要关注普惠式服务，发展比例协调的多层次、多元化、多形式的社会办养老护理机构。鼓励基金、团体和个人积极参与老年护理服务公益事业。要进一步推动医疗资源整合，引导优质资源下沉，促进基层老年服务能力的提升，发展辐射家庭的社区养老驿站、护理站和“互联网 + 护理”服务，优化成本控制，顺应老年护理服务的新需求、新变化，让更多有需求的老人在社区、在家庭获得护理服务，让失能、半失能、失智老人的生活更有质量，生命更有尊严。

---

① 姜春力：《中国特色长期护理保险制度探索与改进建议》，《社会治理》2019 年第 10 期，第 28 页。

B.17
老龄健康服务业发展现状与趋势

丁 立　王永春　强东昌*

摘　要： 我国老龄健康服务业的基本状况是需求市场大、发展空间大、政府推动的决心和力度大，但面临着“重疾病治疗轻健康管理”等发展不平衡、不充分的问题和挑战，未来新的重大疫病防控也将影响老龄健康服务的业态。建议用“从以疾病治疗为中心向以人民健康为中心转变”的指导思想引领老龄健康服务业发展；以慢性病健康管理和疫病防控为重点推动“医养结合”向城乡社区延伸；采取综合措施开发老龄健康服务人力资源；以长照险为突破口改善老龄健康商业保险服务提供；通过实施标准化策略引导和规范老龄健康服务的需求与供给。

关键词： 老龄健康服务　重大疫情　标准化策略

老龄健康服务，本质上是以往针对老年人的、以疾病诊治和康复为主要内容的医疗卫生服务的拓展或升级。在我国，老龄健康服务作为一个行业的出现，可将2013年作为临界点。时年9月，国务院在一个月之内发布了《国务院关于加快发展养老服务业的若干意见》（国发〔2013〕35号）、《国务院关于促进健康服务业发展的若干意见》（国发〔2013〕40号）两个有关养老和

* 丁立，中关村新智源健康管理研究院副院长，研究员，从事健康管理与促进、健康养老研究；王永春，中国老龄产业协会科学技术委员会主任，教授，从事智慧健康养老产业研究；强东昌，中关村新智源健康管理研究院秘书长，副研究员，从事健康管理与促进、健康管理信息标准研究。

健康服务的国家级行业发展指导文件，分别将“积极推进医疗卫生与养老服务相结合”“加快发展健康养老服务”列为国家层面推动新行业发展“主要任务”的组成部分，聚焦新时期积极应对人口老龄化的养老服务和健康服务这两个重大民生问题，从推动行业发展的指导思想、目标、措施等方面做出部署，标志着我国“老龄健康服务业”全面扬帆起航。

一　老龄健康服务业的概念与范围

老龄健康服务业的概念与范围，可以参考《国务院关于促进健康服务业发展的若干意见》和国家统计局《健康产业统计分类》（2019 年版，下同）进行界定。

老龄健康服务业：是以维护、改善和促进老年人健康为目的，以医疗卫生和生物技术、生命科学为基础，为社会公众提供与健康直接或密切相关的服务型产品的生产活动的集合。

老龄健康服务业的范围大致可概括为八个方面。

一是老龄医疗卫生服务。包括为老年人减轻疾病或损伤、阻止威胁生命或正常功能的门诊、住院等检查治疗服务；为老年人恢复或维持躯体和心理最佳功能状态、降低病痛及恶化程度的专业化康复护理服务；针对老年人的安宁疗护等独立医疗辅助性服务；老年人预防保健、健康咨询和家庭医生等公共卫生服务。此类服务通常由获得卫生健康部门执业许可的专业医疗卫生机构或职业医护人员提供，并须接受严格的行政监管。

二是老龄健康事务与科研技术服务。包括老年健康相关卫生、食品药品监督等政府健康事务管理服务；老年相关医学协会、学会、基金会等社会组织健康服务；老年宜居康养小镇等健康产业园区管理服务；老年相关医学研究与试验等医学研发服务；老年医学科技推广和应用服务。

三是老龄健康人才教育与健康知识普及服务。包括老年医疗卫生和科技人才的职业或高等医学教育服务；养老护理员、康复治疗师等健康职业技能培训服务；新闻广电、互联网、出版物和会议会展等老年健康知识技能普及技术推广服务。

四是老龄健康促进服务。包括老年健身调理、运动康复按摩等体育健康服务；老年健康疗养、医疗旅游等健康旅游服务；老年保养、调养、颐养等养生保健服务；长期照料、护理、关爱等健康养老与长期养护服务。

五是老龄健康保障与金融服务。包括针对老年人的基本医疗保险、长期护理保险和商业疾病保险等社会医疗保障及商业健康保险服务。

六是老龄智慧健康技术服务。主要指为老年人健康生活提供第三方服务平台的互联网活动，包括互联网健康服务和产品销售平台、健康旅游出行平台等服务。

七是老龄健康相关产品流通服务。包括各类老年健康相关食品药品和器械用具等的批发、零售及租赁服务。

八是其他与老龄健康相关服务。包括与老年健康相关的法律服务和老年用品辅具专业修理服务等。

《国务院关于促进健康服务业发展的若干意见》提出了"健康管理与促进服务"的概念，包括中医医疗保健、健康养老以及健康体检、咨询管理（心理）、体育健身、医疗保健旅游等多样化健康服务，均与老龄健康服务相关。

二　老龄健康服务业的发展状况与挑战

从行业发展"形成、成长、成熟和衰退"四个阶段的一般规律看，我国老龄健康服务业作为一个自成一体的行业，尚处于第一阶段的形成期，其基本态势是需求旺盛、潜力大，但发展不平衡、不充分。

（一）老龄医疗卫生服务一家独大

面向老年人的门诊、住院和康复等医疗卫生服务是老龄健康服务的主体。综合《中国卫生健康统计年鉴》（原《中国卫生和计划生育统计年鉴》）2013～2018年"各地区医院住院服务情况"等栏目数据可见，多年来各地区60岁及以上老年人占医院出院人数的比例均保持在36%以上，其中2017年超过40%（见图1）；同期，"医院出院病人年龄别疾病构成"栏目中，60岁及以上老年人患食管恶性肿瘤、糖尿病、高血压、缺血性心脏病、脑血管病和慢性下呼吸道疾病等6种/类主要慢性病者，占医院出院病人的50%以上（见图2，糖尿病2014年、2017年除外），其中占比最高的慢性下呼吸道疾病，在2017年达近80%。

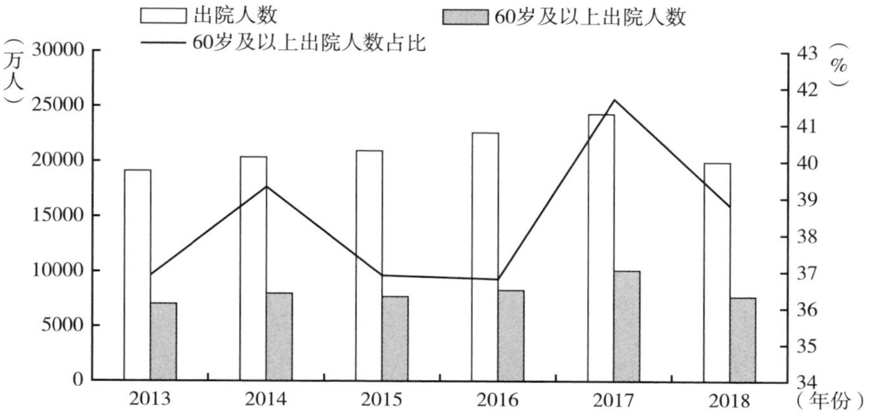

图1　2013～2018年60岁及以上老年人医院出院人数与占比

资料来源：根据《中国卫生健康统计年鉴》整理。

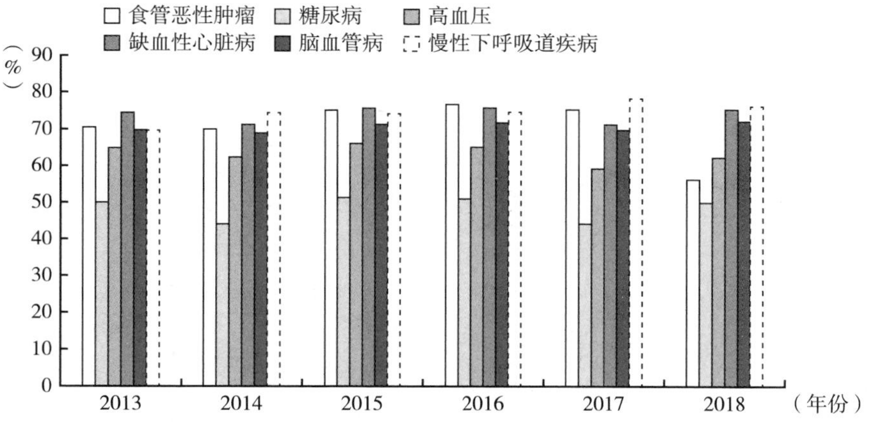

图2　2013～2018年60岁及以上老年人6种/类主要慢性病医院出院病人年龄疾病构成

资料来源：根据《中国卫生健康统计年鉴》整理。

这些情况，一方面说明了国家和社会对老年人医疗卫生服务的关注与担当，间接推测有1/3以上的医疗资源用于老年人群的疾病诊疗服务（2018年我国老年人口占人口总量的17.9%）；另一方面也客观地呈现了老龄医疗卫生服务在老龄健康服务业全局中“独占鳌头”的地位和作用；同时也凸显了老年人群心脑血管疾病等主要慢性病的防控工作任重道远，相关的老龄健康服务需求市场庞大。

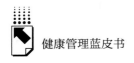

医养结合（医疗卫生与养老服务相结合，下同）是近年来国家大力推动的养老服务体系建设的一种机制创新，是老龄医疗卫生服务的扩展。2015 年国务院办公厅转发《关于推进医疗卫生与养老服务相结合的指导意见》以来，共两批 90 个市（区）被确定为国家级医养结合试点单位，有 22 个省份设立了省级试点单位。据报道，全国有近 4000 家医养结合机构，医疗机构与养老机构建立签约合作关系的达 2 万多家。在一系列利好政策的推动和支持下，各地医疗、养老机构和相关企业依据自身实际及特点，形成了多种类型的医养结合实践模式，其中代表性的主要有五种类型。一是传统的养老机构内设医务室、护理站等医疗单元，为入住的老年人提供基本的日常医疗卫生服务，如北京市要求所有养老机构和养老照料中心都要通过配套设置、独立设置等方式，具备一定的医疗条件；二是专业医疗机构内设养老床位或二级医院转型为康复、老年护理等接续性工作分部，实现医疗和养老服务融合发展，为老年人提供诊疗、康复、护理、安宁等一体化服务，如重庆医科大学附属第一医院青杠老年护养中心等；三是以医疗机构为中心，形成医疗机构与多个养老机构相对固定的协同合作关系，如郑州市第九医院与 30 多家养老机构结盟，定期安排医护人员到养老机构为老年人提供医疗和健康管理服务；四是地产、保险等社会资本开发的新型地产性养老社区，将一定规模的医院、护理院作为“标配”统一规划和建设，为以老年人为主的住户提供专业化的健康医疗服务，如泰康人寿的“泰康之家养老社区”等；五是城乡社区由政府推动居民区内整合医疗卫生、养老资源，统筹实施老年人签约医生服务、基本公共卫生服务，如南京市玄武区社区医养结合模式等。

（二）老龄健康促进服务稳步推进

老龄健康促进服务，主要包括健康旅游服务、养生保健服务、健康养老与长期养护服务等。健康旅游服务，2015 年以来，国务院及有关部门先后发布了《关于促进中医药健康旅游发展的指导意见》《关于促进健康旅游发展的指导意见》等行业指导文件，推动了健康旅游业的快速发展，海南、云南等各地一大批以老年人群为主要消费对象的健康小镇、旅居康养基地应运而生，旅游+健康养老服务尤其适合于60~70岁的中等收入的“活力老人”群体。养生保健服务，在我国有着悠久的历史和深厚的文化积淀，因其内涵丰富、简奢皆宜、与百姓日常生活联系紧密，且多成本低廉、易学易行等特点，深受民众喜爱，近年来，养生保健类科普讲座、论坛节目遍地开花，养生保健服务产品层出不穷，在许多三、四线城市也可见到形式多样的中医药养生会所、食疗药膳餐馆等，产业研究智库《2016年中国养生行业发展现状及趋势》认为，中国养生产业生产总值的年平均增长速度将达到20%。健康养老与长期养护服务，这里主要指各级政府和社会力量兴办的面向老年人及疾病终末期患者，以健康为目的的长期照料养护和关爱等服务，通常由各类养老机构和社区养老照料中心提供，民政部公布数据显示，截至2018年底，全国有各类养老机构和设施16.8万个，养老床位达727.1万张，每千名老年人拥有养老床位29.1张（见表1）。

表1　2013~2018年全国60岁及以上老年人口和养老机构设施及养老床位

年份	60岁及以上老年人口(亿人)	各类养老机构和设施(万个)	养老床位总数(万张)	每千名老年人拥有床位(张)
2013	2.02	4.2(养老机构)	493.7	24.4
2014	2.12	9.4	577.8	27.2
2015	2.22	11.6	672.2	30.3
2016	2.31	16.0	730.2	31.6
2017	2.41	15.5	744.8	30.9
2018	2.49	16.8	727.1	29.1

注：根据民政部《民政事业发展统计公报》数据整理；其中2017年、2018年每千名老年人拥有床位数减少，或与“全国养老院服务质量建设专项行动”整治养老院服务隐患，依法取缔、关停、撤并部分养老机构有关。

（三）老龄智慧健康技术服务初见成效

2017年，国家工业和信息化部、民政部以及国家卫生和计划生育委员会（现国家卫生健康委员会）三部委印发《智慧健康养老产业发展行动计划（2017~2020年）》，确定了“到2020年建立100个以上智慧健康养老应用示范基地，培育100家以上具有示范引领作用的行业领军企业，打造一批智慧健康养老服务品牌”的目标。截至2018年底，三部委在各省市推荐的基础上，先后认定了两批、三类共232个智慧健康养老示范基地（单位），并发布了《智慧健康养老产品及服务推广目录》，有效地促进了老龄智慧健康服务的发展。赛迪顾问发布的《2018中国智慧健康养老产业投资价值百强研究》显示，2017年我国智慧健康养老产业市场规模为2.2万亿元，预计未来3年我国智慧健康养老产业复合增长率将达30%左右，到2020年有望突破5万亿元。《智慧健康养老产品及服务推广目录》中的一大批基于互联网的健康检测/监测、健康管理、慢性病防控、远程医疗等智慧健康养老技术“服务型”产品（软件或平台），已成为老龄健康服务不可或缺的支撑和载体，为众多智慧健康养老实物类产品的应用推广、为提高老龄健康服务的质量和效能发挥着越来越重要的作用。

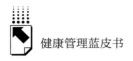

（四）老龄健康保障服务逐步拓展

老龄健康保障服务包括社会基本医疗保险、长期护理保险（长护险）和商业健康保险等服务。近年来长护险保障服务拓展较快。我国现有失能、部分失能老人约4000万，其中重度失能老人约1200万，这些老人的长期照护，是现阶段我国养老服务体系建设和老龄健康服务提供的突出“短板”，而其中的关键难点是长期护理费用筹集和护理服务供给人力资源不足。2016年，国家人力资源和社会保障部办公厅印发《关于开展长期护理保险制度试点的指导意见》，确定青岛、长春、上海等15个城市为长护险社会保障的试点地区，标志着国家层面推行社会长护险制度建设的正式启动。两年多来，各试点城市因地制宜地开展了长护险试点实践，形成了各具特色的做法和经验。在筹资方面，有的主要从医保基金中划转，有的是政府补贴、医保基金和个人三方按不同比例分担；在保障范围上，有的只保障城镇职工，有的是职工和居民全覆盖；在保障水平、筹资标准、服务项目等方面也各显其能、各有所长。一些商业保险机构也参与了长护险的试点，有13个城市的商业保险机构或多或少地承担了长护险的经办业务。试点城市的初步经验表明，长护险缓解了失能老人长期护理费用保障难题、部分节省了医保基金；推动了老年人能力评估、养老护理培训和专业养老服务公司等老龄健康服务相关企业的发展，促进了就业；参保受益老人的长期护理服务得到改善，一定程度上减轻了老人和其家庭的后顾之忧。国家医保局数据显示，截至 2019 年 6 月底，15 个试点城市和两个重点联系省的参保人数达 8845 万人，享受待遇人数 42.6 万人。长护险试点的初步成效及经验受到广泛的关注，有越来越多的地方政府将长护险作为应对本地区人口老龄化的重要举措，许多城市正在为申请国家的后续长护险试点做准备。

（五）老龄健康用品市场服务渐显活跃

老龄健康用品市场服务，主要是指老年保健食品药品、功能康复支持辅具和可穿戴健康监测等自用型医疗保健设备等的批发、零售、租赁流通服务。总体上看，我国的老龄健康用品市场及服务体量不大，尚处于初级阶段。一方面，我国从事老年用品生产的企业数量不多、规模较小，产业链发展较不完善，市场提供的包括健康相关用品在内的老年用品总量仅有 2000 余种（据称全球有 6 万多种老年用品，其中日本生产的近 4 万种）；另一方面，老年群体总体上对老年健康用品的功用及合理利用的认知度不高，多数老年人的健康用品消费结构较为单一。据报道，我国老年人的常规消费中食品和衣服等日常用品的消费超过 50%，与健康相关的消费主要是保健食品（约为 30%），老年人健康支持、监测设备和功能康复辅具等产品及其服务的消费量占比相对较小。尽管如此，在人口老龄化进程加快和国家政策引导支持的大背景下，老龄健康用品市场服务渐显活跃的趋势正在形成。如前述三部委的《智慧健康养老产业发展行动计划（2017～2020 年）》推动着众多企业研发生产更多的老龄健康产品，为老龄健康用品市场服务的发展提供了强劲动力；一些政府部门、协会商会和老年用品生产流通企业定期或不定期地举办的老龄健康用品展会论坛，以及老年健康相关医疗卫生机构和学术团体开展的老年健康知识普及活动等，为老年人开发引导健康需求、选择购买健康相关产品提供了各种帮助；一些先行企业开展的老年人功能康复支持辅具和可穿戴健康监测设备的连锁租赁和维护维修等业务，也为老龄健康用品市场服务注入了新的活力。可以预测，我国老龄健康用品生产和市场服务将迎来前所未有的发展机遇。

（六）老龄疫病防控服务任重而道远

2019 年 12 月以来，全球范围内突如其来地暴发了新型冠状病毒所致的肺炎疫情（新冠肺炎）大流行。在党和政府的坚强领导、精准部署、强力推进和全国人民万众一心、共同努力下，我国仅用两个多月的时间就基本控制了疫情，并为全球疫病防控和人类卫生健康共同体建设贡献了机遇、智慧和支持。值得注意的是，新冠肺炎患者年龄分布呈现了以中老年人群为多的态势。据武汉大学人民医院呼吸与重症专科二科胡克主任介绍，其统计的7万多个新冠肺炎病例中，30~70岁患者全国占86.6%、湖北占88.6%、武汉占89.8%，60岁及以上患者全国占31.2%、湖北占35.1%、武汉占44.1%；武汉市金银坛医院张定宇院长表示，该医院的新冠肺炎死亡病例以老年人和有基础病的患者为主。《中国－世界卫生组织新型冠状病毒肺炎（COVID－19）联合考察报告》提及新冠肺炎病死率时指出，重症和死亡高位人群与基础性疾病关联密切：无合并症的患者病死率为1.4%；有合并症的患者病死率显著增高（合并心血管疾病者为13.2%，糖尿病为9.2%，高血压为8.4%，慢性呼吸道疾病为8.0，癌症为7.6%）。所谓基础病，很大程度上是指本文前曾提及的几种主要的慢性病，包括癌症和高血压等心脑血管疾病、慢阻肺等慢性呼吸系统疾病，等等。基础病在老年人群中发病率高、病情复杂、彻底治愈难，是老龄健康服务面临的主要和重大课题。由于新冠肺炎是一种全新的、存在诸多未知的传染性疾病，并且因病毒的变异性特征，不排除新冠病毒会变异衍生出一些另类病毒，从而给未来疫情的防控，尤其是老年人群疫情的防控和生命健康安全带来巨大的挑战。因此，老龄健康服务需要从既往的以慢性病健康管理为重点，向疫病防控与慢性病健康管理齐抓并重、相辅相成的方向转变。通过疫病防控服务提升老年人的健康素养，通过慢性病健康管理服务为老年人的疫病防控奠定体质基础，以期获得更加经济、持续的老龄健康服务效益。这是一项长期而又艰巨的任务。

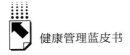

（七）我国老龄健康服务业发展面临的主要问题和挑战

1. 重疾病治疗轻健康管理

“健康中国”战略做出了“从以疾病治疗为中心向以人民健康为中心转变”的部署，但从老龄健康服务业发展的现实情况看，在具体的操作层面，无论是各级政府部门出台政策的发力重点，还是社会资本的投向投量，乃至百姓健康相关消费的开支占比上，大多还是集中在疾病治疗服务方面，即便是在老年人的慢性病防控方面，也普遍存在“重看病吃药的临床医疗服务、轻无疾防病的健康管理服务”的价值取向。

2. 医养结合服务发展不平衡

几年来的医养结合服务体系建设，大多局限于医疗机构和养老机构自身和相互之间的互联互通方面，对居家社区养老这一老龄健康服务的“主阵地”关注度不够，就全国而言，效果好、可复制的城乡社区医养结合方面的成功案例并不多见。从本质上看，医养结合不仅仅要解决好4000万失能、部分失能老人的医养问题，也要解决好2亿多老年人少得病、晚得病和延长健康预期寿命的问题。因此，“医养相结合”应该是对以“居家为基础、社区为依托、机构为补充”的整体保障，仅仅将其重点放在以“机构为补充”的配套上是远远不够的。

3. 老龄健康服务人力资源匮乏

无论是老龄健康服务的医护专业人员、养老护理人员，还是各类服务机构的经营、管理人员等老龄健康服务相关人力资源均供不应求、十分紧缺，尤其是基层的专业护理人员队伍缺口极大。对老龄健康服务而言，专业护理人员是“承上启下”的中坚力量，上可协同医生开展诊疗工作，下可对护工型服务人员进行指导和帮带。目前我国约410万注册护士绝大部分服务于医院或门诊部、诊所等医疗单位，在基层社区卫生服务中心（站）、卫生院（室）工作的不足60万人，其中，养老服务第一线的社区卫生服务站、村卫生室的注册护士不到7万人（《2019年中国卫生健康统计年鉴》数据），这与90%老年人居家社区养老的现实需求形成巨大的反差。对老龄健康服务人力资源匮乏问题的紧迫性、重要性，政府和社会均有共识，但尚未形成较好的整体解决方案。

4. 针对老年人的商业健康险服务产品供给不足

突出表现为社会知晓率、认可度高的老龄健康相关商业保险服务产品数量少、覆盖面窄；商业保险对长护险的介入裹足不前，大多局限在社会基本保障性长护险的业务承办上，而没有形成对社会基本保障发挥有效补充作用的系列化、多样性的商业长护险服务产品。

三　老龄健康服务业的发展趋势及策略建议

我国老龄健康服务业发展的基本趋势：一是需求庞大、多样化，刚性而又持久；二是党和政府积极应对人口老龄化的大政方针明确、推动老龄健康服务加快发展的决心和力度将长期保持；三是缓解老年人群整体健康需求与不平衡、不充分发展的矛盾，需要政府、社会、企业和家庭个人的各尽其能，共同作为，缺一不可；四是我国的老年医学科研及医疗技术、服务能力总体上优于中高收入国家平均水平，但老龄卫生健康资源以往大多用在了“疾病治疗”上，在“健康优先”“预防为主”国家战略的大背景下，老龄医疗卫生服务的规模总量在整个老龄健康服务业中所占的比重应不会进一步加大。总体而言，老龄健康服务业除医疗卫生服务之外的各个领域，均处于供给总量少、服务质量不高和需求开发不足、消费能力不强等行业发展的“初级阶段”，是各级政府、各种社会力量和资本大有作为的“蓝海”。

老龄健康服务业的发展，应遵循“健康中国”国家战略的指导思想和基本原则，坚持“以人民健康为中心”的核心理念，以增强全体老年人健康服务与生活的获得感及幸福感、延长健康预期寿命为出发点和落脚点，重点解决好社区医养结合、人力资源开发、商业健康险服务提供和老龄健康服务标准化建设等关键问题，丰富老龄健康服务产品供给，提高老龄健康服务质量，为我国积极应对人口老龄化、实现“两个一百年”奋斗目标提供可靠的老龄健康服务产业支持。

（一）用“从以疾病治疗为中心向以人民健康为中心转变”的指导思想引领老龄健康服务业发展

老龄健康服务，供给方是政府和各类健康服务产品的提供者（卫生健康相关企事业单位），需求方是老年人群体。从市场的角度看，“以治疗为中心”是需求方患病时找供给方获取“疾病治疗”服务；“以健康为中心”则是供给方不仅要满足“疾病治疗”的现实需求，更要提供普及健康生活、增强健康能力、防控疾病发生发展等以健康维护和促进为目的的多样化健康服务，满足需求方根本的、长远的，但有时可能是潜在的健康期望。

老龄健康服务业实现“中心”的转变，必须以健康为导向，大力发展“健康管理与促进”等非“疾病治疗”类健康服务，这是实施健康中国战略和积极应对人口老龄化的必然要求，需要政府、健康服务产品提供者和老年人群的共同作为。建议：作为供给方的主导者——各级政府，应该切实调控、减少

"疾病治疗"类医疗服务在卫生健康资源投放总量中的占比，有计划地加大向老龄健康管理与促进相关服务领域的倾斜力度，并在市场准入监管、税费优惠减免和公共资源利用等政策引导及保障方面，对社会力量发展此类服务给予更多、更有效的支持；作为供给方的健康服务产品提供者——老龄健康服务相关企事业单位，则应面向多样化的老年健康服务需求市场，积极布局非"疾病治疗"类健康服务的"蓝海"领域，针对不同年龄阶段、不同消费特点的老年群体，大力开发和提供产销对路的老年人健康管理与促进相关服务产品，如基于新理念新技术的健康知识技能普及、健康咨询、中医药养生保健、康养旅居服务，以及老龄健康从业人员教育培训、智慧健康技术服务等；老龄健康服务的需求方——老年人，则应引导、帮助他们树立培育"主动健康"和"积极老龄化"等观念及能力，使其能够学习运用健康知识、身体力行健康生活、舍得自身健康投入，主动适宜地消费老龄健康服务产品，积极有效地实施自我健康管理、延长健康预期寿命。

（二）以慢性病健康管理和疫病防控为重点推动医养结合向城乡社区延伸

医养结合是党的十九大报告再次强调的我国养老服务体系建设的重要组成部分。近年来的"医养结合"发展主要集中在医疗机构和养老机构的自身及其互联互通方面，受益的主要群体是长期入住医疗或养老机构的老年人。下一步的医养结合，应该在解决好2亿多老年人少得病、晚得病、有病早管理和疫病防控——延长健康预期寿命、保障生命安全和健康的问题方面，发挥更大作用、取得更好成效。

基于90%以上的老年人居家养老和1.8亿老年人患有一种以上慢性病的现实情况，以及社区卫生服务在此次新冠肺炎疫情防控中凸显的重要作用，应当以慢性病健康管理和疫病防控为重点，大力推动医养结合向居家社区养老延伸。建议：政府设立并积极推进城乡社区卫生健康和养老服务机构"融合工程"，新建社区的卫生健康、养老服务机构必须一体化配置，老旧社区的卫生健康、养老服务机构要因地制宜地整合业务、联动服务；实施全老年人群健康管理策略，在现有65岁及以上老年人健康管理公共卫生服务项目的基础上，逐步建立60岁及以上老年人定期健康体检和慢性病健康管理的国家福利制度；

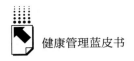

提升各类医联体、医共体建设和发展内涵，赋予三、二级医院和各级疾病防控机构更多的指导及支撑社区卫生服务中心开展老年人慢性病健康管理与疫病防控职能；设立居家社区医养结合服务政府补贴机制，鼓励和支持民营医院、健康管理（体检）机构进入社区开展老年人慢性病管理健康和疫病防控服务；应该将社区医养结合的实际成效，作为考核基层政府业绩和新一轮医养结合试点评价的关键指标之一。

（三）采取综合措施开发老龄健康服务人力资源

老龄健康服务人力资源匮乏、供不应求，是当前并将长期存在的严重制约老龄健康服务发展的“瓶颈”，但也完全可以在我国老年人口数量峰值期到来之前的30年左右的战略机遇期内妥善地解决好这一难题。

建议多路并举、不拘一格地开发老龄健康服务人力资源，从国家层面进行顶层的中长期规划和持续推动。总体上应该区分不同年龄阶段老年人健康需求、不同类别的健康服务特点、不同程度的业务技术要求等开展相应的教育与培训，部署安排应包括：国家有关部门联合制订老龄健康服务人力资源发展计划，加大院校老龄健康相关专业招生比重；适度引进国外老龄健康服务人才培育经验和资源；鼓励支持社会力量兴办老龄健康服务人员岗前基本技能、岗位能力提升等中短期培训；大力营造尊重、理解基层老龄健康服务各类人才的社会舆论环境等。同时，为缓解现阶段老龄健康服务护理人员严重紧缺的困境，可以实施分类培训、长短兼顾、层级管理等原则和策略。分类培训，是将养老护理服务区分为医疗专业服务和非医疗专业服务，前者为医疗相关专业资质的教育培训，后者主要针对以生活护理为主（护工劳务型）的护理人员开展培训，其职业技能和资格鉴定只要求受训者了解最基本的卫生健康常识，不必过多强调医护专业知识技能水平；长短兼顾，是既要重视老龄健康服务中高级专业人才的学历教育和长期培养，又要解决好一线老龄健康服务人力资源紧缺的现实问题，鼓励开展短期培训、师徒带教等培训服务；层级管理，是国家层面主要制定、完善老龄健康服务人才评价鉴定及监督管理的基本标准和要求，鼓励地方政府据此制定区域性贯彻落实办法，并适当下放老龄健康服务相关职业技能和资格鉴定的权限，对一些低层级的护工劳务型老龄健康服务职业技能和资格的鉴定，可考虑在政府有关部门的监管下，由街道社区或养老机构等服务企业组织实施。

（四）以长照险为突破口改善老龄健康商业保险服务提供

长期照护保险（长照险）是减轻失能失智老人及其家庭经济负担的有效途径。长照险兼有长期照料和长期护理两种保障功能，两者既有联系又有区别。有可能成为我国“第六社会基本保险”的长护险，国家在继15个城市第一批试点取得初步成效之后将启动新一轮试点工作。这一方面说明国家对长护险重要作用、地位的认同和积极推动，另一方面也意味着具有社会基本保障性质的长护险的筹资渠道、给付标准和运行机制等问题比较复杂，前期的试点总体上并没有找到切实可行的整体解决方案，尚不具备全国统一实施的基础条件。这也正是老龄健康商业保险服务发展的机遇。

商业长照险是老龄健康商业保险的重要组成部分。建议商业保险机构遵循自身的特点和规律，在厘清“医”和“养”边界的基础上，按照长期照料与长期护理的不同需求设计和提供相应的、多样化的保险服务产品（前者重在生活照料，后者具有较明显的医疗护理属性，两者在产品功能、保费收取和赔付方式等方面完全可以有较大的区别）；同时，老龄健康商业保险服务要积极主动地顺应我国人均预期寿命不断延长的形势，突破60岁及以上老年人健康商业保险产品限制条件多、赔付门槛高等传统模式机制，大举开发针对老年人健康风险特征和保障需求特点的产品，增加可供老年人选择的健康商业保险服务品种；还应当大力发展适用于老龄健康服务机构及其从业人员的保险服务产品，增强老龄健康服务产品提供方抵御行业及职业风险的能力，为行业发展“保驾护航”；政府和金融监管机构应出台、完善一些针对性、激励性更强的政策措施，支持和促进老龄健康商业保险服务的发展。

（五）通过实施标准化策略引导和规范老龄健康服务的需求与供给

将需求、供给和市场监管标准化是现代服务业发展的基本特征和技术基础，对面向老年人及其家庭的老龄健康服务业而言，实施标准化发展策略尤为重要。老龄健康服务的供给具有一定的社会福利属性，政府保障的范围、程度等需要有标准进行界定；一些老龄健康服务项目由社会保险或商业保险支付，何人、何时、享受什么等级的保障或赔付需要有标准进行评判；老龄健康服务的内容、流程和管理等内涵丰富、可变性大，需要有标准进行规范；老龄健康服务的技术和质量评价涉及的主客观因素多，需要有标准进行控制；等等。“以需求为导向发展养老服务”，需要通过标准化工作将各种需求细化为有内涵、可测量、能追溯的具体指标或参数。

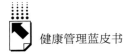

建议抓紧建立国家级老龄健康服务标准体系，区分轻重缓急有计划、按步骤地制定和实施一批老龄健康服务的基础类行业标准；鼓励支持有条件的地区或领域建立老龄健康服务的地方标准、团体标准；对优秀的老龄健康服务机构要引导、鼓励其将成功做法、经验上升为企业标准，通过宣示和执行企业标准，提升竞争力，争取更多市场份额和效益。应逐步在老龄健康服务领域形成“以标准引导合理需求、以标准厘清主体责任、以标准保障供给水平、以标准规范服务质量、以标准推动产业进步”的标准化社会环境。

B.18
湖北省健康养老产业发展报告

王 瑾　唐世琪　徐丽娟*

摘　要：　为推进湖北省健康养老产业发展，满足人民群众日益增长的健康养老需求，湖北省人民政府高度重视，各部门协同发力，制定了系列系统的行政规划，不断探索实践，因地制宜、层层试点、以点带面。目前，全省居家和社区养老产业同步发展，医养结合融合推进，养老人才培养体系持续完善，“互联网+健康养老”建设不断创新。经过近几年的发展，湖北省在健康养老产业领域取得了一定的成效，但是现行体制、资源分配、服务供给能力等方面仍存在很多的制约与不足，湖北省健康养老产业的发展仍有较长的路要走。

关键词：　健康养老　养老产业　湖北

一　湖北省健康养老基础与优势

（一）湖北省老龄化情况

《湖北省医养结合工作监测表》数据显示，截至2018年底，湖北省60岁及以上老年人口总计1107.85万人，占全省总人口的18.77%，高出全国平均水平

* 王瑾，博士，武汉大学人民医院健康管理中心内科主治医师，主要研究方向为慢性病筛查与健康干预；唐世琪，学士，武汉大学人民医院健康管理中心主任，主要研究方向为老年病学、健康管理；徐丽娟，硕士，武汉大学人民医院健康管理中心副主任，主要研究方向为老年病学、健康管理。

1.47 个百分点；65 岁及以上人口 715.74 万人，占全省总人口的 12.13%，高出全国平均水平 0.72 个百分点；80 岁及以上的高龄老年人口 129.05 万人，占总人口的 2.19%；90 岁及以上人口 11.72 万人；100 岁及以上人口 2091 人，年龄最大的老人为 114 岁。老年人口数量统计分布情况见表 1、图 1。

表 1　2018 年老年人口数量统计分布情况

监测内容	人口数(万人)	占全省同组别人口比例*(%)
常住老年人口数量(60 岁及以上)	1107.85	18.77
其中 65 岁及以上老年人口数量	715.74	12.13
城镇老年人口数量(60 岁及以上)	515.93	14.74
其中 65 岁及以上老年人口数量	332.71	9.51
农村老年人口数量(60 岁及以上)	591.92	24.64
其中 65 岁及以上老年人口数量	383.03	15.95

* 湖北省总常住人口数为 5902 万人，总城镇人口数量为 3499.89 万人，总农村人口数量为 2402.11 万人，资料来源于湖北省统计局、国家统计局湖北调查总队编《2018 年湖北统计年鉴》。

资料来源：作者整理，以及《湖北省医养结合工作监测表》。

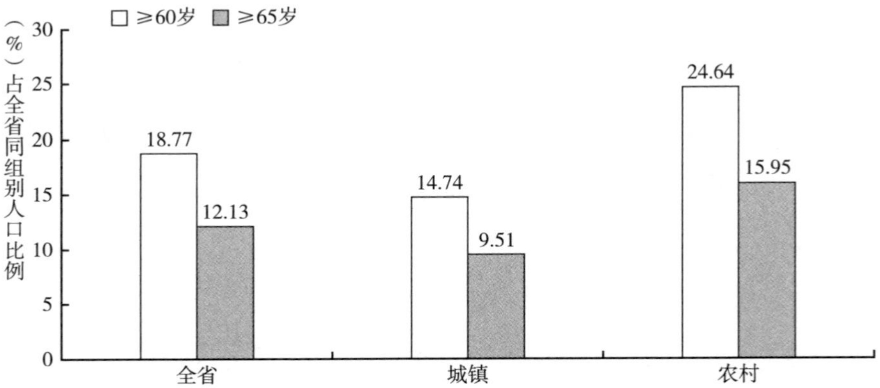

图 1　2018 年湖北省老年人口分布情况

（二）相关政策支持环境初步形成

为满足人民日益增长的养老需求，推进全省健康养老产业科学发展，湖北省政府高度重视，结合实际，不断强化顶层设计，完善政策支持，制定了系列系统的行政规划（见表2）。

表2　近4年湖北省制定与老年健康产业相关的省级政策文件

发文日期	名称	文号
2016年5月23日	《关于推进医疗卫生与养老服务相结合的实施意见》	鄂政办发〔2016〕36号
2017年5月19日	《湖北省老龄事业发展和养老体系建设“十三五”规划》	鄂政发〔2017〕22号
2017年6月9日	《关于全面放开养老服务市场提升养老服务质量的实施意见》	鄂政办发〔2017〕44号
2017年6月9日	《湖北省卫生与健康事业发展“十三五”规划》	鄂政发〔2017〕28号
2017年8月10日	《“健康湖北2030”行动纲要重点任务分工方案》	鄂政办函〔2017〕50号
2017年11月13日	《关于加快发展商业养老保险的实施意见》	鄂政办发〔2017〕80号
2018年4月2日	《关于制定和实施老年人照顾服务项目的实施意见》	鄂政办发〔2018〕12号
2019年6月18日	《湖北省2019年养老机构服务质量建设专项行动方案》	鄂民政发〔2019〕9号

资料来源：作者整理。

2016年5月23日，湖北省人民政府办公厅印发针对医养结合的专项政策——《关于推进医疗卫生与养老服务相结合的实施意见》（鄂政办发〔2016〕36号）。政策提出七项重点任务：要加快发展为老年人服务的专业医疗机构，积极推进养老机构开展医疗服务，建立医疗机构与养老机构合作新模式，全面推进老年人社区健康管理服务，鼓励社会力量开办医养结合机构，充分发挥中医药在健康养老中的作用，全面落实老年医疗服务优待政策。同时明确从“完善投融资和财税价格政策，加强规划布局和用地保障，完善基本医疗保险政策，探索建立多层次长期照护保障体系，加强人才队伍建设，强化信息支撑”六个方向提供保障措施。

2017年5月19日，湖北省人民政府印发《湖北省老龄事业发展和养老体系建设“十三五”规划》（鄂政发〔2017〕22号）（以下简称《规划》）。《规划》提出了系列目标：到2020年将实现全省老龄工作体制机制更加顺畅，养老服务体系更加健全，老年人社会保障体系更加完善，为老服务能力不断提升，老年人的社会参与渠道更加通畅，精神文化生活更加丰富，生活环境明显改善，尊老敬老爱老助老风尚日益浓厚，及时科学综合应对人口老龄化的社会基础更加牢固。主要发展目标见表3。

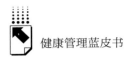

表 3 “十三五”期间老龄事业和养老体系建设主要指标

类 别	指 标	目标值
社会保障	基本养老保险参保率	达到 90%
	基本医疗保险参保率	稳定在 95% 以上
养老服务	政府运营的养老床位占比	不超过 50%
	护理型养老床位占比	不低于 30%
健康支持	老年人健康素养	提升至 10%
	二级以上综合医院设老年病科比例	35% 以上
	65 岁以上老年人健康管理率	达到 70%
精神文化生活	建有老年学校的乡镇（街道）比例	达到 50%
	经常性参与教育活动的老年人口比例	20% 以上
社会参与	老年志愿者注册人数占老年人口比例	达到 12%
	城乡社区老年协会覆盖率	90% 以上
投入保障	福彩公益金用于养老服务业的比例	50% 以上

资料来源：《湖北省老龄事业发展和养老体系建设“十三五”规划》（鄂政发〔2017〕22 号）。

2017 年 6 月 9 日，湖北省人民政府办公厅印发《关于全面放开养老服务市场提升养老服务质量的实施意见》（鄂政办发〔2017〕44 号），《意见》指出将从优化养老机构审批手续、放宽准入条件、优化市场环境、提升养老服务发展能力四个方向着力，全面放开养老服务市场。同时也会加强基层养老服务设施建设工程，确保全省每个乡镇有一所综合性养老服务设施；通过政府补贴、产业引导和业主众筹等方式，推进老旧居住小区和老年人家庭的无障碍改造，及贫困、高龄、失能等老年人家庭设施改造，提高老年人生活便捷化水平。

2018 年 4 月 2 日，湖北省出台《关于制定和实施老年人照顾服务项目的实施意见》（鄂政办发〔2018〕12 号，以下简称《实施意见》），从老年人医、养、用、住、行、教、娱等各方面明确了 17 项重点任务：完善与经济社会发展相适应的老年福利制度；建立健全困难老年人生活救助制度；加大对贫困老年人的医疗救助力度；发展居家和社区养老服务，对提供失能老年人照料服务的城市社区居家养老服务中心和农村幸福院给予护理型床位运营补贴；拓展居家养老服务内容，65 岁及以上老年人每年将免费获得一次体格检查、健康状况评估、健康指导等服务；加强老年群体管理，扶持城乡社区老年协会组织开展活动；健全家庭养老支持政策，建立老年人监护制度；大力发展社区居家医养结合服务；推进老年宜居环境建设；大力推进养老服务设施建设；完善老年优待政策，提升为老服务水平；大力发展老年教育事业，加快老年大学建设步伐；在全社会开展人口老龄化国情省情教育，构建养老、孝老、敬老社会环境；拓展老年中医药健康服务项目；稳步推进长期护理保险试点工作；加大老年人司法救助力度，加大打击力度；坚持每年开展"全省中老年人才艺大赛"和公益性文化惠民演出等活动，丰富老年人精神文化生活。

《湖北省卫生与健康事业发展"十三五"规划》（鄂政发〔2017〕28 号）中也对"发展老年健康服务"有详细的规划，《"健康湖北 2030"行动纲要重点任务分工方案》（鄂政办函〔2017〕50 号），将"促进健康老龄化"列为重点任务之一。2017 年 11 月 13 日，湖北省人民政府办公厅发布《关于加快发展商业养老保险的实施意见》（鄂政办发〔2017〕80 号），以深化商业养老保险体制机制改革为基本原则，给予商业养老保险发展必要的政策支持，创造良好的政策环境。2019 年 6 月 18 日，湖北省民政厅发布《湖北省 2019 年养老机构服务质量建设专项行动方案》，根据方案规划，将于 2019 年底实现全面清除养老机构已排查出的重大风险隐患，在此基础上实现 60% 养老机构符合《养老机构服务质量基本规范》（GB/T35796 – 2017）国家标准。

（三）健康养老机构数量稳步发展

据湖北省民政厅统计，截至 2018 年底，全省建有各类养老机构共 1825 家，城市社区设有居家养老服务设施 3562 处，覆盖率为 85%；乡镇社区居家养老服务设施共 13588 处，覆盖率为 55%；全省养老床位总数为 37 万张，每千名老年人养老床位拥有量为 33 张，尚不能满足湖北省的养老需求。

《湖北省医养结合工作监测表》数据显示，截至 2018 年底，湖北省共有医疗卫生机构 36323 家，其中医养机构分类规模见表 4。

表 4　2018 年湖北省医养机构数量分布

监测内容	数量(家)
开设老年病科的二级以上医疗机构	251
开设康复保健科的医疗卫生机构	245

续表

监测内容	数量(家)
开设安宁疗护科的医疗卫生机构	3
康复医疗机构	16
安宁疗护中心(临终关怀机构)	2
开设老年人绿色通道的医疗机构	809
三级医院	133
二级医院	387
一级医院	289

资料来源：作者整理，以及《湖北省医养结合工作监测表》。

（四）健康养老人才培养持续推进

为满足全省老年人对老年健康及养老服务刚性需求的不断释放，湖北省积极探索，多方位多举措着力，加强对养老服务人才的培养。

1. 做好政策规划保障

《关于全面放开养老服务市场提升养老服务质量的实施意见》（鄂政办发〔2017〕44 号）针对养老人才素质的培养与提升制订了专项方案。要求各市州县要将养老护理员培训作为职业培训和促进就业的重要内容，对参加养老服务技能培训或创业培训且培训合格的劳动者给予培训补贴，引导与鼓励高校和职业院校开设老年医学、老年护理、老年社会工作、老年人保健与营养、老年心理学等专项课程，为社区、老年教育服务机构等提供教学资源及服务。完善职业技能等级与养老服务人员薪酬待遇挂钩机制。建立养老服务行业从业人员奖惩机制，提升养老护理队伍职业道德素养。将养老护理员纳入企业新型学徒制试点和城市积分入户政策范围。

2. 成立“城乡社区社会管理湖北省协同创新中心”①

2012 年 12 月，由中南财经政法大学牵头，武汉大学、三峡大学、武汉科技大学共建的“城乡社区社会管理湖北省协同创新中心”（以下简称“创新中心”）获批成立。采用“政、产、学、研、企”“五位一体”协同模式，培养

① 周红云、陈晓华：《协同创新中心培养养老服务人才模式创新——以城乡社区社会管理湖北省协同创新中心为例》，《人力资源管理》2016 年第 7 期，第 21 ~ 22 页。

城乡社区社会管理、社会保障、社会工作、社会养老服务等方面的专业化人才，构建社区社会管理的“人才库”、“智库”和“信息库”。

（1）学科交叉培养

养老服务人才所需的知识结构广泛，“创新中心”的培养体系交叉融合了护理学、社会学、管理学、心理学、伦理学等多个学科。设有“社区社会管理”“社会保障”博士点与“社区社会管理”“社会保障”“社会工作”等硕士点。

（2）校政研联合培养

为真正培养出市场所需的养老服务人才，“创新中心”与高校、政府、研究机构等密切合作，打破了地区、行业、机构之间的壁垒。中南财经政法大学、武汉大学、武汉科技大学、三峡大学四所高校联合培养硕士和博士研究生。四校之间互任导师，互派学生。中心学术专家团队成员担任学术导师，实务专家团队成员担任实务导师，分别侧重于培养学生的学术研究能力和工作、组织、协调能力。

“创新中心”与湖北省民政厅、湖北省人力资源和社会保障厅、湖北省人民政府法制办、湖北省人民政府研究室、湖北省民政部政策研究中心、湖北省委财经工作领导小组办公室、湖北省人民政府扶贫开发办公室、湖北省残疾人联合会等多家单位协同共建。中心定位为政府决策的“智库”，承接了多项重大课题，为政府决策献计献策；政府部门相关人员通过到“创新中心”授课、召开讲座带来实际的工作经验，实现协作共赢的良性循环。

“创新中心”与多个研究机构合作，设有2个教育部人文社会科学重点研究基地（武汉大学的社会保障研究中心、中南财经政法大学的知识产权研究中心），设有11个湖北省高等学校人文社科重点研究基地（湖北创业与就业研究中心、湖北法治发展与司法改革研究中心、WTO与湖北发展研究中心、湖北财政与发展研究中心、湖北金融研究中心、湖北非营利组织研究中心、湖北中小企业研究中心、三峡文化与经济社会发展研究中心、水库移民研究中心、区域社会管理创新与发展研究中心、中天养老事业研究中心），为培养养老服务方向的研究生提供了良好的学术平台。

（3）国际联合培养

“创新中心”与世界知名大学和机构签订合作协议，与美国、英国、德国、奥地利等10余所国际大学签订国际交流项目协议，开展多种形式的国际交流与合作。自 2013 年起“创新中心”每年举办暑期学校培训，聘请海外教授授课，此外，“创新中心”定期聘请美国、荷兰等国际专家授课或者作讲座。

3. 加强养老护理员队伍建设

湖北省持续加强养老护理员队伍建设，协调卫生健康、食药监、公安等部门支持各地开展涉及医疗卫生、食品安全、消防安全等专业培训，督促养老机构建立健全内部培训制度，建立起了全省养老护理员分级分层培训制度。2018 年，全省共组织各级培训近 700 场，培训人次逾 3 万人。同时湖北省老龄产业协会联合武汉商贸学院、湖北职业技术学院等，开展养老服务护理员培训，2019 年全年培训养老护理员逾 3000 名。

二　湖北省健康养老产业现状

“养老服务体系建设”被列为“幸福湖北”建设的重要内容，湖北省以政策保障为基础，全面放开了养老服务市场。加强组织领导，聚焦问题，全面整治，扎实推进养老服务质量建设专项行动，初步构建了以居家养老为基础、社区养老为依托、机构养老为补充、医养服务相结合的养老服务体系。

（一）各部门协同发力

湖北省民政厅将“养老机构服务质量提升”列为民政综合评估重点内容。2018 年在全省通报《全省养老机构服务质量问题清单》及 2017 年基础性指标整治后仍未合格的养老机构，并按问题类型分别通报了省级卫生健康、食药监、公安消防等部门，协同整治。民政厅督促各地针对不能通过审验审批、无证经营的养老机构，报请县级以上人民政府集中研究处置。2018 年全省共解决 91 个上述类型问题的养老机构。

湖北省连续 4 年每年投入 1 亿元实施农村福利院“平安工程”，着重改造消防安全设施、无障碍设施和特护设施。2017 年省级财政投入 1. 2 亿元专项资金实施农村福利院“冬暖工程”。2018 年全省各级累计投入资金 3. 86 亿元，全省农村福利院全部安装烟雾报警器和应急呼叫器，47% 的福利院设有特护区。

省卫生健康委将建设医养结合机构纳入“全省平安医院创建活动”；省食药局把养老机构食堂食品安全工作纳入“湖北省餐饮业质量安全提升行动计

划”；省公安消防总队将包括养老机构的社会福利机构纳入重点消防监管场所之一。

（二）居家和社区养老产业同步发展

1. 政策先试先行，探索运营机制

省民政厅、财政厅联合发布了《关于开展城乡社区居家养老服务社会化运营的指导意见（试行）》（鄂民政发〔2015〕10 号），提出将乡镇（街道）作为社会化运营的委托主体，专业养老服务机构、服务型实体等作为承接主体，采取购买服务、自助运营、协议托管 3 种模式，推进社区居家养老服务中心社会化运营。鼓励各地积极引进专业化的社会组织或企业参与和托管社区居家养老服务，着力培育一批政府购买居家养老服务的定点单位，支持其连片辐射、连锁经营，打造特色品牌①。2016 年 4 月，出台了《关于加快推进养老服务体制机制改革创新的通知》，鼓励社会组织、企业和个人在社区兴办小微老年人日间照料中心和服务组织，依托热心老年人家庭建设邻里互助中心，引导各类养老机构开门办院，支持和参与社区居家养老服务。支持嵌入式社区养老院通过改造和增配服务设施，兼具社区日间托老、全托养护照料、短期托管以及为社区老人提供配餐送餐、医疗康复护理等居家养老上门服务等功能，实现机构、社区、居家养老服务一体化发展等②。

2. 制定标准，加强规范

对居家养老服务的基本要求、服务内容、服务流程、投诉与改进、风险防范及档案、文件记录管理等方面进行了科学严谨的论证，编制了《居家养老服务通则》（DB42/T 1250－2017），要求省级示范性社区居家养老服务中心带头贯彻落实。

武汉市自 2016 年起创新性地招标引入第三方评估机构，开展针对全市

① 刘辉、周斌：《湖北：力推养老服务社会化运营——解读〈湖北省民政厅 湖北省财政厅关于开展城乡社区居家养老服务社会化运营的指导意见（试行）〉》，《社会福利》2015 年第 6 期，第 16～17 页。

② 胡芳华、杨志军：《省民政厅下发通知加快推进养老服务体制机制改革创新》，http：//www.hubei. gov.cn/zwgk/bmdt/201605/t20160511_ 832394.shtml，最后检索时间：2019 年 11 月 4 日。

512 家社区居家养老服务中心的监督考核管理并通报排名，此举明显推进了社区居家养老服务中心的规范化运营和管理成效。

3. 全省多维发力，构建保障体系

在设施建设方面，武汉、黄石、十堰、荆门等市州及县市编制了《养老设施空间布局规划（2012～2020 年）》。加强社区居家养老服务设施规划保障，全省比照公益性养老机构优先安排城乡社区居家养老设施建设用地，新建城区和新建居住区需根据规划要求和建设标准与住宅同步规划、建设、验收、交付使用配套的养老服务设施。

在税费减免方面，比照公益性养老机构落实社区居家养老服务实体的税费减免优惠政策。对非营利性社区居家养老实体所得收入，比照符合条件的非营利性组织免征企业所得税；对非营利性社区居家养老实体所得收入，公益性单位开办的非营利性社区居家养老实体，利用自有房产从事养老服务的，按规定免征房产税、城镇土地使用税；经工商部门登记的社区居家养老服务实体，比照小型微利企业和家庭服务业享受相应的税费优惠政策；非营利性社区居家养老服务实体用水、用气等价格按当地居民用水、用气价格执行等。

在资金投入方面，省财政通过加大一般性转移支付力度给予支持。要求各地留成使用的福利彩票公益金主要用于社区居家养老服务体系建设，用于发展服务业的资金要向社区居家养老服务业重点倾斜，用于扶持中小企业发展的资金要对社区居家养老服务企业给予支持。

在补贴制度方面，针对经济困难的高龄、失能等老年人建立全面的补贴制度，省级财政专门增加 5000 万元预算资金下拨各地，要求到 2018 年底实现补贴覆盖率达到 50% 以上。

同时，全省分类施策，推进设施建设重点实行“四个依托”，即依托城市社区建设养老服务设施；依托社会力量建设养老服务设施；依托农村中心户建设农村老年人互助照料活动中心；依托现代信息技术手段建立居家养老服务信息网络和服务平台。在城市，全省初步形成了政府投资兴建、社会实体投资建设、开发商配套提供房屋、利用社区闲置房屋改扩建、驻区单位无偿提供、社区养老机构开门办院等多种建设模式。在农村，初步形成了村委会筹资兴建、由村闲置小学改建、利用或改建村级房屋、中心户提供富余房屋、利用农户开办的小超市、设在空巢老人家中、利用乡镇福利院兴建等多种建设模式①。

4. 层层试点，以点带面

湖北省充分发挥优秀示范试点的驱动作用，省民政厅于2014年出台了《关于着力培育发展示范性城乡社区居家养老服务中心的指导意见》，该《指导意见》明确了示范性城乡社区居家养老服务中心的建设和服务管理标准，要求力争到2020年全省示范性城乡社区居家养老服务中心比例分别达到已建城乡社区居家养老服务中心的20%和10%。

2016年以来，省级福彩公益金每年支持20个县（市、区）开展省级示范性城市社区居家养老服务中心创建，每地补助50万元；支持10个县（市）开展省级农村幸福院建设试点，每地补助100万元。要求城市社区按照"四有"标准（有足够的活动场所、有提供助餐的老年食堂、有养老服务社会组织提供养老服务、有专业团队开展社会化运营）开展示范创建②。

截至2019年8月20日，中华人民共和国民政部、财政部发布第四批中央财政支持开展居家和社区养老服务改革试点地区的名单，湖北省共有6个城市被纳入国家居家和社区养老服务改革试点地区，分别为武汉市、黄石市、宜昌市、咸宁市、荆门市、孝感市。

5. 大力推进信息化与"互联网+"建设

全省绝大多数市州建成了社区居家养老服务信息平台，开通了居家养老服务呼叫热线。黄石市初步形成了以"12349"呼叫平台为纽带，社区居家养老服务中心为依托，企业和社会组织为主体，志愿者服务为补充的社区居家养老服务网络。武汉市积极探索"互联网+居家养老"，已初步探索形成社区嵌入、中心辐射、统分结合"三位一体"的智慧养老新模式，主要围绕"三助一护"（助餐、助洁、助医和远程照护）开展服务，有效缓解了传统居家养老信息不对称、供需成本高、运行效率低、服务不专业等难题，建成了一座"没有围墙的养老院"。武汉市自2013年至今发放了"一键通"29万多部，加盟服务商5000多家。截至2019年底，武汉市共组合出台市级政策支撑文件17个，已建成12个

① 程良波、黄菊：《湖北：统筹推进社区居家养老服务体系建设》，《社会福利》2018年第4期，第31~32页。

② 程良波、黄菊：《湖北：统筹推进社区居家养老服务体系建设》，《社会福利》2018年第4期，第31~32页。

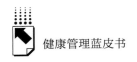

区级统分结合信息平台、60多个线下服务网点，整合线下服务商1862家，累计服务老人200余万人次，改革探索成效初显。

6. 因地制宜、创新模式

全省通过不断探索总结，形成了多种创新模式。蕲春县探索形成“农村幸福院建设”模式。采用一村一院模式，在山区村选择比较集中的地方通过整合农村危房改造资金、社会捐助筹集资金、扶贫搬迁资金以及村集体出资等，利用村闲置资源，统一规划建设农村幸福院。截至2019年底，蕲春县已建成105所农村幸福院。黄梅县、远安县等地也先后建成若干试点。武汉市依托社区兴建嵌入式小型非营利性养老机构，截至2019年底已建成164家社区养老院，约80%由社会投资兴建，主要面向社区及周边的中、低收入失能或半失能老人，提供日托和全托养老护理服务。

（三）机构健康养老重视评价认证

为加强对养老服务机构的监督监控，敦促其不断提高服务质量，湖北省民政厅每年组织开展全省城镇养老服务机构星级评定工作，评价形式为养老机构自愿申报，市、县两级民政部门审核推荐上报，第三方评估机构湖北省养老机构协会综合评估，省民政厅审核确认和公示。星级评定有效期为三年，到期必须重新申请、评定，在评定后满一年可申请更高星级养老服务机构的评定。对获评星级的民办养老机构，鼓励县（市）民政部门加大支持力度，按所获星级适当提高运营补贴。2018年第二次评选共选出41家星级养老机构，其中五星级1家、四星级15家、三星级25家（见表5）。

表5　2018年湖北省第二次养老机构星级评定结果

	五星级	四星级	三星级
武汉市	武汉市社会福利院	武汉市东湖新技术开发区佛祖岭福利院、武汉市硚口区社会福利院	武汉市新洲区刘集社区星光养老院、武汉市青山区青杉园养老院、武汉市武昌区珞珈山街社区养老院、武汉市武昌区福星养老院、武汉市黄陂盘龙城经济开发区佳海社区佳宁养老院、武汉步瑞养老院
襄阳市	—	襄阳市襄州区社会福利院	—

续表

	五星级	四星级	三星级
宜昌市	—	宜昌市夷陵区社会福利院、枝江市社会福利院	宜昌市猇亭区馨园老年公寓、宜都市社会福利院、长阳县乐龄养老服务中心
黄石市	—	大冶市金华老年公寓	黄石市下陆区福利院
十堰市	—	十堰市社会福利院、十堰市太和和众养老中心	十堰市寿松苑老年公寓
荆州市	—	监利县福星康乐社会养老中心	公安县社会福利院
咸宁市	—	赤壁市老年康复中心、通山县医养中心	嘉鱼县社会福利院、崇阳县社会福利院
黄冈市	—	黄冈市社会福利中心、武穴市福人缘老年公寓	黄梅县康泰园养老公寓
随州市	—	随州市老年养护中心	随州市楚苑生态养老院、广水市阳光福利院
天门市	—	天门市社会福利院	—
孝感市	—	—	汉川市鹂水慈园老龄服务公司、汉川市社会福利院、汉川市长乐老年公寓、应城市天使云乐园养老院、安陆市社会福利院
荆门市	—	—	京山县恒源养老院
恩施州	—	—	鹤峰县社会福利院
神农架	—	—	神农架林区社会福利院

资料来源：《省民政厅关于2018年全省城镇养老服务机构星级评定结果的通报》（鄂民政函〔2018〕756号）。

武汉市江汉区社会福利院是一家集养老、医疗为一体的公办养老服务机构，建于1964年，养老床位数800余张，医疗床位数99张。福利院始终坚持“标准化、专业化、特色化”的办院理念，全面实施“一院双制”管理模式和“医护卫一体化”的服务模式融合而成的“江汉模式”，已逐步从试点到示范，从区属小院到全国领先。老年公寓按照民营养老机构的运行方式实行市场化运作，福利院保持公办养老机构事业单位管理方式，做好特困群体老人兜底保障；既体现它的公益性，发挥“兜底”保障功能代养“三无”老人和低收入群体，同时通过创办的福利院附属医院，满足社会不同层次的养老和医疗需求，实现“兜底”保障与社会化运营互相依托、并行不悖地发展。

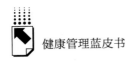

（四）医养结合融合推进

全省深入推进医养结合，指导各地养老机构引入医疗服务，促进医养结合发展作为提升养老机构服务质量的重点内容。全省约有90.7%的养老机构与医疗机构签订对口合作协议，44.7%的养老机构开办或内设医疗机构。

《湖北省医养结合工作监测表》数据显示，截至2018年底，全省共有医养结合机构51个（见表6），全省共有医养签约机构181对（见表7），截至2018年底医养结合机构开展服务情况见表8。

表6　2018年湖北省医养结合机构情况

项目	数据
医养结合机构	51个
提供医疗护理服务的养老机构	34个
提供养老护理服务的医疗机构	17个
纳入医保定点的医养结合机构	28个
按照医养结合机构中养老机构经营方式分类	
公办公营的机构	18个
公建民营的机构	9个
民办民营的机构	21个
其他类型	3个
按照医养结合机构中医疗卫生机构性质分类	
公立机构	25个
非公立机构	26个
医养结合机构总从业人员	6035人
医疗机构	4630人
养老机构	1405人
医养结合机构总床位数	16142张
医疗机构	6045张
养老机构	10097张

资料来源：作者整理，以及《湖北省医养结合工作监测表》。

表 7 2018 年湖北省医养签约服务情况

项目	数据
医疗机构与养老机构建立合作关系	181 对
提供签约的医疗机构数	175 个
签约的养老机构数	181 个
医疗机构与日间照料中心建立合作关系	3 对
提供签约的医疗机构数	3 个
签约的日间照料中心数	2 个
医疗机构与医养结合机构建立合作关系	5 对
提供签约的医疗机构数	5 个
签约的养老机构数	5 个
到养老机构/日间照料中心提供医疗服务的卫生技术人员	6014 人次
到养老机构/日间照料中心/医养结合机构接受医疗卫生服务的老人	300460 人次

资料来源：作者整理，以及《湖北省医养结合工作监测表》。

表 8 2018 年湖北医养结合机构开展服务情况

服务名称	开展人次	服务名称	开展人次
康复治疗	21024 人次	健康管理	66863 人次
医疗护理	89776 人次	保健咨询	64057 人次
预防保健	82024 人次	心理关怀疏导	17450 人次
生活照料	407723 人次	预约就诊绿色通道	2755 人次
急诊急救	4378 人次	安宁疗护	768 人次
中医院服务	8996 人次	健康教育	56140 人次

资料来源：作者整理，以及《湖北省医养结合工作监测表》。

湖北省鄂东医养集团在建设医养融合城市方面做出了积极探索。从成立之初，鄂东医养集团就围绕盘龙山的合理开发，联系对接了 10 余家有实力的社会资本，着力建设面向华中地区的综合性康养中心。鄂东医养集团启动了医养结合“百千万工程”，培养了 165 名健康管理师，投入 1000 套智能穿戴设备，为 10000 余居民签约家庭医生。集团先后托管鹿獐山社区卫生服务中心、铜都社区卫生服务中心，建立铁山医养结合示范区，并计划继续建成运营十五冶社区、楠竹林社区、康宁社区、冶矿路社区等 4 家社区日间照料服务中心，让医养结合的模式更贴近百姓日常。同时，按照“统一形象设计、统一服务设施、统一服务标准、统一膳食配方、统一运营拓展”的思路，积极推进“医养之家”养老护理院建设，打造集团的医养连锁机构品牌。目前已经与青山老年公寓合作共建了一个“医养之家”福园护理院，颐阳康复护理院、康乐老年驿站也都在计划建设中，集团所属的3家二甲医院都在规划颐养楼的建设。

三 新冠肺炎疫情对湖北省健康养老产业的冲击与影响

（一）新冠肺炎疫情对湖北省老年健康及生命安全的危害

在老年人群中，炎症衰老和免疫衰老使得他们面对新型冠状病毒的冲击时更加脆弱，尤其是合并有多种基础疾病的老年人，患病后伴随症状更加严重，病程更长，入住ICU比例更高，预后更差，病死率更高。此次新冠肺炎疫情对湖北省老年人的健康造成了严重的威胁。

中国疾病预防控制中心新型冠状病毒肺炎应急响应机制流行病学组发布的一项关于中国内地72314例病例的研究报告显示，全湖北省报告病例中，35.1%的病例为60岁及以上的人群；全国60岁及以上年龄患者的粗病死率达5.96%，死亡人数占总死亡人数的81.04%，与60岁以下人群相比，60岁及以上人群因COVID－19死亡的相对危险度RR＝9.46（60岁以下人群粗病死率为0.63%）[①]。一项关于武汉市早期确诊病例的流行病学特征的研究显示，在最早的425例COVID－19确诊患者中，中位年龄为59岁，有接近50%患者为60岁及以上的人群，38.12%的患者年龄超过65岁[②]。以上的临床研究显示，湖北省COVID－19的患者中60岁及以上老年人占比超过1/3，且老年人的死亡风险显著高于其他年龄组。一项关于武汉市新冠肺炎患者临床特征和病死危险因素的研究进一步证实了这一结论，经过单因素分析：年龄

① 中国疾病预防控制中心新型冠状病毒肺炎应急响应机制流行病学组：《新型冠状病毒肺炎流行病学特征分析》，《中华流行病学杂志》2020年第2期，第145～151页。

② Li Q.，Guan XH，Wu P.，et al.，“Early Transmission Dynamics in Wuhan，China，of Novel Coronavirus-Infected Pneumonia”. *N. Engl J. Med*，2020，382：pp. 1199－1207.

大、序贯器官衰竭估计评分（SOFA）高、合并糖尿病或冠心病等均会导致患者病死率更高①。

钟南山院士团队发表于新英格兰医学杂志（NEJM）的研究报告显示，患者住院期间会出现感染性休克、急性呼吸窘迫综合征、急性肾损伤、弥散性血管内凝血、横纹肌溶解等②。老年 COVID－19 患者会由于这些并发症导致一系列后遗症，例如肺功能下降、肾功能不全、心肌梗塞、脑卒中等。合并基础疾病的老年患者，在疾病的康复过程中可能出现更严重的健康问题，导致生存质量的下降，甚至预期寿命缩短。这都将给疫情后的老年健康服务业提出新的挑战。

（二）新冠肺炎疫情对湖北省养老健康产业的严重冲击

自 2020 年 1 月以来，湖北各地养老机构也零星出现疫情。据不完全公布，截至 2 月 19 日，武汉市福利院累计确诊病例 12 例，疑似病例 19 例（全院人员 656 人）；截至 2 月 22 日，九州通人寿堂养老院合计 30 人核酸检测结果阳性；截至 2 月 24 日，武汉市江岸区西马街椿萱里老人照护中心有 8 名老人核酸检测呈阳性（全院共收住 47 名老人），江汉区社会福利院确诊 14 例新冠肺炎病例（全院共收住 700 余名老人）；截至 2 月 25 日江汉区所有的养老机构中，共有 155 名老人和职工感染新冠肺炎③。

为应对严峻的疫情形势，全省施行“六个所有”。所有养老机构严格封闭管理，坚决做到工作人员只进不出、服务对象只出不进。所有发生疫情的养老机构都要开展全员核酸检测筛查和及时救治，直到全员两次核酸检测均呈阴性。所有核酸检测阳性的老人全部送至定点医院就诊。所有新发生检测阳性的养老机构老人都要单人单间隔离，院内工作人员采取三级防护，并做好院内消杀。所有治愈出院老人必须达到康复隔离要求后才能返回养老机构。所有养老机构都要落实非新冠肺炎疾病救治的对口定点医院，医保目录内药品要按规定

---

① F. Zhou, T. Yu, R. Du, et al., “Clinical Course and Risk Factors for Mortality of Adult Inpatients with COVID－19 in Wuhan, China: a Retrospective Cohort Study”. *The Lancet*, 2020, 395: pp. 1054－1062.

② Guan WJ, Ni ZY, Hu Y, et al., “Clinical Characteristics of Coronavirus Disease 2019 in China”. *N. Engl J. Med*, 2020, 382: pp. 1708－1720.

③ 汤琪：《武汉多家养老机构疫情受关注：被提上查漏补缺“优先级”》，https://www.thepaper.cn/newsDetail_forward_6185725，最后检索时间：2020 年 4 月 17 日。

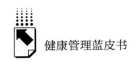

报销①。在疫情的影响下，全省养老机构的正常运营完全停摆，除基本健康需求外的服务几乎停止，养老机构的工作重点由老年人的健康维护与促进全面转向对抗新冠肺炎疫情。

1月23日，湖北省卫健委根据全省医疗情况，指定了114家新型冠状病毒感染的肺炎患者救治定点医疗机构，发热门诊定点机构549家，非定点医疗机构的正常医疗服务受到不同程度的影响，老年慢性病患者的就医受到严重限制，疫情严重的城市一度出现正常医疗几乎完全停滞的情况，甚至出现危重症老年人无法及时就医的情况。此后随着一批特殊人群正常就医绿色通道的开放、网络医疗的补充和社区志愿者的协助，老年人医疗健康服务供给短缺的情况才得到一定程度的缓解。

（三）新冠肺炎疫情对全省老年健康管理的主要影响

从1月23日10时起，武汉市和周边的鄂州市、潜江市、仙桃市、荆门市、黄冈市等相续宣布暂停运营城市公交、地铁、长途客运，暂时关闭机场、火车站、高速公路等离开通道。1月27日，除神农架林区外，湖北省内12个地级市、1个自治州、3个省直辖县级市全部“封城”。此后随着疫情不断升级，包括武汉在内的部分城市施行“完全封闭”管理，对居民外出进行严格限制。为避免医疗机构内部的交叉感染，全省的健康管理机构几乎全部停止日常服务，老年康复、疗养机构，各社区内的健康驿站、健康小屋等健康服务站全部关闭。各种老年健康管理服务仅能通过线上远程服务的形式进行。

交通限制直接导致老年人外出寻求健康服务困难重重，老年慢性病患者无法定期复诊、及时调整慢病管理方案，部分老年人的慢性病药品出现断供的情况，全省老年人慢性病健康管理工作受到严重影响。与此同时，在新冠肺炎疫情的早期，全省出现了不同程度的食品、生活物资的短缺，老年人的饮食健康管理、运动健康管理均无法达到日常目标水平。此外由于疫情的压力、日常社交的限制、家人探视的限制，老年人的心理健康也受到不同程度的负面影响。

① 赵华文：《万勇专题调度武汉市养老机构疫情防控》，http：//www. hubei. gov. cn/zwgk/hbyw/hbywqb/202003/t20200308_ 2175104. shtml，最后检索时间：2020年4月17日。

四 湖北省健康养老产业发展问题与建议

（一）主要问题

经过近几年的发展，湖北省在健康养老产业领域取得了一定的成效，但是许多规划理念更多地存在于概念层面，还处于摸索与尝试的阶段。从现行体制上来看，我国医疗问题归属于卫生系统，养老问题归属于民政系统，两者各自为政存在隔阂，不能将二者的功能实现体制上的整合；从资源上来看，当前社区提供医养护服务的人、财、物资源都十分缺乏；从实践上来看，在社区居家养老服务模式上经验积累不足，功能少而单一，尤其是医疗服务缺乏。当前发展较好的主要是大城市，调查显示，湖北省孝感市、黄石市这两个省级示范性社区居家养老城市的医疗服务都十分不足，有些社区连基本的医疗服务需求都无法满足，更难以形成医养护一体化的社区养老模式。当前发展的瓶颈主要在以下几个方面。

1. 对预防保健和健康管理服务重视不够

当前社区居家养老医疗服务项目大多关注老年人已经产生的疾病，而不是疾病产生之前身体健康的管理。普遍存在的问题是老人几乎都是等到严重老化或者是身体严重不适才想到就诊或寻求帮助。例如，湖北省孝感市云梦县道桥镇新堤社区居家养老服务中心，由于养老中心地理位置靠近道桥镇卫生所，其提供的医疗服务较为便利。虽然镇卫生院每周派人去养老中心巡诊，并提供基本的常见病治疗服务，但是缺乏针对老人全方位的健康管理服务。

2. 供给制度不完善，资源分配不均衡

目前湖北省民办养老机构发展主要存在用地难、用工难、贷款难、运营难的“四难”问题，经验困难重重。同时民办机构运营成本高于公办机构，所以收费普遍更高，入住门槛的提高在一定程度上导致多数民办养老机构的入住率偏低，部分机构的入住率甚至达不到30%。因此民办养老机构在没有政府资源支持的情况下，与收费低的公办养老机构无法形成公平竞争，制约了养老服务业的平衡发展。同时，部分公办养老机构服务质量难尽如人意，公办机构服务质量整体上较民办养老机构有所欠缺，尤其体现在设施和服务上，不少的公办养老机构内并未设有医疗卫生设施、康复设施、健身设施、活动场地等，仅仅提供床位，老年人最基本的养老服务需求无法满足。与此同时，部分新建的公办养老机构出现高端化、特权化趋势，老年公寓建设标准过高但布局不科学，不仅不合理地占用了土地资源，也无法满足多数老年人的需要。养老资源分配不均匀，公办养老机构的“托底”功能被搁置，产生福利不公。

3. 医养结合与护理服务供给能力有待提升

目前，较少社区能提供基本的医疗服务。以湖北省孝感市为例，孝感市是湖北省示范性城市社区居家养老城市，在湖北省内走在发展前沿。但孝感市大部分社区居家服务没有包含基本的医疗服务，也不具备提供医疗服务的条件。

4. 综合性老年病医院缺乏

湖北省除武汉市以外的县、市基本没有专业的老年病专科医院，同时提供老年预防、医疗、康复、保健一体综合服务的老年病医院很少，除武汉的梨园医院和东湖医院外，其他的老年医疗资源基本分散在各大医院的老年病专科或中医科室。

5. 健康养老专业人才供给不足

大多数养老机构中护理人员工作强度较大，但薪酬待遇与之不相匹配，许多民营养老机构为了降低运营成本，会聘用下岗职工、外来人员等非专业人员从事与养老护理相关的工作。同时许多社区医院自身面临着医疗人才紧缺的问题，不具备提供人手服务社区养老的能力。全省养老机构中医生、护士、康复师、营养师、心理咨询师、社会工作师等养老专业人才普遍供给不足。

6. 财政支持政策有待完善

政策制定缺乏一定的基础数据作支撑，政策支持体系的科学性、系统性有待提高。整体来看，各级财政对养老服务投入资金的绝对总量有限，占财政总支出的比重较低，对养老服务的投入主要集中在养老机构的建设补贴、床位补贴以及运营补贴。由于社区居家养老服务是近几年在我国兴起的一种养老模式，因此某些地区政府对此项养老服务投入还不足甚至是完全没有投入。比如湖北省赤壁市政府就并未展开相应的政府购买养老服务工作，也没有出台相应的补贴制度。即使部分地区开始向一些企业购买服务，也主要是面向家政公司。此外，养老服务业具有投资大、回收周期长、利润率低等特点，目前湖北省虽然出台了系列养老产业相关支持政策，但还存在规范性不足、配套政策不健全等问题，很多扶持政策没有真正落到实处，直接导致其对当前社会资本介入养老服务领域的引导作用十分有限。

（二）湖北省健康养老产业对策建议

1. 完善养老服务体系

（1）健康养老机构分级定位发展

公立养老服务机构应回归社会兜底功能，重点聚焦社会急需、市场又不能满足的养老服务问题，应以非营利、普通档次、护理型养老服务机构为主，服务对象应主要包括城市“三无”、农村“五保”、低保户等经济困难以及半失能和失能的老年人。

私营养老服务机构应按照不同需求等级去建设，鼓励兴办“小型适用、中档设施、水准专业、服务优质”的养老机构，引导鼓励有实力的养老企业探索品牌化连锁化经营。

（2）完善社区养老服务功能

各级政府应在条件允许的情况下加大对社区养老人力与财力的投入。建立和完善社区养老服务人才的培训体系，推行养老服务人才准入制度，提高养老服务人才的专业技能水平。健全和规范养老服务制度与标准，完善社区养老服务设施，加大为社区居家老年人提供日间照料、上门服务、慈善救助等服务的覆盖面。充分发挥社会力量的帮扶作用，在社区倡导和推行邻里互助式养老，引导开展志愿者服务活动，并规范提升志愿者的组织建设与服务能力。

（3）发展多元化的养老服务财政收入渠道

各级财政应充分发挥各类财政资金的综合、叠加效应，探索统筹使用养老服务业发展专项资金、一般公共预算资金、福利彩票公益金等支持养老服务业发展。各地应综合当地的人口老龄化趋势、经济发展水平和财政收入增长情况，逐步合理地提高对养老服务业的投入力度。拓展养老服务业资金筹措机制，鼓励社会资本介入健康养老产业，探索政府采购、购买服务、股份制、股份合作制、债权筹资、股权筹资、“互联网+”等创新模式。

（4）加强质量和运营监管

各级管理部门要逐步建立完善的养老服务统计数据库（包括老年人口信息、需求评估信息、养老机构和人员信息、服务质量评估信息、政府购买服务

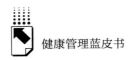

经费等），为相关部门制定科学的政策提供全面、准确、实时的数据基础。政府加强对公建民营机构的宏观指导与监督管理，切实提高养老服务资源的利用效率。逐步建立养老服务行业准入和退出机制，健全养老服务机构等级评定制度，加强对养老服务机构服务、资金、环境等方面的监督监管。

2. 优化养老医疗服务体系

（1）创新养老医疗服务模式

继续开展“医养结合”试点，促进基层医疗卫生机构医疗服务进入养老机构、社区和家庭，探索基层医疗卫生服务和养老机构、居家养老相融合的新模式。以点带面，力争在全省具备条件的基层医疗卫生机构和养老机构、社区、家庭中实现“医养结合”全覆盖。

（2）设立专业的老年医院和专门科室

目前省内除武汉市的两家专业老年病医院（梨园医院、东湖医院）外，荆门市中医院老年病科、十堰市中医院老年病中心等也已经开始积极进行资源整合，开设中西医结合的老年病专业科室。其他地市可借鉴和学习相关经验和做法，探索建设老年病专科和集老年预防、医疗、康复、保健为一体的老年病医院。

（3）发展老年康养社区建设

发挥城乡社区卫生服务机构作用，特别是大力建设与发展农村社区卫生服务机构，实现老年人小病就近看，缓解老年人的就医困难问题。社区卫生服务机构为半失能、失能和高龄的老年人提供定期上门及巡诊服务。探索在社区卫生服务机构推广普及“社区养老服务一键通”服务，社区内有医疗需求的老人可以随时通过电话与约定的卫生服务机构联系，“一键通”系统自动连接，调出健康档案，工作人员根据健康档案并针对当前病情，提供相应的医疗护理服务。

3. 深入推进产、学、研、企协同创新

湖北省高校众多，科研教学实力雄厚，在发展健康养老产业方面，合作前景广阔。鼓励高校设立与健康养老服务相关的专业，成立相关研究机构，开展有关健康养老领域的理论与实践研究，为养老专业的学生提供到养老产业相关的机构和企业开展实习、实践活动的机会；同时利用高校与研究机构的平台优势，帮助企业培养健康养老产业的服务与管理人才。鼓励企校双方在健康养老学科与专业建设、科研项目申报、健康养老服务与管理人才培养等方面开展深入合作。充分开发利用湖北省的医疗、养老、教育与制造业等方面的优势，大力支持企业与高校在健康养老领域开展深度合作，共建养老产业研发基地，共同打造一批湖北养老产业的知名品牌和龙头企业，推进湖北健康养老产业的发展。

（三）新冠肺炎疫情下发展老年健康的建议

1. 疫情下不同类型养老服务机构的发展建议

进一步强化顶层设计与政策支持，加大例如福彩等形式的公益金对养老服务机构疫情防控的支持，建立疫情下的养老机构评估体系，对养老机构按入住人数与疫情受创情况拨发补贴经费，将疫情严重区域民办非企业养老机构也纳入优惠扶持政策范围。

针对养老机构。不同地区根据疫情风险等级进行分级管理，要建立精准、高效、规范的养老机构疫情报告制度，强化防护和生活物资保障，做好出行与就医管理，继续根据民政部《养老机构新型冠状病毒感染的肺炎疫情防控指南（第二版）》（民电〔2020〕18 号）的相关要求，持续保持警惕，做好防控工作。随着对新冠肺炎认识的加深和科学防控措施的铺开，目前全国绝大部分养老机构已经能有效防控机构内部聚集性感染的发生，下一阶段的主要防控重点应转移到防控输入性感染，要做好新入院老人、返院老人的隔离观察、安全入院工作。

针对居家和社区养老服务。做好社会服务组织工作人员的复工健康把关工作是居家社区养老服务恢复关键的第一步，切记“严把关、零差错”。根据不同老年人情况，采取上门走访、养老服务软件、微信、QQ、电话等渠道，以线上为主、线下为辅，两种服务相结合的形式，开展进行社区居家老人巡视、健康科普和养老服务工作。要定期掌握他们的日常生活需求、健康精神状况、接触人群，建立信息台账。可以通过政府购买服务、社区组织上门、志愿者结对等方式，增加老年人生活需求物质的安全配送服务，减少老年人前往人流密集区被感染的风险。

2. 疫情下的老年健康管理发展

疫情期间，应充分发挥健康管理的优势，拓展服务手段与市场。鼓励开展针对老年人的“互联网＋”健康管理服务，为老年提供慢性病健康管理、心理健康管理、新冠肺炎康复期健康管理、居家健康管理等服务，以生活方式干预、心理干预等方式，帮助老年人在疫情期间维持稳定的健康状态，减少前往医院等高风险地区的次数，降低交叉感染的风险。

3. 搭建疫情期养老服务人才线上培训平台

政、校、企发挥各自优势，尽快搭建起针对疫情期养老服务人才的线上培训平台，开展针对老年人疫情防控、老年人疫情期健康管理与心理健康、养老机构内部管理、病毒防护与消毒等知识的线上培训教育，解决疫情期不能集中开展线下培训的难题。并可逐步将线上培训以常态化的趋势发展起来，补充现有的养老服务人才培训模式。

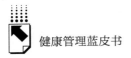

B.19

儿童健康服务与儿童健康产业的发展现状

陈志衡　戴红梅*

摘　要：儿童健康服务不仅涵盖儿童疾病的医疗服务，还涵盖儿童的健康管理、预防接种、早期发展、合理营养，以及儿童健康金融保险服务等。儿童健康产业涉及医疗、婴幼儿养护、教育、保健营养等相关支撑产业。近年来，随着国民经济水平的日益提高，儿童疾病的诊治水平提高，但儿科医疗资源仍然紧缺。在国家政策扶持下，民众对儿童健康服务以及健康管理的需求也与日俱增。但儿童健康服务与健康产业的发展参差不齐，各地区发展不平衡，对应监管机构及政策法规尚待完善。需要进一步利用科技创新来提升儿童健康产业的总体水平，同时加强政府相关部门对儿童健康服务及健康产业的监管与规范。

关键词：儿童健康服务　儿童健康产业　政策法规

一　儿童健康服务及儿童健康产业的界定及其发展意义

（一）儿童健康服务及儿童健康产业的界定

儿童是国家的未来，是人类社会发展的希望。儿童的健康水平是衡量一个

* 陈志衡，儿科医学博士，中南大学湘雅三医院儿科副主任，副主任医师，硕士生导师，主要研究方向为儿童心血管疾病、儿童保健；戴红梅，医学博士，中南大学湘雅三医院儿童保健中心主任，副主任医师。主要研究方向为小儿内分泌疾病、儿童保健。

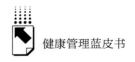

国家经济社会发展与文明进步的重要指标。世界卫生组织（WHO）明确规定：儿童健康不单是指没有疾病，还涵盖体格、生理、心理和社会适应能力的全面健康发展。儿童时期的经历将影响人一生的发展。在这一阶段需要全社会共同努力，让儿童受到保护并为其提供生存、发展和参与社会的条件，全力满足儿童的发展需要，使其潜能得到更好地发挥。

1. 儿童健康服务的界定

根据 WHO 定义：健康服务是指涉及疾病诊断和治疗、预防、健康促进、健康维护与康复的所有服务。包括针对个体的和非个体的健康服务。因此，儿童健康服务的对象包括儿童个体以及群体，服务范畴涉及儿童的体格、生理、心理和社会适应能力的健康发展服务。不仅是对儿童疾病的医疗服务，还涵盖儿童的健康管理、预防接种、早期发展、合理营养，以及儿童健康金融保险服务，从多方面共同促进儿童的身体、心理以及社会适应能力的全面发展。

2. 儿童健康产业的界定

儿童健康产业指与儿童健康相关的生产和服务领域。产业范围涉及医疗、养护、教育、保健营养等相关支撑产业。随着我国医疗水平的不断提升、信息技术的进步、人民收入水平的不断增长，民众对儿童健康的需求逐步提升。我国儿童健康服务产业规模持续扩大，涉及的产业链不断延长，是具有很大潜力的新兴产业。

（二）儿童健康服务及儿童健康产业的意义

1. 儿童健康决定健康中国的未来

儿童的健康事关中华民族的素质和未来，同时也是衡量一个国家发展水平和社会文明程度的一项重要指标。《“健康中国 2020”战略研究报告》表明，5 岁以下儿童死亡率每减少 1 个千分点，直接和间接受益人口达数十万①。梁启超曾发表《少年中国说》：“少年智则国智……少年强则国强，少年独立则国独立。”通过保护儿童健康权益、提高儿童健康水平，促进儿童营养、体能、智能、心理、社会适应能力全面发展，对于提高我国人口素质和国民健康水平、推动经济社会可持续发展及实现健康中国具有重要意义。为此，近年来，为促进儿童的健康全面发展，全国人大常委会、国务院、国家卫生健康委员会等相关职能部门制

① 中共中央、国务院：《“健康中国 2030”规划纲要》，2016。

定了一系列举措，对未成年人尤其是0～6岁儿童在法律、教育、卫生服务、儿童保健、预防接种、营养环境等多方面提出了具体的要求和工作规范（见表1）。

表1 我国近十几年来与儿童健康相关的法律与政策内容

序号	发布时间	政策名称	发布机构	政策内容
1	2004年	《中华人民共和国传染病防治法》(第一次修订版)	全国人民代表大会常务委员会	实行“儿童预防接种制度”。免费为儿童接种国家免疫规划项目内的疫苗。医疗机构、疾病防控机构与儿童监护人要相互协助确保完成接种
2	2009年	《全国儿童保健工作规范（试行)》	卫生部办公厅	为0～6岁儿童规范保健内容,包括出生缺陷筛查与管理、生长发育监测、喂养与营养指导、早期综合发展、心理行为发育评估与指导、免疫规划、常见疾病防治、健康安全保护、健康教育与健康促进等
3	2010年	《新生儿疾病筛查技术规范》	卫生部	规范新生儿遗传代谢病的筛查技术、苯丙酮尿症与先天性甲低的筛查与诊治以及新生儿听力筛查流程
4	2011年	《国家基本公共卫生服务规范(2011年版)》	卫生部	对健康教育、预防接种、0～6岁儿童健康管理、传染病及突发公共卫生事件报告和处理等服务对象、服务内容、服务流程、服务要求、考核指标以及相关健康管理进行了规范
5	2011年	《关于实施农村义务教育学生营养改善计划的意见》	国务院办公厅	实施农村义务教育学生营养改善计划。中央财政对贫困地区和家庭经济困难学生给予营养膳食补助,对农村义务教育阶段家庭经济困难学生给予生活费补助
6	2011年	《中国儿童发展纲要（2011～2020年)》	国务院	从儿童健康、教育、法律保护和环境四个领域提出了儿童发展的主要目标和策略措施
7	2012年	《中华人民共和国未成年人保护法(2012年修订)》	全国人民代表大会常务委员会	据宪法制定,通过国家、社会、家庭、学校多方合作保护未成年人的身心健康,保障未成年人的合法权益不受侵害
8	2015年	《0～6岁儿童健康管理技术规范》	国家卫生计生委	规范0～6岁儿童健康管理的时间和地点、询问和观察、体格检查和处理、喂养指导、发育指导、防病指导、预防伤害指导、口腔保健指导等内容
9	2016年	《“健康中国2030”规划纲要》	中共中央、国务院	在中小学中纳入健康教育内容,加强幼儿园、中小学营养监督,完善全民健身公共服务体系,实施青少年体育活动促进计划。加强学龄期近视、肥胖、龋齿等常见病防治。加强对儿童早期发展,加强儿科建设,加强对儿童遗传代谢性疾病的筛查等。医疗重点从治疗向预防、慢病管理倾斜

续表

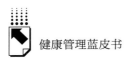

序号	发布时间	政策名称	发布机构	政策内容
10	2016年	《关于加强儿童青少年近视防控工作的指导意见》	国家卫生计生委等	鼓励和倡导学生经常参加户外活动,保持正确的用眼习惯。推进用眼知识进学校、进社区、进家庭,使儿童及家长不断增强健康用眼意识
11	2017年	《中华人民共和国母婴保健法(2017年修正)》	全国人民代表大会常务委员会	国家鼓励、支持母婴保健领域的教育和科学研究,推广先进、实用的母婴保健技术,普及母婴保健科学知识
12	2017年	《国家基本公共卫生服务规范(第三版)》	国家卫生计生委	规范了0~6岁儿童预防接种及健康管理服务,规范了0~3岁儿童中医药健康管理服务,对饮用水及学校卫生服务进行业务培训
13	2017年	《国民营养计划(2017~2018年)》	国务院办公厅	完善营养法规政策标准体系,提出了生命早期1000天营养健康行动、学生营养改善行动、贫困地区营养干预与吃动平衡等重大行动
14	2018年	《健康儿童行动计划(2018~2020年)》	国家卫生健康委	提出儿童健康促进行动、新生儿安全行动、出生缺陷综合防治行动、儿童早期发展行动、儿童营养改善行动、儿童重点疾病防治行动、儿童医疗卫生服务改善行动、儿童健康科技创新行动等8项行动
15	2018年	《关于建立残疾儿童康复救助制度的意见》	国务院	明确了残疾儿童康复救助对象、救助内容、工作流程及职责分工等,进一步提高了儿童康复服务能力和效率
16	2019年	《健康中国行动(2019-2030年)》	国家卫生健康委	将医疗重心从治病向疾病预防转变,提出将开展健康知识普及、控烟、心理健康促进、心脑血管疾病防治、癌症防治等15个重大专项行动
17	2019年	《健康口腔行动方案(2019~2025年)》	国家卫生健康委办公厅	加强口腔健康教育,在中小学及托幼机构实施"减糖"行动。提倡生命1000天口腔健康管理服务,减少儿童龋齿发生率
18	2019年	《关于促进3岁以下婴幼儿照护服务发展的指导意见》	国务院办公厅	健全和规范婴幼儿照护服务的政策法规体系和标准规范体系,建成一批示范性的婴幼儿托护服务机构,提高婴幼儿照护服务水平

资料来源：编者整理。

2. 儿童健康服务是全生命周期的出发点和关键点，是预防前移的具体体现

俗话说“三岁看大，七岁看老”。人类生命初期的健康状况对成年后的身体、心理以及社会适应能力有着深远的影响。儿童期的疾病状态如：出生体重过高或者过低显著增加成年后糖尿病、肥胖等代谢性疾病的发生风险；出生时

有缺氧窒息、胆红素脑病的新生儿成年后出现脑瘫、智力发育迟滞等神经系统后遗症的风险显著增加；胎儿期与儿童期抗生素暴露可能会增加罹患心血管疾病、肥胖、过敏性疾病等的风险；童年时期的心理应激可对成年期后心理健康产生危害，也可能增加成年期吸烟、饮酒、缺乏运动等危害健康的行为，进而带来生理上罹患疾病的概率增加。为此，减少儿童期疾病的发生，促进儿童全面健康成长是全生命周期健康保障的第一步，是疾病预防过程中至关重要的一点。

二 中国儿童健康现状

（一）儿童死亡率显著下降

过去几十年里，中国在妇幼保健方面取得了巨大进步。2010 年以来，全国婴儿死亡率和 5 岁以下儿童死亡率继续稳步下降。根据国家统计局统计数据，2010～2018 年中国婴儿死亡率及 5 岁以下儿童死亡率分别从 2010 年的 13.1‰、16.4‰下降至 6.1‰、8.4‰（见图 1）。近十几年间，中国人均预期寿命提高 4.9 岁，这其中多归因于 5 岁以下儿童死亡率的下降。

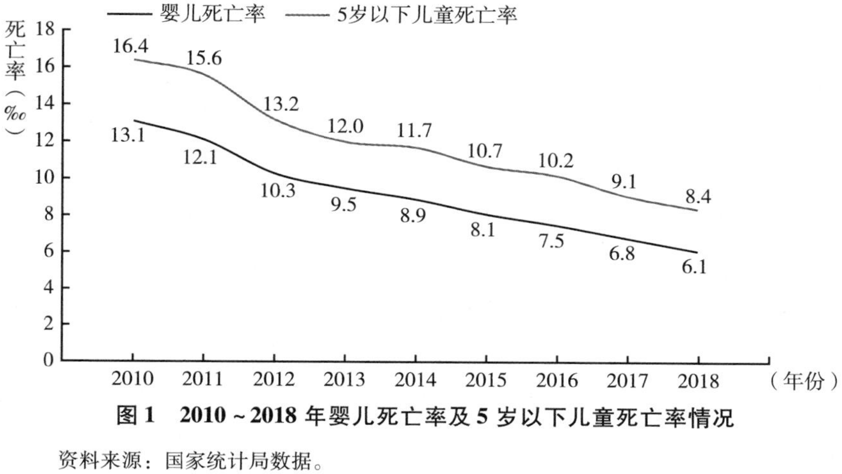

图 1　2010～2018 年婴儿死亡率及 5 岁以下儿童死亡率情况

资料来源：国家统计局数据。

（二）传染性疾病仍是危害儿童健康的重要因素

传染性疾病目前仍是危害儿童健康的最重要的因素之一。根据国家疾控中心数据，2018 年全国范围内的甲乙类传染病鼠疫、炭疽、脊髓灰质炎、非典型肺炎、禽流感、白喉等均未报道发病；霍乱、乙脑、流脑、乙肝等传染病发病率也显著下降。近 5 年来发病率较高的儿童传染病包括：病毒性肝炎、梅毒、流行性感冒、手足口病、轮状病毒肠炎、肺结核等，而致死率排前 3 位的为艾滋病、肺结核、狂犬病。新中国成立初期我国结核病的患病率和死亡率分别高达 1750/10 万和 200/10 万，通过长期防治，2018 年肺结核的疫情已大幅下降至 59/10 万，死亡率降至 0.2/10 万。手足口病的发病人数已由 2014 年的 278 万例下降至 2018 年的 235 万例。虽然总的发病人数降低不多，但是手足口病所导致的死亡人数由 2014 年的 502 例显著下降至 2018 年的 35 例。儿童是流行性感冒的主要受累人群。流感流行季节儿童流感罹患率为 20% ~30%，有些地区甚至可高达 50% 左右。值得一提的是，腺病毒感染是导致 6 月 ~5 岁重症型儿童社区获得性肺炎的主要病原体之一。重症病例易导致慢性呼吸功能受损，也是造成婴幼儿死亡和伤残的重要原因。2020 年初暴发的新型冠状病毒肺炎虽肆虐全球，但是儿童患者并不多见，患儿多有密切接触史，危重型病例少见，无症状感染者多。且为了对抗新冠肺炎疫情，全球各国陆续进行隔离保护策略，这不但是防控新型冠状病毒感染最有效的办法，也在很大程度上降低了儿童其他感染性疾病如季节性流感、手足口病等传染病或普通感冒、肺炎等的发病率。

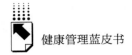

预防接种是减少与消灭传染病的唯一有效办法。为了使更多的儿童受益，我国在全国范围大力推动普及儿童免疫接种。2004 年，全国人民代表大会常务委员会正式通过了《中华人民共和国传染病防治法》（第一次修订），对儿童实行免费常规预防接种。2007 年，扩大了国家免疫规划的疫苗种类，以保护儿童免于受 12 种传染病的感染。2016 年 5 月 1 日起，我国脊髓灰质炎疫苗免疫策略做出重大调整。停用三价脊髓灰质炎减毒活疫苗（tOPV，即常说的糖丸），用二价脊髓灰质炎减毒活疫苗（bOPV）替代 tOPV，并将脊髓灰质炎灭活疫苗（IPV）纳入国家免疫规划，即 2 月龄时注射 1 剂脊髓灰质炎灭活疫苗（IPV），3 月、4 月及 4 岁各口服一剂二价脊髓灰质炎减毒活疫苗（bOPV）。2015 年，我国自主研发出肠道病毒 71 型疫苗，有效地预防肠道病毒 71 型相关手足口病，减少手足口病重症及死亡病例数。

但是，随着疫苗接种率的提高，疫苗可预防的相关传染病发病率和死亡率的下降，公众对预防接种重要性的意识逐渐淡化，对疫苗安全性的关注度增加，加之部分媒体侧重报道个别疫苗负面事件，影响了公众接种疫苗的积极性和对接种疫苗的信心，甚至导致接种率下降，对免疫规划工作造成了一定的影响。

（三）营养相关性疾病是永恒的话题

随着国家经济快速增长以及政府推行针对贫困地区儿童营养不足的干预措施，儿童低体重（按年龄的体重不足）和消瘦（按身高的体重不足）患病率显著下降。然而儿童生长迟缓问题依然存在，特别是在贫困农村地区。中国5岁以下儿童生长迟缓患病率从1990年的33.1%下降至2013年的8.1%。尽管整体降幅较大，但贫困农村地区的生长迟缓患病率仍高达18.7%，是全国平均水平的2.3倍[①]。《中国居民营养与慢性病状况报告（2015年）》显示，儿童青少年生长迟缓率和消瘦率分别为3.2%、9.0%，6~17岁儿童青少年超重率为9.6%，肥胖率为6.4%[②]。2017年，全球有22.2%的5岁以下儿童存在生长迟缓问题，对应儿童总数约为1.5亿。中国5岁以下儿童低体重发生率为1.4%，显著低于全球水平。但中国儿童人口基数大，虽然5岁以下儿童生长迟缓患病率在全球排第119位，但生长迟缓儿童总人数在全球排名第5，占全球生长迟缓儿童总数的4.1%[③]。

另外，随着经济水平的提高以及膳食结构和生活方式的改变，超重和肥胖儿童的比例持续升高。全球儿童肥胖已成为一个日趋严重的公共卫生问题。各种原因导致的儿童超重或肥胖会导致儿童睡眠呼吸暂停，且增加成年后患代谢综合征的风险。2002~2012年，全国城市儿童青少年体重呈增长趋势，10年间超重率从8.5%增加至11%，肥胖率从4.4%增加至7.7%。适当的运动、合理膳食有助于降低儿童肥胖的发生[④]。

此外，营养素如钙、铁、锌、维生素A、维生素D等缺乏依然存在，膳食纤维摄入量也不足，这在中国贫困农村尤为突出。2012年政府启动贫困地区儿童营养改善项目，免费为6~23月龄婴幼儿发放营养包、开展儿童营养知识

① 国家卫生健康委员会：《中国妇幼健康事业发展报告（2019）》，2019。

② 国家卫生和计划生育委员会：《中国居民营养与慢性病状况报告（2015年）》，2015。

③ 国务院颁布《中国儿童发展纲要（2011~2020年）》，2011。

④ 马冠生、赵丽云：《中国居民营养与健康状况监测报告（2010~2013）》，载《中国营养学研究发展报告研讨会论文集》，2014。

宣传和健康教育后，相应地区儿童贫血发生率明显下降。2017 年起，通过《国民营养计划（2017～2038 年）》《中国居民膳食指南》实施妇幼人群的营养干预，提倡纯母乳喂养、指导孕妇及儿童合理膳食，预防儿童营养素缺乏、降低孕妇贫血率。2011 年，国务院正式启动实施农村义务教育学生营养改善计划。2017 年调查显示，与 2012 年相比，营养改善计划试点地区男女生平均身高要比 2012 年高 1.9～2.0 厘米，平均体重分别多 1.3 千克和 1.4 千克；贫血率从 17.0% 降到 7.6%①。

（四）儿童过敏性疾病异军突起

过敏性疾病包括食物过敏、特应性皮炎、过敏性鼻炎和过敏性哮喘等。随着疾病谱的转变，过敏性疾病已成为 21 世纪常见疾病之一，影响了全球约 25% 的人群，不仅影响患儿的生活质量，甚至危及生命，并给社会带来沉重的经济负担。近年来中国儿童过敏性疾病的患病率逐渐接近西方国家，如重庆地区 2 岁以内儿童食物过敏检出率为 3.5% ～7.7%；其他过敏性疾病呈上升趋势。国内 1～7 岁儿童特应性皮炎患病率由 2002 年的 3.07% 升高到 2015 年的 12.94%；2010 年我国 14 岁以下城市儿童平均累积哮喘患病率已达到 3.02%，两年现患率为 2.38%，较 10 年、20 年前分别上升了 43.4%、147.9%。中国大陆地区人口中过敏性鼻炎的患病率亦高达 4% ～38%②。

（五）近视、龋齿成为学龄期儿童重要的健康问题

我国近视发生率呈上升趋势，已成为影响我国国民尤其是青少年眼健康的重大公共卫生问题。2018 年，国家卫健委、教育部、财政部共同组织开展了覆盖全国 1033 所幼儿园和 3810 所中小学校儿童青少年的近视调查③，结果显示：在被调查的 111.74 万人中，总体近视率为 53.6%，每个年龄段儿童近视患病率如图 2 所示。对学龄期儿童的调查发现，67% 每日户外活动的时间不超过 2 小时，29% 不超过 1 小时，而且 73% 每天睡眠时间不达标，课后作

① 教育部：《关于农村义务教育学生营养改善计划实施情况的报告》，2017。

② 中华儿科杂志编辑委员会：《儿童过敏性疾病诊断及治疗专家共识》，《中华儿科杂志》2019 年第 3 期。

③ 国家卫生健康委员会：《2018 年中国儿童青少年近视调查结果》，2019。

业时间和持续近距离用眼时间过长，使用电子产品不科学等不良用眼行为普遍存在。以上因素对近视发生率高发起到主要的作用，是导致我国儿童青少年近视率居高不下的重要影响因素。高度近视是致盲性眼病之一，应该引起高度警惕和重视。

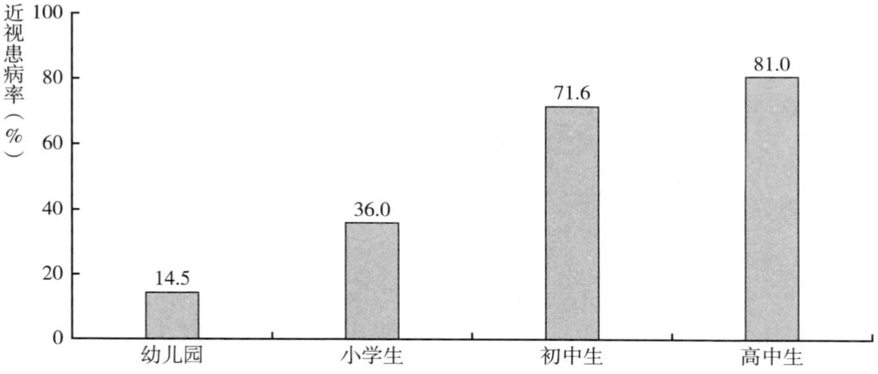

图2　2018年中国儿童青少年近视患病率

我国儿童龋齿患病率明显上升。12岁儿童龋患率是我国衡量口腔工作的唯一工作指标。2017年第四次口腔健康流行病学调查显示，5岁儿童乳牙龋患率为70.9%，平均龋齿数为4.24颗，比10年前上升了5.8个百分点。12岁儿童恒牙龋患率为34.5%，平均龋齿数为0.86颗，比10年前上升了7.8个百分点。2019年国家卫健委制订《健康口腔行动方案（2019年~2025年）》，计划到2020年，将12岁儿童龋患率控制在32%以内，2025年控制在30%以内。

（六）儿童伤害是儿童死亡的重要因素

随着中国在减少传染病、改善妇幼保健方面取得进展，儿童伤害已成为1~17岁儿童死亡的首要原因，给家庭和社会造成了重大损失。学龄前儿童生长发育过程中，伤害的发生与他们的年龄和发育阶段密切相关。根据世界卫生组织估计，仅2016年，伤害和暴力行为造成全球超过64万名0~14岁儿童死亡，占全部儿童死亡总人数的9.6%；其中，非故意伤害所占比重超过90%。全球每天有2000多名儿童死于非故意或故意伤害，数以千计受伤儿童就医，且往往会留下终身残疾。在我国，每年有超过5.4万儿童死于意外，平均每天148

人。伤害致死的主要原因依次为溺水、交通事故、跌落和中毒①。按照世界卫生组织全球疾病负担的死因标准统计分类，2018 年中国 5 岁以下儿童死因分类见图 3，其中导致 1 ~4 岁儿童死亡原因中比例最高的为非故意伤害②。

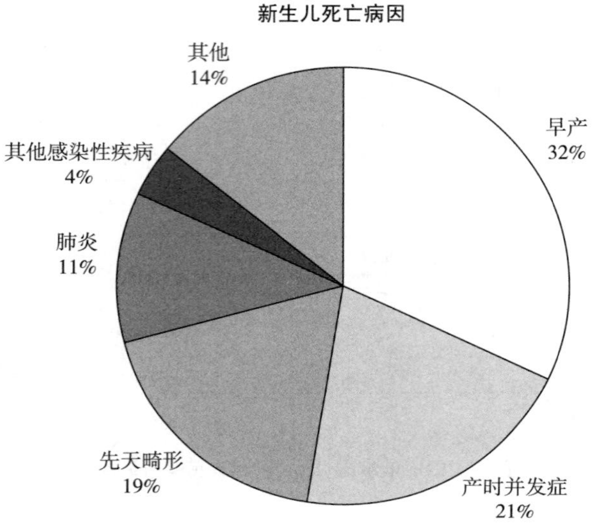

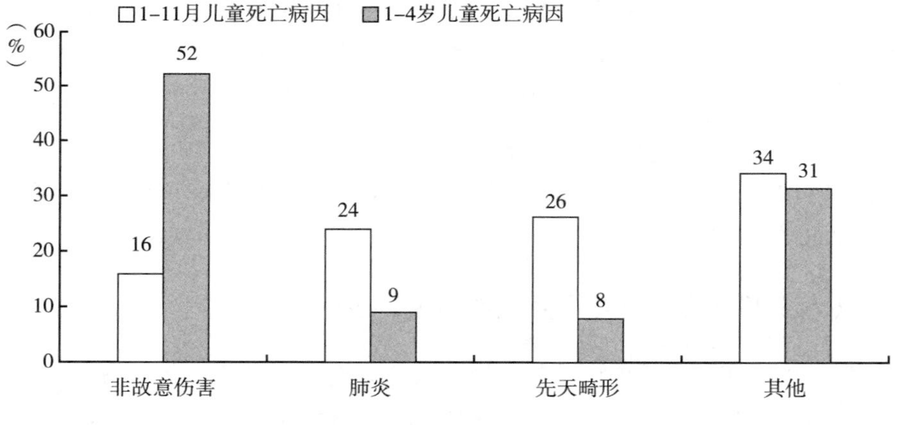

图 3　5 岁以下儿童死亡原因分类统计

资料来源：国家卫生健康委员会：《全国妇幼健康信息分析报告》，2018。

① 中国疾病预防控制中心发布《中国青少年儿童伤害现状回顾报告》，2017。

② 国务院妇女儿童工作委员会办公室、国家统计局、联合国儿童基金会：《中国儿童发展指标图集（2018）》，2019。

（七）儿童发育行为性疾病成为影响青少年身心健康的拦路虎

儿童注意缺陷多动障碍、孤独症、抽动症、学习障碍、语言障碍等过去不太被人关注的儿童发育行为性疾病也渐渐得到社会各界关注。目前全球注意缺陷多动障碍主要临床表现为注意力不集中、冲动行为和活动过多。这些症状会在整个学龄阶段持续，直至进入成年期，有一部分患者仍会有持续症状，不仅影响同伴关系、学业/工作表现，对社会及家庭功能都可能造成不同程度的影响。目前其全球患病率约为7.2%，我国男女患病率分别为6.5%、2.7%。这一类疾病虽然不会引起生命危险，但是会导致学习障碍、社会适应能力缺失，影响将来就业与社会功能。与儿科传统疾病不同，这一类疾病需要学校、家庭以及社会各界多方合作的行为干预治疗以及功能训练。

此次新型冠状病毒全球蔓延，各国陆续采取居家隔离、学校停学，孩子们蜗居在家，上网课、看电视、打游戏、吃多动少。各大医院儿科门诊就诊人数急剧减少，但儿童慢性疾病如近视、龋齿发生率显著增加，儿童肥胖就诊人数也略有增加，儿童保健、预防接种的需求有增无减。儿童生长发育性疾病的需求仍在增加。

三　儿童健康相关问题严峻，健康服务需求巨大

随着国民经济快速发展、人民生活水平日益提高，民众对儿童健康服务的需求也水涨船高。

（一）儿童疾病诊疗快速发展，但儿科医疗资源相对不足

随着国家医改政策的进一步深化，医疗、医保、医药全方位联动改革，推进国家医学中心和区域医疗中心建设，促进分级诊疗。通过完善新生儿危重症救治网络提高了新生儿救治水平；通过加强出生缺陷综合防治，对先天性心脏病、唐氏综合征、苯丙酮尿症、G-6-PD酶缺陷症、耳聋、地中海贫血等疾病进行有效防治，减少先天残疾的发生；通过完善出生缺陷患儿医疗保障制度，实施先天性结构畸形和遗传代谢病救助项目，减轻患儿家庭及社会负担；通过加强儿童传染病与常见病的规范诊疗，提高儿童疾

病的有效救治。

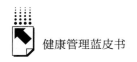

但目前我国儿童人口基数大，儿科医疗资源相对不足，尤其是在基层和偏远地区，儿科医生短缺是目前医改的一大难题。国家卫生计生委 2016 年初公布的数字显示，我国共有儿童医院 99 所，设置儿科的医疗机构共有 35950 个。在医疗机构中，儿科执业（助理）医师总数为 11.8 万人，每千名 0～14 岁儿童儿科执业（助理）医师数仅为 0.53 人，而美国的这一数字为 1.46 人。2016 年，我国发布《关于加强儿童医疗卫生服务改革与发展的意见》，有关部门不断加大对儿科医师的培养力度。国家卫健委全国医师电子化注册系统的统计显示，截至 2018 年，我国有儿科医师 23 万名，每千名儿童拥有的儿科执业（助理）医师数为 0.92 名，仍远远低于发达国家如美国每千名儿童拥有儿科医师 1.5 人的水平。

（二）儿童医疗保健有待进一步加强

随着经济的发展社会的进步，儿童医疗保健工作得到重视，儿童身心健康与生存质量得到全社会的重视。在以国家卫健委带头的多部门共同努力下，全国各级社区卫生服务中心为 0～6 岁婴幼儿提供了基本的健康体检与预防接种；倡导母乳喂养，实施儿童营养改善计划，儿童营养状况得到显著改善；通过法律、社会、学校、家庭多方联动，儿童意外伤害死亡率不断下降。但对于更高层次的需求，如个体化的母乳喂养指导、生命早期 1000 天的健康促进、婴幼儿膳食营养指导、体适能训练、情绪及心理能力的训练、口腔保健、近视防治、意外伤害预防等方面的需求，还要集合社会各界力量、经更长的时间才能实现。

（三）儿童健康科普有待进一步普及

目前，随着微信、抖音、电视广告等互联网信息化的进展，全民健康知识得到更有效地普及。但目前现有这些平台提供的儿童疾病及健康知识参差不齐，作为没有医学背景的婴幼儿照护者不能有效甄别信息的真假。因此，需要更多儿科专科医生参与建设儿童健康“科普教育平台”，从而科学地指导家长、老师以及社会各界人士共同携手，从身体、心理、社会适应能力等多方面全面改善儿童的健康水平。

近年来，随着党和政府出台一系列政策的支持与扶持，儿童健康服务支撑产业得到稳步发展。腾讯数据实验室发布的《2018 中国少儿家庭洞察白皮书》显示：养孩成本人均达 2 万元/年，约占家庭总收入的 22%。国家卫计委 2014 年开展的覆盖了中国 31 个省（自治区、直辖市）的中国家庭发展追踪调查显示，2013 年 0 ~5 岁儿童支出（包括衣食住行、照看、教育和医疗）占家庭人均支出的 50% ~69%，其中农村儿童平均支出为 7966 元、城市儿童平均支出为 15175 元。中国国民经济的蓬勃发展间接地促进了儿童健康服务产业的发展，尤其医疗、教育、保健与营养等领域的儿童健康服务产业都在改革开放的春风里茁壮成长。

四　儿童健康产业蓬勃发展

（一）儿童医疗产业格局重新调整

中国儿童医疗存在患病率高、就诊率高、医疗费用高等问题，给儿童的家庭带来了沉重的经济负担和心理负担。每年换季为疾病高发期，各大医院的儿科门急诊都是人满为患。为缓解儿童医疗卫生服务资源短缺问题，2016 年发布的《关于加强儿童医疗卫生服务改革与发展的意见》提出要加强儿童医疗卫生服务改革与发展，切实缓解儿童医疗服务资源短缺问题，积极引导和鼓励社会力量举办儿童医院、儿科诊所，加强中医儿科诊疗服务，鼓励发展儿童商业健康保险。此外，各级政府的多点执业政策亦助力儿科医师多点执业，利好私营儿科诊所发展。

1. 儿科诊所兴起

在国家政策扶持下，医疗资源向基层转移下沉。在“儿医奇缺、儿科荒”的环境下，各种社会办儿科诊所在上海、北京、深圳等一线城市以及部分二线省会城市如雨后春笋般涌出（见表 2）。私立儿科诊所一部分直接引用国外先进的管理模式，从公立医院引进或者与公立医院合作的方式，吸纳公立医院的医疗资源，如上海交通大学附属上海儿童医学中心与唯儿诺和优艾贝集团共建的医院；一部分由一些线上垂直社区走入线下开建诊所，如网红儿科医生崔玉涛创立的“育学园”App，在线问诊平台“妈咪知道”也落地儿科诊所；还有

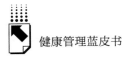

一部分是吸纳三甲医院专家，构建高端的医疗服务体系，如和睦家、卓正医疗等。

表2　儿科社会办医疗机构

机构名称	服务内容	所在地区
和睦家	覆盖包括儿童预防保健、常见疾病诊治、康复的全生命周期的医疗服务	北京、上海、广州、天津、青岛、杭州、博鳌
卓正医疗	儿科常见病诊疗、儿童保健与疫苗接种、儿童心理行为发育异常、儿童呼吸专科、儿童过敏专科	北京、上海、广州/佛山、深圳、成都、武汉、长沙、宁波、香港、重庆、苏州
长和大蕴	为中国0～18岁的儿童和青少年患者提供通用、科学，建立在循证医学基础上的多学科、一站式、国际化的高品质康复诊疗服务	北京、上海、深圳
新世纪医疗集团	0～18岁儿童常见疾病诊疗以及儿童保健体检	北京、天津、苏州、青岛、成都
唯儿诺儿科	为0～18岁儿童提供高品质疾病诊断，个性化治疗以及保健服务	上海、杭州、深圳、香港
知贝儿科	涵盖儿内科、儿童保健、皮肤、齿科等专业医疗服务	广州、深圳、昆明、长沙
医信（妈咪知道）	为0～18岁儿童提供儿童保健、儿内外科、耳鼻喉、心理、皮肤科、眼科、口腔、内分泌、儿童营养等专科疾病诊疗服务	北京、深圳、上海
嘉宝康乐	儿童保健、小儿推拿、儿童心理行为咨询、小儿全科、眼耳鼻喉、口腔、皮肤专科、中医儿科等医疗服务	昆明、贵阳、遵义、青岛
健高儿科	为儿童进行身高管理，专注儿童性早熟、矮身材等相关疾病诊疗	上海、温州、杭州、重庆、武汉、成都、济南、长沙
昱博士	涵盖儿童常见病、多发病、儿童保健、生长发育、过敏性疾病、小儿哮喘、步态评估和矫正、中医儿科等特色专科	重庆5家诊所
睿宝儿科	0～14岁儿童疾病、新生儿、儿童保健、耳鼻喉、眼科、齿科、营养与膳食、儿童心理、过敏性疾病、咳喘诊疗	上海6个门诊部
爱育华妇儿医院	集医疗、教学、科研、预防为一体，涵盖儿内科、外科、新生儿科、儿童保健等	北京

续表

机构名称	服务内容	所在地区
浦滨儿童医院	为0~18岁儿童提供儿内外科、中医科、急诊科相关疾病诊疗，提供儿童保健、发育行为疾病、慢病管理及疫苗接种服务	上海
唯嘉儿科	为0~18岁儿童提供疾病诊疗、儿保康复、中医儿科、预防接种、儿童体检等医疗服务	长沙
育学园	儿童健康管理中心，线上互动+线下实体诊所	北京
小苹果儿科医生联盟	儿科常见疾病、生长发育、口腔问题等线下就诊+线上平台	北京
叮叮诊所	从预防、诊断、治疗、康复、随访等多方面管理儿童轻症、常见病诊疗的医疗服务	青岛
幸福嘉园儿童连锁医院	涵盖0~18岁儿童儿内科、皮肤、泌尿外、眼、生长发育等全面的专业医疗服务	北京
天爱儿科	儿科常见疾病、儿童保健体检、签约私人医生等医疗服务	广州
慈禄儿科	儿科常见疾病诊疗与儿童保健服务	北京

资料来源：编者整理。

2. 中医儿科是亘古不变的传承

我国传统中医自隋唐时代开始就渐成体系，到明清时期对各种小儿疾病的诊治、预防等都有了翔实的理论，对于儿童常见病、疑难杂症有很好的疗效，尽管近代儿科多依赖西医，但中医在儿科疾病的预防与治疗方面都发挥着不可替代的作用。且近年来，中医儿科的需求日益增大，归结原因有以下几个方面：①儿科西医门诊普遍存在抗生素滥用；②很多父母认为西药副作用大，而中医中药属纯天然无伤害，在孩子日常小恙的时候不敢吃西药，而更倾向于求助中医；③很多儿童慢性病或疑难杂症如慢性咳嗽、顽固性湿疹、厌食、肾病、肿瘤等，西药疗效难以立竿见影或者无效，不得已求助中医；④国家医改对常见病限制输液治疗，政府部门大力发展中医事业。以上种种原因使得传统中医药治疗再次崛起，市场的需求促使各种中医、推拿、针灸服务行业兴起。

中医儿科产业的市场需求虽然很大，但目前中医发展仍然困难重重：①有些中医追求利润过度西医化；②中医讲究传承，问闻望切需要面对面、手把手教授，使得行业的传承发展尤为困难。而优秀的中医院校、传统中医名家屈指可数，下一代中医治疗师参差不齐；③中医药服务行业参差不齐，随便进行一次培训就上岗的比比皆是，有中医执照的真正针灸、推拿治疗师少之又少，导致临床中医治疗效果不一；④随着中药种植业的发展，很多药材并不是纯天然采集，而是人工种植，中药质量得不到保障，导致同一个药方的疗效差之千里。

3. 儿童康复产业异军突起

随着医学的进步，先天性疾病与遗传代谢病的普及，危重儿童、早产儿、疑难杂症患儿的救治水平提高，儿童死亡率显著下降，但同时也导致残障儿童的比例逐年上升，这部分残障儿童需要长期的康复功能锻炼。此外，经济水平的提高使得人们对健康的需求日益增大。对于语言发育迟缓、孤独症、多动症、学习困难等行为发育异常性疾病患儿，除了躯体的健康之外，还需进行康复训练进一步提高其社会功能。

儿童康复水平仍处于初级阶段，缺口非常大，国内有大概一半需要做康复的儿童没有接受干预和治疗。2015 年，国务院残工委组织开展了首次全国残疾人基本服务状况和需求专项调查工作，并在 2016 年决定建立相关数据的动态更新机制。2016 年度数据显示，近 21 万 0～6 岁持证残疾儿童中有 13.7 万存在康复服务需求，需求率为 65%。此外。自 2010 年以来，国家医疗有关部门先后发文将残障儿童医疗康复项目逐步纳入基本医疗保障范围，并逐渐增加可报销的康复项目，为残障儿童康复提供更好的保障。并将儿童心理行为发育异常征象纳入 0～6 岁儿童保健基本保健管理，促进发育异常的残障儿童如脑瘫、孤独症、多动症、学习困难、发育迟缓等的早预防、早筛查、早转介、早治疗、早康复。国家鼓励二级以上医疗机构的康复部门的建设，并支持民办康复机构的发展。

（二）儿童教育产业欣欣向荣

教育是立国之本、强国之基。无论是国家的发展还是家庭的兴衰都与教育密不可分。当下，大多数家庭宁可省吃俭用也要让孩子接受良好的教育。家庭收入的增长、二孩政策的实施使得近几年单个家庭用于儿童教育与养护方面的支出显著增加。

生命 1000 天是脑发育的关键时期，是人的身体技能、认知和社会技能、情感情绪反应发展的最敏感时期。这一时期对婴幼儿的照护和教育能够保障婴幼儿健康以及今后潜能最佳发挥。但是二孩开放后家庭抚育儿女所需时间增加，双职工父母很难兼顾子女的照顾与自身工作，因而对婴幼儿养护与托育服务的需求大大增加。另外，家长普遍认为"不让孩子输在起跑线上"，对各种早教机构的需求越来越旺盛。为了适应形势需要，2019 年国务院办公厅发布的《关于促进 3 岁以下婴幼儿照护服务发展的指导意见》中提出了要加强政策支持、用地保障、队伍建设、信息支撑、社会支持等共同规范和促进婴幼儿照护体系的发展。

3～6 岁的学龄前期是幼儿养成良好的生活和社交习惯、练成健康的体魄、获得知识的敏感时期。近几年学前教育的需求也迅速扩大，2012～2017 年，在园幼儿从 3686 万人增加至 4600 万人，增长 24.8%；全国共新建改扩建幼儿园 7 万所，幼儿园总数增加到 25.5 万所，增长 40.7%。3～6 岁儿童家庭学前教育总消费占家庭人均可支配收入的 18%～34%。其中课外辅导及培优占总的扩展性教育支出的 65.2%。此外，家长还会给孩子们在园外进行各种艺术、体育、英语、作文、演讲等培优训练，这也是很多家庭重要的财政支出。

表 3　教育相关健康产业

年龄段	教育相关健康产业
0～3 岁	养护类：月子会所、月嫂、保姆、托幼机构 早期发展类：早教机构、亲子教育、游泳馆
3～6 岁	学前教育：英语、幼小衔接、逻辑思维、阅读、珠心算 体艺培训班：舞蹈、绘画、音乐、体适能、机器人
6～18 岁	课外辅导：作文、奥数/奥赛、珠心算、英语、写字 体育特长：篮球、羽毛球、乒乓球、游泳 艺术特长：绘画、乐器、声乐、舞蹈

学龄期的孩子最大的需求是学习。在义务教育普及和免费之后，扩展性教育的支出占家庭消费的比重逐年增加，校外辅导班和兴趣班的迅猛扩张，占据了儿童教育消费市场的主要领域。以学科补缺培优和才艺培养为主，英语补习是最热门的辅导培训，寒暑假国外游学也成为家庭教育支出的未来新趋势。中国教育学会发布的《中国辅导教育行业及辅导机构教师现状调查报告》显示，截至 2016 年，我国中小学辅导机构市场规模已经超过 8000 亿元。

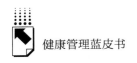

（三）儿童营养保健产业稳步发展

少年强则国强。儿童营养状况不良影响其身体健康，并可增加成年后罹患慢性疾病的风险，影响儿童将来工作与生活等。因此，提高儿童营养，改善国民素质就显得尤为重要。为了让孩子更健康成长，从胎儿期开始，父母便要开始关注孩子的营养。不少家长担心孩子营养不足，或为了提高其免疫力及智力，给孩子长期服用某类保健食品。因此，各种营养相关产业应运而生（见表4）。

表4　营养相关健康产业

类别	主要产业
奶粉类	牛奶配方粉、羊奶配方粉、豆奶配方粉、特殊配方粉
辅食类	米粉、麦粉、面条、果泥、蔬菜泥等
零食	磨牙棒、米饼、溶豆、糖果等
保健品	维生素D/维生素AD、DHA、深海鱼油、钙、复合维生素、益生菌等
日常用品	奶瓶、水杯、辅食工具、碗、勺、洗护、防晒、驱虫等

近年来，政府层面发布多个文件来指导和规范不同年龄段儿童的健康营养与膳食，国家对保健食品市场监管力度正在逐步加大，加大对保健食品和婴幼儿配方食品的抽检力度。

（四）儿童保险产业方兴未艾

儿童处于生长发育期，抵抗力较差，患病和受伤的风险较高。儿童患病不仅会影响儿童上学情况和学业表现，耽误父母工作，其直接导致的医疗支出对家庭的总经济负担也是一笔不小的费用，尤其是白血病、先心病、孤独症、脑瘫等重大疾病的医疗支出。目前，国内部分省份针对这些儿童重大疾病、慢性病的基本医疗保障存在不足，建议在国家级贫困县推广设立儿童大病医保补充保障基金项目。近几年国家鼓励采取“基本医疗保险＋大病保险＋医疗救助”等方式建立起全民医疗保障网，而儿童大病医疗补充保障项目在功能定位上与医疗救助重叠，加之医疗费快速增长、医疗救助对象范围不断拓宽等因素，医疗救助资金刚性需求增加，资金压力较大。为避免制度碎片化、节约制度运行成本、提高资金使用效益，各有关部门一致认为，不宜由各级财政出资开展“乡村儿童大病医保”项目或设立地方性贫困家庭儿童大病医保补偿资金，而应当通过完善现有医保制度、加强制度衔接，提高保障的效果。目前国内面向儿童的保险分为三大类：儿童健康类保险、儿童意外伤害保险、儿童教育保险（见表5）。

表5 儿童常见社会保险

保障类别	主要产品	保障内容
意外保障	小神童少儿综合意外险	意外身故、意外伤残、意外住院等疾病赔偿
	少儿平安综合保障计划	
	慧择无忧少儿意外保险	
重大疾病	“任我学”学生幼儿综合意外保险	若干种重大疾病、中症、轻症的赔偿
	如E贝贝少儿保险	
	妈咪保贝少儿重大疾病保险	
健康医疗	少儿平安综合保障计划	含重大疾病和意外伤害
	少儿门诊暖宝保2020	
	慧择安心保少儿疾病住院医疗保障	
教育年金	I保贝教育年金保险	领取教育年金
	珍爱未来B款少儿教育年金保险	
	星保贝少儿年金保险	

五　儿童健康服务及健康产业的发展趋势

在国家政策支持下、全民经济水平持续增长的支撑下、二孩开放政策的需求下、“80/90”后知识武装起来的父母强大的消费意愿等众多因素的推动下，儿童健康产业必将蒸蒸日上、蓬勃发展。但是，由于处在发展期，各种监管力度以及监督政策不到位，儿童健康产业参差不齐，以促进儿童健康的名义却最终可能导致儿童健康受损。因此，政府必须逐步建立更为完善的监管体制来应对日益壮大的儿童健康产业市场。

（一）教育相关健康产业

儿童是祖国的花朵，是祖国的未来。“十年树木，百年树人。”除了基本的义务教育外，在中国稳步发展的经济支撑和中国人口老龄化的压力下，为了可持续发展，国家对0～6岁学龄前儿童的教育支持必将逐步增强。国家财政、地方政府、企业机关、家庭一起合力，国家对教育的投入会逐步增加，教师的待遇会得到更进一步提高。婴幼儿养护体系必将进一步规范和完善，早期教育以及课外培优辅、体艺特长的培养也会进一步规范化，并有更细致的监管体系进行长期监管。对儿童的教育不能只局限于学习成绩，还应进一步拓展儿童的体适能训练、体艺特长爱好、挫折教育、情商与社会适应性的全面发展。

（二）医疗相关健康产业

随着前期社会办医疗机构的市场运行，民众看病体验值的增加，一部分不正规医疗机构将被淘汰，而越来越多的质量过硬的社会办医疗机构会开枝散叶，进驻各省、市、县，进而出现公立医院及私营医疗机构并行，互补互助，共同努力提高儿童健康水平；此外，医疗价格相关部门对于儿童体检与保健部分也会做出相应的调整，以提高儿童保健医护人员的价值。国家也会逐步完善儿童医疗保险政策，让因为大病或者意外伤害而家破人亡的家庭日益减少，从根本上改善重病儿童的生存质量。中医推拿、针灸等行业的从业人员的经验进一步积累，政府部门逐步完善相应的职业准入与监管制度，会让祖国医学在儿童健康领域发挥更好的守护神作用。此外，互联网的发展，会让更多的家长通过互联网络求医问药，或进行健康咨询，给民众的健康带来更便捷的守护。

（三）营养保健产品相关产业

随着经济文化水平的提高，营养相关疾病越来越被重视，居民对健康的需求与日俱增。人们已经不再满足于“吃饱、吃好”，更多的会希望“吃健康”。为了减少营养不良与肥胖的发生，越来越多的人有了健康膳食的需求。食品质量的监督也会越来越细致，更多的营养保健产品的生产将会越来越安全和规范。儿童食品和用品的安全也会更有保障。

六　儿童健康服务及健康产业的主要对策与建议

中国儿童健康服务与健康产业还处于初级发展阶段，各项专业技术服务水平发展参差不齐，各地区发展不平衡，各项监管机构及政策法规尚不完善。针对新形势下所面临的问题与挑战，需要采取以下相应的应对措施。

（一）利用科技创新，提升儿童健康产业的总体水平

《“健康中国2030”规划纲要》提出国家的健康科技要构建创新体系。通过增强和创新国家健康研究中心实验室，协同互联网的创新建设，加强资源整合和数据交会，加快生物医药和健康产业基地建设，培育健康产业高新技术企业。可以针对儿童生长发育特点，打造一批医学研究和儿童健康产业创新中心，促进医研企结合，促进医学转化。加强对儿童常见病、慢性病的防控，用精准医学等关键技术实现儿童罕见病及遗传性疾病的诊疗；重点部署儿童创新药物及安全高效疫苗的开发；显著增强重大疾病防治和儿童健康产业发展的科技支撑能力；以提升中国儿童健康产业的总体水平。

（二）优化儿童健康服务体系，布局儿童大健康

现阶段，获得优质高效的卫生健康服务成为满足人民美好生活需要不可或缺的重要内容。针对我国不同地区儿童享用的卫生健康服务需求的不平衡不充分问题，应该充分加强基层，特别是广大偏远地区医疗卫生健康服务。针对目前基层儿科医生短缺、儿童患者诊疗不规范、疑难杂症及罕见病不能及时发现、危重患儿不能及时救治的现象，国家卫生健康委员会可以利用国内资源丰富的大型医院，成立基层儿科医护人员培训指导委员会，构建医联体，定期开展培训班及论坛。针对基层医生，特别是村卫生室、诊所医生日常遇到的儿童常见病、罕见病进行讲授。推动儿童医联体合作，加强基层规范化医疗，实现基层卫生健康服务机构在儿童医疗、预防、保健获得均衡发展。布局儿童大健康，使全国儿童不但身体健康，其在精神、心理、社会功能层面也能达到全面健康状态。

（三）充分利用新一代信息技术，构建儿童健康教育平台

新型冠状病毒的影响最大限度地促进了互联网教育、互联网医疗、互联网健康产业的发展。“互联网 + 健康医疗”服务、健康医疗大数据应用、人口健康信息服务体系建设等新一代信息技术近几年获得井喷式发展。目前，我国的

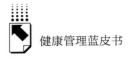

基本公共卫生服务的信息网络建设已覆盖全国，有利于推进儿童互联网 + 健康医疗的服务模式。各级政府部门应该加大力度持续推进覆盖全生命周期的治疗、预防、康复和自主健康管理一体化的全民健康信息服务，充分而合理地应用健康医疗大数据，健康信息平台互通有无、共享资源。同时规范建立好个体电子健康档案和健康卡，实现儿童健康信息全面规范化、科学化的管理，从而满足个性化健康服务和精准化医疗诊治的需求。

从小培养正确的健康观，科学规划、加快建设儿童健康教育平台，对儿童及其监护人进行健康教育显得尤为必要。各级政府部门应该把儿童健康教育工作纳入健康中国建设体系，构建政府主导、相关部门协同、社会参与的“大群体”工作格局，将儿童健康教育纳入国民健康保障体系建设和全国文明城市、文明社区、文明村镇的测评体系。对卫生设施、营养膳食、体能训练、预防接种、健康保健等做出明确规定；合理利用旅游景点、市民休闲场所、公交设施等空间建立“儿童健康教育平台”，利用电视台、微信、微博、多媒体、手机 App 等形式提高平台利用率。

（四）加强监管，规范儿童健康服务及健康产业

儿童健康服务及健康产业是一项前景光明的新兴事业，有利于国家的强大和民族的复兴，但目前的法制与监管尚待完善。为了规范儿童健康服务及健康产业，全国人大应该推动颁布并实施相应的法律法规。对医疗卫生、食品、药品、环境、体育等健康领域，要强化政府的监管职责，实行以政府监管为主导、各行业自律自纠，同时加强社会监督的“三合一”监督管理体制。最大限度凝聚全社会共识和力量，推动儿童健康服务及健康产业健康有序发展。

B.20

中医健康管理学科和产业发展报告

杨朝阳　雷黄伟　李灿东*

摘　要： 本文阐述了中医健康管理学科和产业的界定及产业发展的现状与趋势，论述了中医健康管理产业发展的瓶颈及应对措施，进一步分析了未来中医健康产业发展的热点，为关注中医健康产业发展的政府部门的政策制定、企业投资提供了基础性研究报告。

关键词： 中医健康管理学　中医健康管理学科　中医健康管理产业

一　中医健康管理学科和产业的界定

（一）中医健康管理的提出

中医健康管理思想的萌芽阶段起始于先秦时期。《周易》有“安而不忘危，存而不忘亡，治而不忘乱”“君子以思患而豫防之”的“居安思危”的思想，而“治未病”首见于《黄帝内经》，该书中有三处明确提出“治未病”的概念。“治未病”和“健康管理”具有相似的概念，均是指对人体健康状态进行“调理”“调节”“治理”的一个动态的过程，不但成为中医“治未病”的理论基础和实践框架，同时也对“中医健康管理学”的形成和发展具有重要的意义。唐代孙思邈的《千金要方》在食疗、养生、养老等方面的论述丰富；

---

* 杨朝阳，博士，福建中医药大学教授，主要研究方向为中医证规范化和健康状态辨识方法体系研究；雷黄伟，博士研究生，福建中医药大学，主要研究方向为中医健康状态辨识方法研究；李灿东，博士，福建中医药大学教授，主要研究方向为中医诊断学和中医健康管理学研究。

宋金元时期，朱丹溪主张“顾护阴精”，认为要维持人体健康状态就要做到“调和饮食”“收心养性”“节制色欲”“顺应四时”四方面；张从正提倡“食补”的健康管理方法，李杲认为“百病皆由脾胃衰而生也”；明代张景岳主张“命门为本，阴阳并重”，重视阳气在养生上的作用，认为“阳强则寿，阳衰则夭”；清代叶天士主张“节饮食”“适寒温”，认为饮食要清淡，尽量不吃肥甘厚味、辛辣煿炽之品，要适应四时的变化，避免外邪侵犯人体。国医大师邓铁涛提出并倡导“养生重于治病”，其在健康管理方面上的思想，可概括为“德”“静”“动”“杂”“简”。福建中医药大学李灿东教授创新性地提出状态是健康认知的逻辑起点，以状态为核心，构建了中医健康医学的理论体系，提出“自然、静心、杂食、适劳、慎医”的中医健康理念，认为维护人体健康的最高境界是“道法自然”。诸如此类中医学界的百家争鸣，极大地丰富了中医健康管理的核心思想与基础内涵。

（二）中医健康管理的内涵和基本原则

中医健康管理是以人为中心、家庭为单元、社区为范围全程式的连续服务，为不同年龄、不同临床阶段、不同人群提供从出生到死亡的全周期健康服务，以及提供对健康数据的分析与应用，体现了全方位、全生命周期的健康保障。中医健康管理具有把健康放在天地之间、强调时空统一、整体动态个性化的特点，以健康状态为核心开展中医健康管理，应遵循以人为本、整体动态、四态并重、三观并用、防治结合、自助为主、全程管理等七个原则。

1. 以人为本

以人为本指的是中医健康管理项目的实施，应以人为中心，人是健康管理的核心要素。重视人的健康需求，培养人正确的健康理念，充分发挥健康管理师的作用，针对不同个体或人群，制订相应的健康管理方案，最大限度地提高人的健康素质、健康水平，改善生活质量。

2. 整体动态

中医认为影响人体健康的因素层面繁多，除自身躯体 - 心理 - 行为以外，还包括了来自环境的因素如自然界和社会，以及各因素之间的相互影响，而这些影响是动态、实时的。中医健康管理需要从多维、动态视角去审察、测量健康与疾病，并实时、动态、全方位地维护和促进健康。

3. 四态并重

“四态”是指未病态、欲病态、已病态、病后态，包括了临床前、临床中以及临床后的状态。临床上可依据不同的状态制定针对性的健康管理策略，更好地维护和促进人的健康，达到提高生活质量、延年益寿的目的。

4. 三观并用

“三观”指的是宏观、中观、微观。在中医健康管理过程中，需要从这三个维度把握和维护健康状态，包括人体基础信息采集、健康状态辨识和后续制定个性化的健康风险因素干预方案等。

5. 防治结合

主要体现在未病先防、既病防变、瘥后防复三个方面。未病先防主要针对的是健康人群，指在疾病未发生之前，主动采取积极的措施，防止疾病的发生。既病防变指的是在患病后，主动采取积极的治疗与养生调摄，截断疾病的发展或传变。而瘥后防复指的是在大病初愈之时，通过适当的养生调摄，防止疾病复发或者变生他病。

6. 自助为主

自助为主指的是在健康管理的过程中，提倡以自助为主、他助为辅的方式维护与促进健康。自助为主的原则是“以人为本”的体现，使每个人都自觉地成为自己健康的主人，增强服务对象的自我健康意识和观念，促使服务对象主动融入并参与到日常维护健康的执行过程中。

7. 全程管理

中医健康管理项目在实施过程中引入全程监管原则，强调对人体健康所涉及的日常方面进行全面监管，不断提高服务对象的健康意识和健康知识，自觉地参与到制订管理计划中，获取新的健康维护与促进方案。

（三）中医健康管理学科的内涵和外延

1. 中医健康管理学科的内涵

中医健康管理学是在中医学理论的指导下，以中医状态学理论为依据，研究个体或人群生命全过程中的健康状态、影响健康的因素以及中医健康管理相关理论、方法、技术的一门学科。中医健康管理学是一门新兴的学科，融合现代医学、全科医学、管理学、心理学、信息技术科学等对健康管理的认知，形成独具中医特色的健康管理基础理论，是中医健康管理体系中的基础与主干课程。

2. 中医健康管理学科的外延

中医健康管理学科是一门集理论、实践、科学为一体的综合性新兴医学学科，其内容与其他学科有许多交叉重叠之处，主要涉及中医基础理论、中医临床研究、中医状态学、中医治未病学、管理学科、信息技术应用、精准医学、中医健康管理基本技术和服务范式等方面。

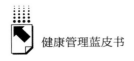

（四）中医健康管理的作用和意义

建立中医健康管理理论体系，构建人体健康状态辨识、干预、效果评价、服务模式、技术规范和标准体系，以“太医院”、全科医学、“互联网+”的“越人服务模式”为依托，实现广覆盖、低成本、高品质的中医健康服务，构建医院、社区、家庭个人三种全覆盖的转化路径，促进中医药资源合理配置，推动中医药服务平衡充分发展，以最小的资源投入实现效益最大化，满足医疗卫生工作“重心下移”“关口前移”的推进需求，对于实施“治未病”健康工程、建设中国特色的健康管理新模式有着积极的意义，为实现“人人享有健康”的目标提供了中医智慧，有助于提升全国人民的健康水平。

（五）中医健康产业的界定

中医药是我国特有的健康资源和潜在的巨大经济资源。中医健康产业有狭义与广义之分，广义的中医健康产业指的是中医药大健康产业，是指随着经济社会的发展，中医药现代化、工程化进程推进，对中医药的开发进一步拓展，中医药大健康产业悄然形成，涉及范围广，涵盖生产生活的各个方面，主要包括了中医药材的种植与开发、产品研发，以及中医药产品生产、流通、销售等跨行业、跨区域的产业链。狭义的中医健康产业是指围绕着中医健康管理所衍生的一系列中医健康服务产业，包括了健康教育、健康管理、健康养老、健康保险、健康装备等诸多产业内容，形成完整的产业闭环。

二 我国中医健康管理学科和产业发展的现状

（一）中医健康管理的研究加快

中医健康管理的研究起步较晚。2006年首次刊载了以“中医健康管理”

为题名的文献资料①。随后进入快速增长阶段，主要表现在中医健康管理的研究成果逐年增多、被列入国家重点研发计划以及研究热点不断丰富。

1. 中医健康管理研究成果逐年增多，成为研究热点

基于 CNKI 数据库，报告者对中医健康管理相关文献做统计学分析，结果如图 1 所示。可以看出，与中医健康管理研究相关文献呈上升形式，并成为研究热点。

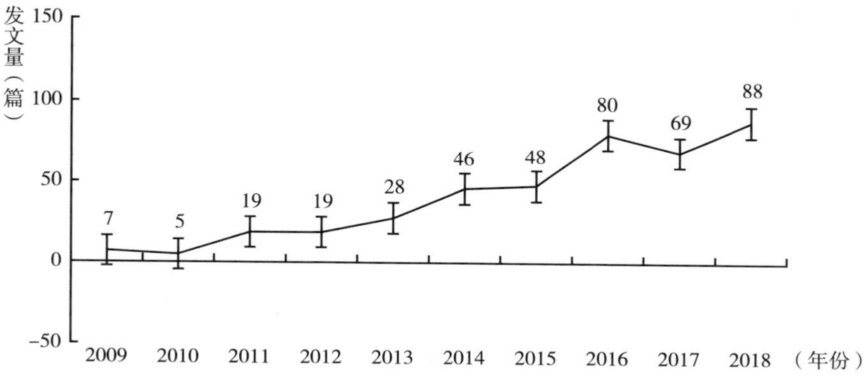

图 1　2009～2018 年中医健康管理文献发文量变化趋势

2. 中医健康管理被列入国家重点研发计划

从公布的"中医药现代化研究"重点专项 2019 年度项目申报指南来看，中医健康管理的研究已经被列入国家重点研发计划，在中医药防治重大疾病部分中医健康管理与慢病防控研究位列其中，强调开展中医健康状态监测、预警与防控模式的研究，形成可复制、可推广的服务模式。

3. 国家主要政策文件点题健康管理，引导健康产业发展

2019 年由 21 部委联合发布的《促进健康产业高质量发展行动纲要（2019～2022 年）》文件中明确点题发展健康管理，发挥中医药特色优势，引导大力发展健康产业，强调加强部门协调联动，发挥各方合力，突出重点工作，促进健康产业高质量发展。

---

① 范松璐：《中医健康管理：探索"戴尔模式"》，《慢性病学杂志》2006 年第 8 期，第 17～18 页。

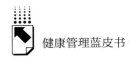

（二）中医健康管理服务的新技术、新产品、产业模式不断涌现

1. 互联网 + 可穿戴设备

随着现代信息技术的发展，“互联网 +”与中医健康管理所产生的碰撞日益增多，“上医治未病，中医治欲病，下医治已病”“互联网 + 中医健康管理”通过将计算机技术融入中医健康管理模式中，从而促进从“治已病”到“治欲病”“治未病”健康管理模式的转变。通过大数据、云计算、人工智能、物联网等现有的技术，对健康数据进行高效的采集、挖掘及智能分析，从而提供更加精准化、个性化的健康管理服务，达到防病治病及防范复发的目的。

从健康和医疗行业的发展进程来看，可穿戴医疗设备也具有巨大的发展潜力。“移动互联网 + 可穿戴设备”通过监测大脑来追踪一系列包括情感、健康在内的数据，从而带来崭新的“智慧医疗”时代。近年来，“互联网 + 可穿戴设备”作为检测用户健康信息的主要入口之一，更便捷、快速地实现用户的健康实时检测、远程医疗诊治以及全面健康管理，促进了智慧医疗产业的高速发展。中医注重整体观念，结合辨证论治，在慢性病管理方面能够发挥独特优势。将可穿戴技术引入中医健康管理产业中，能够使“互联网 + 中医”得到更迅速的发展，将现代技术与中医理论相结合，通过即时对用户每日健康数据进行采集，经过数据传输与数据挖掘分析，以中医“治未病”思想为基础，结合“名老中医经验”系统，助力用户实现包含未病先防、既病防变、已病早治在内的全面的中医健康管理。

2. AI 技术与大数据分析应用

中医药有“数据量庞大、数据类型复杂”的典型的大数据特征。收集这些多类别、数量大的数据，通过计算机技术分析处理并将其重新挖掘，可以使其产生更大的价值。

人的身体健康是可以用状态来进行描述的，状态是不断变化的，是对生命过程中不同生命特征的总概括，它包含着未病态、欲病态、已病态、痊愈状态以及衰亡状态等各个阶段，中医健康管理实际上就是对状态进行的管理，这就要求我们要获得全面、客观的数据。大数据技术能够有效获取客观、全面的数据，并进行准确的数据挖掘与分析。目前已经开始广泛运用物联网、云计算、四诊仪器等各种设备、产品及技术于中医健康管理领域，以实现对人的全方位动态以及对自然社会人文环境实时变化的监控，为中医健康管理提供了客观的资料来源。

如今，AI 技术已经深入医学领域的各个方面，涉及医学影像、临床诊断、脑科学乃至中医学等。医疗人工智能通过对用户健康信息进行分析，对用户进行健康评估，将用户依据健康水平进行区分并针对性地提出建议，及时对有疾病倾向的用户进行健康检查，排查疾病，提供就诊意见。根据亚健康用户的生活习惯，提供针对性的生活建议与健康指导，进而加强用户对自身健康状况的关注，并提高疾病预防意识。通过智能健康平台，用户可以更加直观地进行自身身体状态评估，提早发现健康隐患，从而主动进行自我调节，使自我健康管理更加实时、可视、便捷。人工智能还能够对临床数据进行有效的分析，在传统医疗环境下，留存了大量的病人的诊断、病情跟踪、医嘱等信息，还有相当一部分名老中医的经验病案。通过人工智能技术对大量有效数据信息进行分析，能够促进医学研究，并为疾病治疗方案、病因研究、诊断研究以及中医药的发展提供新的思路与方向。

医疗领域中对人工智能及大数据技术的引入，彻底改变了传统的医疗服务模式以及健康管理理念。如今，人们即使不去医院，也可以在家中通过智能医疗系统对自身进行健康管理。家庭智能健康检测监测设备、智能可穿戴设备，可实时、动态、精准实现数据监测及健康状态评估。这些不仅有利于全民健康意识、健康观念的提升，更能够提高慢性病管理效率，降低社会的医疗成本。

3. 中医健康管理相关产业链形成

随着中医健康管理行业向纵深发展，服务能力延展，服务范围扩展，中医健康管理相关产业及闭环完整的产业链格局基本形成，主要有 8 个大类，涵盖了健康医疗服务、健康研究、健康教育、健康促进、健康保险、智慧中医健康、健康产品、其他健康服务等，如表 1 所示。

表 1　中医健康产业分类

序号	健康产业分类	中医健康产业分类
1	医疗卫生服务	中医健康管理中心
2	健康事务、健康环境管理与科研技术服务	健康环境管理服务与健康中医科学研究和技术服务

续表

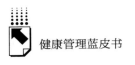

序号	健康产业分类	中医健康产业分类
3	健康人才教育与健康知识普及	中医健康人才教育与健康知识普及
4	健康促进	中医健康促进
5	健康保障与金融服务	健康保障与金融服务
6	智慧健康技术服务	智慧中医健康技术服务
7	药品及其他健康产品流通服务	中药品及其他中医健康产品流通服务
8	其他与健康相关服务	其他与中医健康相关服务（法律、医疗仪器、健康用品等）

（三）中医健康管理服务成为大健康产业新业态

1. 服务模式多元化

目前，我国的中医健康产业的发展重心逐渐发生转移，从过去的注重医疗发展为以预防为主、科学养生等方面，从模式单一的医疗服务体系演变成医疗、预防保健服务等。当前我国的中医药健康发展出现了变化，在《中医药健康服务发展规划（2015～2020年）》中明确写到将中医药的优势与健康管理相结合，以慢性病管理为重点，以治未病理念为核心，探索发展集健康文化、健康管理、健康保险为一体的中医健康保障模式。中医健康管理的发展趋势呈多样化多元发展，摆脱了过于简单的中医门诊模式或者是“治未病”门诊，顺应时代潮流的变化，形成了借助互联网等多种技术让中医健康管理从医院走进社区家庭，从状态辨识、风险预警、调节干预、效果评价等四个方面，形成覆盖广、品质高、方便、迅捷的服务和符合中国国情的多元化的中医健康管理服务模式。

多元化服务模式的中医健康管理是在以状态为核心的基础上，在收集建立中医健康管理档案的同时，与时俱进地建立起中医健康管理大数据库，运用人工智能等现代化科技手段，一方面使中医健康管理实现医院社区家庭三级转化，覆盖范围广，实现了丰富性和广域性，包括基层、社区、疾控、医院、护理等医疗核心机构，在养生保健、疾病治疗、康复、养老、护理等方面发挥重要作用。另一方面体现为对不同状态、不同人群、不同机构的全人群实行全方位的健康管理服务。中医健康管理根据应用场景的不同发挥不同功能。基于基层、社区需要，中医健康管理主要提供的是中医药赋能基层、服务基层，优化医疗资源配置，提高基层、社区医疗水平；基于疾控、医院需求，中医健康管理主要提供的是疾病防治与救治，关键在于全方位地保障人们健康水平①。

2. 市场规模和发展前景受追捧

目前我国经济正快速蓬勃发展，与此同时，人民大众越来越重视生活质量，其中健康备受关注，以营养与健康、心理与健康、运动与健康、环境与健康、康复医学、中医养生、安全合理用药等为主要生产和服务领域的健康管理产业也成为我国经济产业中的一项“朝阳产业”。全国各地多家医院积极探索新的中医健康管理模式，大范围地开展中药进病房，新组建健康管理中心，还深入社区，普及养生、保健等健康方面的知识，取得了较大的成效，也受到了广大群众的热烈欢迎。

目前健康服务产业快速发展，成为新的财富增长点，2015 年全球大健康产业支出为 79856 亿美元，大部分发达国家的医疗消费开支超过其国内生产总值的 10%，由此可见，大健康产业是一个国家国民经济的重要组成部分。党的十九大报告提出：“要完善国民健康政策，为人民群众提供全方位全周期健康服务。”中医健康管理迎来了新的发展机遇，进入 21 世纪，医学的目的发生了根本性变化，以治疗疾病为中心的医学已经不能满足人们对健康的追求，取而代之的是以维护健康为核心的新的医学模式。中医健康管理受到了大众的追捧，其发展前景具有强大的潜力，其发展是必然的趋势。

三 中医健康管理产业发展的瓶颈与应对措施

（一）主要挑战

1. 国家相关配套政策支持力度不够、管理部门不明晰

党的十八大以来，习近平总书记把“推进健康中国建设”摆到重要地位和工作日程，同时《中国防治慢性病中长期规划（2017～2025 年）》《“十三

① 李灿东、雷黄伟：《构建全方位全周期的中医健康服务体系》，《中华中医药杂志》2019 年第 4 期，第 1552～1555 页。

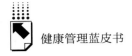

五”卫生与健康规划》《中医药健康服务发展规划（2015～2020年）》《“健康中国2030”规划纲要》等一系列政策出台，为大力推进健康中国建设提供了宏伟蓝图和行动纲领。然而政策在落实到具体实施上时存在部分问题，如未实现多部门联动负责、违法成本低等。

2. 行业与机构缺少准入标准与规范

近年来，中医健康管理理念被越来越多人所接受，从服务实践、健康产品、仪器设备，到人员培训、专业建设，中医健康管理事业如雨后春笋，但由于缺少理论指导和行业标准与规范，社会和业内普遍存在一些误区，如：体检中心替代健康管理以及保健品滥用等。因此，规范健康服务产业、建立中医健康管理理论体系、制定行业与机构准入标准与规范，对于建设中国特色的健康管理新模式有着积极意义。

3. 中医健康管理服务体系不完善

现代社会由生活方式不良所引起的疾病和亚健康状态呈上升趋势，医学模式也逐步从以治疗为主导向以预防为主导转变，运用健康管理的科学理念和科学手段，并结合中医传统诊断及养生方法，逐渐为大众所青睐，建立中医健康管理体系也就成为迫切需要。将中医药的优势与健康管理相结合、通过现代化的中医理论方法、建立基于中医思想理论的健康服务体系等，是目前中医健康管理体系亟须完善和解决的关键性问题。

4. 中医健康管理服务新技术、新产品集成转化应用不足

目前，中医健康管理服务产业的发展势头非常迅猛，在现代信息技术手段的支持下，中医健康管理服务新产品、新技术等也都蓬勃发展。但是，我国的中医健康管理行业正处于初期发展阶段，广大消费者对该行业的认知能力较低，因此，我们的新技术、新产品在转化应用方面存在较大缺陷。如新产品未能明确诊断与中医健康管理的实质区别。

5. 中医健康管理服务专业队伍薄弱

中医健康管理服务事业正处于飞速发展阶段，中医健康管理人才成为社会急需型、紧缺型人才。目前，我们在中医健康咨询、慢性病中医健康管理、社区中医健康管理、医院“治未病”中心健康体检和管理、老年中医健康管理、单病种健康管理、中医健康管理大数据分析、健康管理器材和软件开发等各个方向均存在人力资源不足的问题。在人才培养方面，多数中医药院校尚未设置

相关的健康管理专业，学生毕业后大部分仍然选择医院、研究所。社会上仍未组织起相关的、权威的培训机构，大多数从业人员仅通过短暂的培训就上岗工作，其工作能力得不到保障，也容易产生错误操作。中医健康管理专业技术人才缺口严重，从而导致中医健康管理服务专业队伍薄弱，这已经成为一个显著的行业发展问题。

6. 中医健康管理服务同质化现象严重

中医健康管理服务产业在现阶段的发展中，缺少针对不同人群的个性化服务。儿童、青年、中年、老年人群的生理特点及他们所处的社会环境都有较大差异：先天不足导致后天体质出现问题的儿童，在健康管理中应加强饮食干预；针对中年人群生活节奏快、工作压力大的社会角色特点，应尽早建立早预防、早诊断的健康管理理念以及进行心理层面的干预；老年人应尤其注意慢性病及多发病的管理，同时还应注意老年人的精神状况以及合理用药等方面内容。目前行业内针对不同人群制定出个性化的服务方案还较为缺乏，且国内各中医健康管理机构存在服务体系趋同、研发产品趋同的现象，这些都不利于中医健康管理服务产业的发展。

（二）应对措施

1. 加快出台国家相关政策与明确行政隶属部门

中医健康管理产业的发展需要国家出台更加具体、可操作性强的政策，深化机构改革与职能的调整。国家发展改革委、教育部、科技部等21部门联合印发的《促进健康产业高质量发展行动纲要（2019～2022年）》指出，“发展优质健康管理”由“卫生健康委、财政部、银保监会、医疗保障局、中医药局负责”，“规范推广中医养生保健和治未病服务”由“中医药局、卫生健康委负责”，明确了中医健康管理产业的行政隶属部门，厘清了各行政隶属部门的负责内容，在一定程度上为各行政部门做好工作交叉环节的具体职权划分提供政策依据，并指引各行政部门做好内部的信息联动和协同工作。同时，《纲要》中第二大点“重大工程”的第十项为“健康产业综合监管工程”，强调“加强医疗服务监管”“加强协同监管”“加强诚信治理”，基本涵盖了中医健康管理产业方方面面，实现了“监管全覆盖”。《促进健康产业高质量发展行动纲要（2019～2022年）》是地方制定健康产业因地制宜政策的风向标，助力全国中医健康产业高质量发展。

2. 加快中医健康管理服务人才培养

通过贯彻中医健康教育，改变全民生活习惯，增强全民健康意识，从而提高全民健康水平，关键在于培养实施中医健康教育的人才。一直以来，人才是实现卫生事业发展的重要因素之一，卫生人才队伍建设应从我国医疗需求实际出发，立足于卫生事业发展以及健康教育发展的需要。要培养中医健康管理的专业人才，应从以下两方面着手：一是学历教育。中医健康管理产业人才培养应参照专业设置，进行系统的、完整的学历培养。在全日制专科、本科以及研究生的阶梯模式下，辅以成人教育、自学考试、远程教育等多方面模式培养，同时开展各项与中医药相关的技能与知识教育。针对社会的实际需求，以及学科应对产业发展等问题，中医类院校要设置相应的学科体系，优化学科结构，拓宽毕业生的就业途径。二是继续教育。学校要根据产业的实际需求，为从事健康管理产业的人员开设进修与学习的基地，利用学校的多方面资源，为从业人员提供相应的培训。

3. 推动多学科交叉融合，构建中医健康管理服务体系

中医健康管理是以个人和人群的健康为中心，借助中医学（主要包括中医保健康复学、中医临床治疗学、中医非药物疗法等）、管理学和信息技术，通过制订具体实施方案来实现的。因此，必须推动中医学、管理学、人工智能等多学科的交叉融合，才能构建中医健康管理服务体系。

4. 建立中医健康管理行业标准，规范服务行业

产业发展，标准先行。为规范市场，保持中医健康管理产业良性发展，势必要完善中医健康管理产业的服务标准。目前，中医健康管理服务仍处于初级阶段，市场较为混乱。大部分注册为“健康管理”的公司其实际运营项目并不符合健康管理的相关内容，而是从事保健品销售、健康体检、美容养生等项目；少部分开展的健康管理服务项目，也只是对其概念的简单移植，缺乏相应的规范流程、有效的专业技术和高层次的从业人员。因此，中医健康管理服务标准体系研究迫在眉睫，急需中医健康管理服务的系列标准作为整个行业健康发展的基石。具体可从以下三方面着手。

第一，健康管理服务标准体系的建设应紧跟国家政策的步伐。结合中国的国情，与时俱进、创新设计、发挥中医优势，同时要对中医健康管理服务标准

体系的各部分合理定位，在符合标准制定规范的框架下兼顾科学性与实用性。

第二，借鉴现有模式，提出创新设计。可在借鉴较为成熟的现代医学健康管理模式的基础上，依据产业的实际需求，通过创新设计，建立符合标准的健康管理体系框架。如构建“太医院 + 全科医学 + 互联网”的“越人模式”，借助互联网技术实现实时、全程、全方位的优质全面的健康医疗服务。

第三，突出特色，发挥中医优势。中医药是中国古代科学的瑰宝，在全国中医药大会上习近平总书记提出“守正创新”的重要论述。传承正本清源的中医药学是创新的基础，因此在健康管理服务标准体系中融入“治未病”的理论思想可发挥中医优势。

第四，加快中医健康管理服务新技术、新产品的转化利用。目前“互联网 +”、大数据、云计算以及人工智能技术等现代科技手段为中医健康管理的发展注入了新的活力。福建中医药大学在中医大数据的基础上，结合人工智能技术的运用，实现中医健康管理产业和现代科技的有机融合，研发了健康管理居家平台、社区平台以及医院平台，构建了健康管理的全场景。中医健康管理服务的新技术、新产品的转化应用的积极意义，不仅体现在人体健康的智能分析、监测与评估的发展上，更体现在扩大中医在世界的影响力上。

四　中医药抗击新冠肺炎疫情的优势与产业发展新机遇

在全世界抗击新冠肺炎疫情的关键时刻，中医药治疗起到不可替代的作用，数据统计显示，新型冠状肺炎确诊病例中，7 万余人次使用了中医药进行治疗，占总治疗人数的 91.5%，临床疗效观察，总有效率高达 90% 以上，这是中华民族传统文化与技能的传承与发展结果，中医药对抗击新冠肺炎疫情具有极大的优势，也有着广阔的发展前景与丰富的发展机遇。

（一）中医药抗击新冠肺炎疫情的优势

1. 坚实的理论基础

“辨证论治”作为中医诊断、治疗疾病的基本原则，通过早期对新型冠状病毒感染患者进行病例采集，通过分析、综合症状表现，辨清疾病的病因病机以“湿邪”为主，属于中医“湿毒疫”的范畴，进而推出对症“三药三方”，取得良好的治疗效果。

中医“治未病”思想更是在抗击疫情中起到了指导性的作用，未病先防、既病防变、瘥后防复的思想核心，正体现了传染病的预防、治疗、预后康复三个阶段。通过早期鼓舞正气，协调人体阴阳平衡，达到增强疑似病例自身抵御能力的作用；服用中医药，对症治疗，减缓阳性患者症状发展，从而降低“轻转重”患者比例；最后，通过中医药治疗方案改善患者预后遗留咳嗽、乏力等症状，做到预后防复。从病前、病中、病后三方面下手，协同诊疗，疗效显著。

2. 多样的医疗技术手段

中医药在此次“抗疫”的临床实践中，采用中医医疗技术多达 34 种，包括八段锦、香囊、针刺、艾灸、穴位贴敷、推拿、拔罐、中药熏蒸、中药泡脚、五行音乐疗法等，能够对患者予以针对性、个性化诊疗，有助于推进治愈率稳步提升，具有不可替代性。

3. 科学的病情分类方法

在现代医学对新冠病毒没有特效药的背景条件下，通过对病因病机分析，确定疾病的共同致病因素，运用“通治方”，采取“漫灌”的方法，具有普适性的特点，迅速并有效地对大批混杂患者进行区分，阴性患者症状减轻并出院、阳性患者改善症状，防止“轻转重”，从而缓解医疗压力，实现分类治疗。

4. 早期介入与全程参与

在新冠肺炎疫情发生的早期，中医药专家就已介入，并提出了全程参与理念和措施。从国家发布的第三版新冠肺炎疫情防控指南中就已经有中医药的相关内容，从观察期、治疗期进行分期论治，最后提出了恢复期的康复方案，建立起中医药全程参与的模式与实施方案。

5. 良好的治疗效果

转重率是反映新冠肺炎轻症患者疗效的重要指标，中医药发挥治疗的核心就是有效降低转重率。在本次疫情中，未使用中医的硚口方舱医院，重症转化率接近 10%，而使用中医模式的江夏方舱医院，在病人数远高于硚口方舱医院的同时，转重率却为零。

中医能有效减轻新冠重症、危症肺炎患者的肺部渗出，控制炎症过度反应，在防止病情恶化方面具有很大的作用。一项 75 例重症患者的临床对照试验表明，使用了中医的治疗组在核酸转阴时间、住院时间上相对于纯西药治疗组平均缩短了3天。

（二）疫情防控中医相关健康产业发展新机遇

1. 群众对中医认可度提升，是疫情防控中医相关健康产业新机遇产生的根源

首先，在此次疫情防控过程中，中医药贡献了智慧与方案，中医药所取得的成就有目共睹，民众对中医药的认可度达到新的高度。其次，疫情的发生进一步提升群众对健康重视，健康观念持续增强，民众对防疫保健和健康养生的迫切需求，进一步助推疫情防控中医相关健康产业的建立。

2. 深入挖掘中医疫病防控的知识，是疫情防控中医相关健康产业新机遇的基础

人类与传染病之间的斗争历史久远，并将持续不断。中医药在数千年来的数百次抗疫中屡建奇功，这要归功于中医药对疫病的认识，通过对人和病邪的相互作用、疫病发生和流行的规律的深刻总结，逐步形成以“天人相应”整体观为指导的诊疗体系，中医药抗疫历史遗产弥足珍贵，值得我们传承并不断加以发扬光大，成为全人类共同抗疫的利器。正是对中医防控疫情宝贵遗产的不断发掘与创新，造就了我们战胜疫病的信心，也为中医防抗疫情相关产业新机遇的产生提供了坚实的理论基础。

3. 结合现代科技，丰富和发展中医疫病理论，是疫情防控中医相关健康产业新机遇发展的动力

中医在抗瘟疫上有着极其丰富的经验。中医药在这场新型冠状病毒感染的肺炎疫情防控中，其有效性和科学性再一次得到了实践的检验。但在面对发展态势迅速、传染性极强的新冠疫情时，中医防控疫情主要是根据医生自身临床实践与经验等进行诊断，会出现一定的主观性，临床诊治过程中所获得的数据信息较为模糊、缓慢、滞后，这在很大程度上限制了中医防控疫情的现代化发展。因此结合现代科技，丰富和发展中医疫病理论，将成为防控疫情中医健康产业发展的突破口和动力。

Abstract

The sudden outbreak of COVID - 19 has not only turned into a major global public health crisis, but also caused a huge impact on the global economy. Based on the "crisis" and "opportunity" faced by China's health industry under the epidemic situation, this book is mainly composed of regional health industry development and health product innovation, with investigating and evaluating the mid-term implementation of 《China's medium and long-term plan for the prevention and treatment of chronic diseases (2017 - 2025)》. Meanwhile, this book also predicts the development trend of China's health industry, analyzes the existing difficulties and problems, and put forward some countermeasures and suggestions. It includes Special Report, General Report, Investigation Report and Industry Report.

Keywords: Health Management; Health Industry; New Products

Contents

Ⅰ Special Report

Abstract: The COVID – 19 epidemic spreading around the world has an unprecedented impact on society, economy and people's lives around the world, resulting in the increase of the risk of global economic recession and the complex changes in China's economic development speed and industrial development structure. In this context, the "crisis" and "opportunity" faced by China's health industry deserve high attention. In response to General Secretary Xi Jinping's instructions on epidemic prevention and control, this report proposes a series of countermeasures and suggestions for reducing the adverse impact of the epidemic on the health industry and transforming the "crisis" into "opportunity".

Keywords: Novel Coronavirus Pneumonia; Health Industry; Crisis

Ⅱ General Report

Abstract: First of all, this report defines and classifies the concept of health industry and health products, and introduces the development process of China's relevant health industry; then it reports the new measures and development of China's health industry since the 18th National Congress of the Communist Party of China, especially after "Health China" was included in the 13th five year plan and rose to the national strategy. The new supply of products and the new trend of regional health industry are described in detail. Finally, the new changes and challenges of health industry under the new epidemic situation are pointed out, and the corresponding countermeasures and suggestions are put forward.

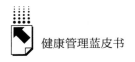

Keywords: Health Industry; New Industry; New Product

Ⅲ Subject Reports

B. 3 Health Management Service Certification System and Implementation Status in China

Zhang Qing, Su Haiyan and Wang Xing / 064

Abstract: China has witnessed robust development in the health management service industry in recent years. However, rapidly expanded health management industry has shown characteristics of imbalance, uncoordinated, and under-development. To standardize market behavior, to promote service capacity and quality, and to meet market demand, service certification, an established internationally accepted method, has been pragmatically introduced into China since 2018. The health management service certification working group established the architecture, technical standards, evaluation system and workflow of the health management service certification organizations. Moreover, service certification standards and appraisal indicators have been proposed after thorough investigation of various types of health management service organizations. Six qualified and representative organizations have been chosen as the first experimental sites for health management service certification for comprehensive appraisal of medical quality, medical equipment, and medical service.

Keywords: Health Management; Service Certification

Abstract: Health care big data is an important basic strategic resource of the country. It is the development direction to integrate, share and open of health care big data in China, and health information standard is the basis to support the interoperability, integration and sharing of health care big data. Based on the definition of basic concepts, this paper analyzes the policy environment of health information standardization and health care big data development, expounds the current situation and progress of China's health information standard system and health care big data application, introduces the development process and application status of the association standard for China's health management information in detail, and summarizes the main problems of China's health information standard system and the development and application of health care big data. Finally, some corresponding advices are put forword based on the above analysis in order to provide reference for the further improvement of China's health information standard system and the healthy development of health care big data.

Keywords: Health Information Standard; Health Care Big Data; Association Standard

Abstract: Under the background of healthy China's strategy, the policy dividend has been released frequently, the development of traditional Chinese medicine (TCM) has entered into a new normality, and the internationalization of TCM has entered into a "accelerated run". Up to now, China has signed a cooperation agreement on TCM with more than 40 countries, regions and organizations, and the health service of TCM is benefiting all mankind. Standardization is the basis of improving the quality of TCM health service, and also an important means to promote technological progress and innovation. To excavate the scientific connotation of TCM through scientific and technological innovation and to promote the inheritance and innovation of TCM is a major strategic goal to realize the great rejuvenation of TCM. The development of professionalization plays an important role in promoting the overall development of medical and health care services for TCM, giving full play to the advantages of TCM and broadening the position of technical and technical personnel in TCM health services. Based on the large amount of data published and provided by the State Administration of Chinese Medicine, the Statistics Bureau, authoritative journals and specialized research units, this chapter will analyze the standardization and internationalization of TCM health services, the background and definition, the current situation of development and the challenges and countermeasures.

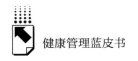

Keywords: Chinese Medicine; Internationalization; Standardization; Professionalization

Abstract: Malignant tumor has been one of the biggest public health issues we facing nowadays with the increase of population aging. There's still a large gap between China and developed countries in the morbidity, survival rate and mortality of tumors. Early prevention and screening are useful to decrease the morbidity and mortality of malignant tumor, while only some of the tumor is suitable to be screened.

In this chapter, we focused on national policies and guidelines about tumor screening and also on some successful cases in tumor screening and some new technics and products about tumor screening.

Keywords: Early Screening of Tumor; Malignant Tumor; Screening Technology

Abstract: Mental health is an essential part of national health. Good mental health level is of great significance for the promotion of individual physical health, protection of personal happiness, family harmony and social stability. The transformation of the bio-psycho-social medical model requires health management from a psychosomatic perspective. China is in a period of social transformation. People's mental health issues are becoming increasingly prominent and the demand is huge. However, the scientific knowledge of mental health management has not been popularized, the social psychological service system has not been perfected, and there is a serious shortage of psychological service professionals. Social needs and technological development are driving the development of the mental health service industry. Establishing big data models of mental health and psychosomatic related data for Chinese residents, exploring the necessity of medical institutions and social institutions based on modern medical models to actively carry out mental health management, psychosomatic holistic diagnosis, and treatment and mental health services. Gradually establish a comprehensive mental and physical health management, diagnosis and treatment model and service standards.

Keywords: Mental Health Management; Mental Health Services; Mental Health Products; Mental Health Industry

B. 8 Health Management/Chronic Disease Health Management Case Report

Zhu Ling, Hou Huihui and Tian Liyuan / 154

Abstract: Health management/chronic disease health management is an important part of the construction of a healthy China, and relevant cases play an important exemplary role in implementing and guiding health management. This report introduces six typical cases of health management/chronic disease health management, which involve the Internet + health management, health management tools, health management education and training, and post-examination intervention of physical examination. These typical cases have important enlightenment and reference significance for in-depth health management/chronic disease health management.

Keywords: Health Management; Chronic Disease Management; Typical Case

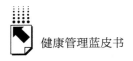

B. 9 Current Situation and Prospect of Health Think Tanks in China

Zeng Yu, Huang Xiaoling and Xu Shuo / 171

Abstract: A health think tank is a professional consulting institution or platform established by studying health policies and hot issues in the health field. Chinese health think tank can be divided into official health think tank, the academy of sciences health think tanks, university health think tank and folk health think tank. Since Healthy China became a national strategy, the role of health think tanks in research and consultation has become prominent. The current situation and development trend of Chinese health think tanks is dominated by government-level research institutions, universities and research institutes as the main body, supplemented by third-party social organizations and research institutions, to form the initial situation of common development. The alliance of health think tanks has become a development platform for win-win cooperation. It is an important force to promote the development of health think tanks and health undertakings.

Keywords: Think Tank; Health Think Tank; Hygiene and Health; Health Industry

Ⅳ Investigation Reports

B. 10 Competitiveness Report of Health Management (Physical Examination) Centers of the Third Class Public Hospitals

Tian Liyuan, Luo Yun, Zhu Ling and Wang Xinglin / 184

Abstract: This report analyzed the competitiveness evaluation results of health management (physical examination) center of the third class public hospitals in mainland China by Guang Zhou Asclepius Heathcare and Zhong Guan Cun Xin Zhi Yuan health management institute. The regional distribution, related factors and competitive factors of the top 100 competitive health management center were analyzed. In terms of distribution, the distribution of the top 100 is mainly concentrated in the eastern region, with the largest number in eastern China, and the largest number in provinces (or municipalities directly under the central government) are Beijing,

Guangdong and Shanghai. From the analysis of competitive factors, the post-examination service capability and information technology level have been further improved, the talent team has been strengthened, and the level of academic research is still weak.

Keywords: Health Management (Physical Examination) Center; Competitiveness; Quality Control

Abstract: This report is a study on the competitiveness evaluation of the health management (physical examination) centers of the county hospitals in Mainland China in 2019. The distribution of the top 100 is very unbalance, mainly concentrated in eastern and central China. Most top 100 distributed in Shandong, Jiangsu and Hunan provinces. Judging from the analysis of competitiveness factors, the top 100 institutions have formed a preliminary echelon of talents. However, the professional service capabilities and quality control need to be strengthened, and the academic level are extremely weak in the top 100 institutions. In summary, it has become an effective way to continuously improve quality and enhance competitiveness relying on third-party competitiveness evaluation and grade certification. We expect that the targeted recommendations will help the development of health management (physical examination) centers of the county hospitals in the future.

Keywords: County; Health Management; Medical Examination Institution; Competitiveness; Quality Control

Abstract: Under the guidance of policies, capital catalysis, marketization of doctors' resources, Internet + new technology application and continuous improvement of payment methods, health management institutions have formed a pattern of public medical institutions as the mainstay and private medical institutions as the supplement. However, behind the booming and rapid expansion of private health management institutions, some chaotic problems in the development process have also been exposed, such as significant differences in the content and quality of health management services between regions and institutions, and the overall level of professional services were needed to be improved. This report is a summary of the results of the 2019 "Research on Competitiveness Evaluation of Private Health Management Institutions" conducted by Zhongguancun Xinzhiyuan Health Management Research Institute. The report explored the current status of the health management institutions both under the private hospitals and as the independent health management institutions. From the four dimensions of resource allocation, service capabilities, service quality and safety, and brand integrity, we analyzed the preliminary achievements, pain points and blockages of constructions of private health management institutions and proposed corresponding countermeasures and suggestions. At the same time, we forecasted the development trend of large-scale, digitalization, industrial chain extension, and health management service ecosystem closed loop.

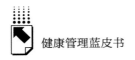

Keywords: Private Health Management Institution; Third-party Evaluation agency; Competitiveness Evaluation

Abstract: In order to master the current situation, development trend and problems of the health management and health industry conference and exhibition, provide data support and guidance consultation for the development of health management, health industry, health conference and exhibition, We investigate the organization and participation of the 2019 health management and health industry conference and exhibition in the mainland of China. The results show that the conference and exhibition of health management and health industry in China have been developed rapidly in recent years, the quality and sum of the meeting have been significantly improved. However, there are still many problems and challenges to be solved in this area, such as the regional imbalance, different levels of quality, lack of brand meeting. In some meeting the objective are not clear enough, and the theory about health manage is rich while practice is poor. In other meeting, News media publicity of conference is lack and exhibition is few. Based on this, we put forward some corresponding countermeasures and suggestions.

Keywords: Health management; Health Industry; Conference; Exhibition

Abstract: In order to integrally understand the current situation, development trends and existing problems of the health management institutions in Henan Province, We investigate the number, scale, and scale setting of 371 physical examination institutions. The results show that the physical examination industry in Henan Province has maintained rapid growth. Most of the health management institutions carry out different forms of health management services. Physical examination centers in public hospitals have developed into health management subjects, and private physical examination institutions have shown a trend of chain development. However, there are some problems and challenges, which are mainly manifested by the uneven development of health management institutions between regions, post-examination services becoming a "short board", and shortages of doctors and health management professionals. There is an urgent need to unify the assessment standards between different health management institutions, improve the health management service chain, strengthen professional competence and vocational skills training for important positions, and attach importance to scientific research to enhance academic leadership status.

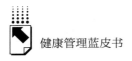

Keywords: Health Examination; Health Management; Post-examination Service; Subject Construction

V Industry Reports

B. 15 National Fitness and Leisure Industry Development Report

Yang Pingting, *Li Xiong* / 273

Abstract: The fitness and leisure industry refers to economic activities that promote the physical and mental health of the general public, encourage people to participate in experiencing sports, and provide related services and products. China's sports industry has gone through four stages and has begun to take shape. Some provinces and cities have also incorporated fitness and leisure industry content into their regional development plans, and issued planning policies at the government level to promote the development of the fitness and leisure industry. As an important part of the sports industry, the fitness and leisure industry includes sports ground (sports venues, gyms), fitness and leisure products (sports nutrition food, sports supplies), fitness and leisure services (sports insurance, sports medical industry, public fitness and leisure activities and sports competition) fitness and leisure + (fitness and leisure + Internet, technology, tourism) and other formats. At present, the fitness and leisure industry mainly faces problems such as the need to improve support for relevant national supporting policies, the nation's fitness concepts and habits have not yet been formed, weak professional teams, talent shortages, and inadequate social public sports service systems.

Keywords: Fitness and Leisure Industry; Fitness and Leisure Places; Fitness and Leisure Products; Fitness and Leisure Services; Fitness and Leisure +

B. 16 Development Report of Elderly Care Services in China

Tian Liyuan, *Wu Liuxin* / 292

Abstract: This report makes a comprehensive analysis of the development status of the elderly care service in China. Through investigation and analysis, it points out that in recent years, the elderly care service industry has introduced policies intensively and the system has been preliminarily established, showing rapid development. On the other hand, the service supply is insufficient, the elder's ability to pay is weak, and the development is unbalanced and uncoordinated. At present, the elderly care service is in a critical period of development, which is mainly reflected in that the nursing concept and mode are in the transformation period, the market is still in the cultivation period, the long-term care insurance is in exploration, and the supporting industries such as nursing aids and nursing training are still in the beginning stage. The development experience of aged care services in Beijing, Shanghai, Guangzhou are summarized, such as public construction private operation, paying attention to the quality specification, giving full play to the advantages of traditional Chinese medicine characteristics. Based on the analysis of typical enterprise cases of elderly nursing service industry and the development trend of international nursing service industry, this paper points out that China's elderly nursing service presents four development trends, such as the integration of nursing and health management and puts forward corresponding development suggestions.

Keywords: Elderly Care Services; Long Term Care Insurance; Health Management

Abstract: The basic situation of the aging health service industry in China is that the demand market is large, the development space is large, and the determination and strength promoted by the government is large, but there are unbalanced and insufficient development misunderstandings and problems such as "heavy disease treatment and light health management". Suggestions: lead the development of the elderly health service industry with the guiding ideology of "changing from disease treatment as the center to people's health as the center"; promote the extension of "combination of medical care and support" to urban and rural communities with the prevention and control of chronic diseases as the focus; develop the human resources of elderly health services in multiple ways; improve the supply of elderly health commercial insurance service products with long term care insurance as a breakthrough; guide and standardize the demand and supply of elderly health services by implementing standardized strategies

Keywords: Aged Health Services; Health Care for Elderly; Major Epidemic Situation; Standardized Strategy

B. 18 Healthy Pension Industry Development Report of Hubei Province *Wang Jin, Tang Shiqi and Xu Lijuan* / 327

Abstract: In order to meet the growing needs of the people and promote the development of Hubei Province's healthy pension industry, the Hubei Provincial People's Government attaches great importance to it. Various departments work in concert to develop a series of systematic administrative plans. At present, the home-based and community care is developing synchronously, the integration of medical care and convalesce is being promoted, the pension talent training system is continuously improved, and the "Internet + pension" construction is constantly innovating. After the development in recent years, Hubei Province has made some achievements in the field of healthy pension industry. But there are still many constraints and deficiencies in the current system, resource allocation, and service supply capacity.

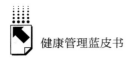

Keywords: Healthy Pension; Pension; Hubei Province

B. 19 Development Status of Child Health Service and Child Health Industry *Chen Zhiheng, Dai Hongmei* / 351

Abstract: Child health service is not only the medical service for children's diseases, but also covers children's health management, vaccination, early development, reasonable nutrition, and children's health financial insurance services. The child health industry involves related supporting industries such as medical treatment, infant care, education, health care and nutrition. In recent years, with the improvement of national economic level, the diagnosis and treatment of children's diseases have been improved, but peadiatric medical resources are still in short supply. With the support of national policies, the demand for children's health services and health management is also increasing day by day. However, the development of child health services and health industry is uneven and uneven in different regions, so the corresponding regulatory agencies, policies and regulations need to be improved. It is necessary to make further use of scientific and technological innovation to improve the overall level of the child health industry, optimize the child health service system, make full use of new information technology to build a child health education platform, and strengthen the supervision and regulation of the relevant government departments on child health services and the health industry.

Keywords: Child Health Service; Child Health Industry; Policies and Regulations

Abstract: This paper expounds the connotation definition of health management discipline and industry of TCM and the current situation and trend of industry development. And it discusses the development of TCM health management industry bottleneck and countermeasures, further analysis of the future development of TCM health industry, It can provide basic research reports on policy formulation and corporate investment of government departments concerned with the development of TCM health industry.

Keywords: TCM Health Management; TCM Health Management Discipline; TCM Health Management Industry

皮 书

智库报告的主要形式
同一主题智库报告的聚合

皮书定义

皮书是对中国与世界发展状况和热点问题进行年度监测，以专业的角度、专家的视野和实证研究方法，针对某一领域或区域现状与发展态势展开分析和预测，具备前沿性、原创性、实证性、连续性、时效性等特点的公开出版物，由一系列权威研究报告组成。

皮书作者

皮书系列报告作者以国内外一流研究机构、知名高校等重点智库的研究人员为主，多为相关领域一流专家学者，他们的观点代表了当下学界对中国与世界的现实和未来最高水平的解读与分析。截至 2020 年，皮书研创机构有近千家，报告作者累计超过 7 万人。

皮书荣誉

皮书系列已成为社会科学文献出版社的著名图书品牌和中国社会科学院的知名学术品牌。2016 年皮书系列正式列入“十三五”国家重点出版规划项目；2013~2020 年，重点皮书列入中国社会科学院承担的国家哲学社会科学创新工程项目。

S 基本子库
SUB DATABASE

中国社会发展数据库（下设 12 个子库）

整合国内外中国社会发展研究成果，汇聚独家统计数据、深度分析报告，涉及社会、人口、政治、教育、法律等 12 个领域，为了解中国社会发展动态、跟踪社会核心热点、分析社会发展趋势提供一站式资源搜索和数据服务。

中国经济发展数据库（下设 12 个子库）

围绕国内外中国经济发展主题研究报告、学术资讯、基础数据等资料构建，内容涵盖宏观经济、农业经济、工业经济、产业经济等 12 个重点经济领域，为实时掌控经济运行态势、把握经济发展规律、洞察经济形势、进行经济决策提供参考和依据。

中国行业发展数据库（下设 17 个子库）

以中国国民经济行业分类为依据，覆盖金融业、旅游、医疗卫生、交通运输、能源矿产等 100 多个行业，跟踪分析国民经济相关行业市场运行状况和政策导向，汇集行业发展前沿资讯，为投资、从业及各种经济决策提供理论基础和实践指导。

中国区域发展数据库（下设 6 个子库）

对中国特定区域内的经济、社会、文化等领域现状与发展情况进行深度分析和预测，研究层级至县及县以下行政区，涉及地区、区域经济体、城市、农村等不同维度，为地方经济社会宏观态势研究、发展经验研究、案例分析提供数据服务。

中国文化传媒数据库（下设 18 个子库）

汇聚文化传媒领域专家观点、热点资讯，梳理国内外中国文化发展相关学术研究成果、一手统计数据，涵盖文化产业、新闻传播、电影娱乐、文学艺术、群众文化等 18 个重点研究领域。为文化传媒研究提供相关数据、研究报告和综合分析服务。

世界经济与国际关系数据库（下设 6 个子库）

立足“皮书系列”世界经济、国际关系相关学术资源，整合世界经济、国际政治、世界文化与科技、全球性问题、国际组织与国际法、区域研究 6 大领域研究成果，为世界经济与国际关系研究提供全方位数据分析，为决策和形势研判提供参考。

法律声明